DUOWEIDU ZHENBIE FEIJIEJIE

多维度甄别 肺结节

主 编 ◎ 曾炳亮 范 兵 张联合

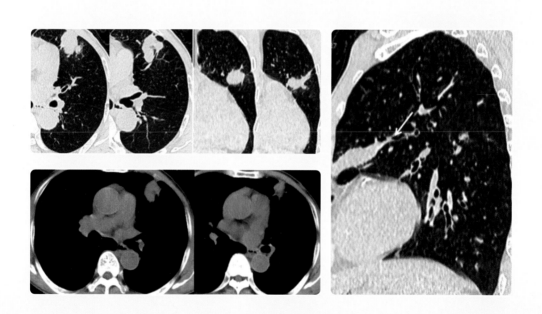

科学技术文献出版社
SCIENTIFIC AND TECHNICAL DOCUMENTATION PRESS

·北京·

图书在版编目（CIP）数据

多维度甄别肺结节 / 曾炳亮，范兵，张联合主编. —北京：科学技术文献出版社，2023.6（2024.1重印）
ISBN 978-7-5235-0384-3

Ⅰ.①多… Ⅱ.①曾…②范…③张… Ⅲ.①肺疾病—防治 Ⅳ.① R563

中国国家版本馆 CIP 数据核字（2023）第 115095 号

多维度甄别肺结节

策划编辑：付秋玲 责任编辑：付秋玲 李 洋 责任校对：张 微 责任出版：张志平

出 版 者	科学技术文献出版社	
地 址	北京市复兴路15号　邮编 100038	
编 务 部	(010) 58882938，58882087（传真）	
发 行 部	(010) 58882868，58882870（传真）	
邮 购 部	(010) 58882873	
官 方 网 址	www.stdp.com.cn	
发 行 者	科学技术文献出版社发行　全国各地新华书店经销	
印 刷 者	北京地大彩印有限公司	
版 次	2023 年 6 月第 1 版　2024 年 1 月第 2 次印刷	
开 本	787×1092　1/16	
字 数	412千	
印 张	20.25　彩插24面	
书 号	ISBN 978-7-5235-0384-3	
定 价	198.00元	

主编简介

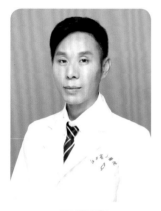

曾炳亮

副教授、副主任医师、硕士生导师

江西省人民医院影像科　教学主任

江西省人民医院进贤医院　副院长

主要社会任职：

中国老年医学学会智能与数字外科分会委员

中国医药教育协会肩肘运动医学规范化培训影像分会委员

中国医师协会临床工程师分会影像学组常委

《中国 CT 和 MRI 杂志》编委

江西省医学会医学教育学分会第四届常委

江西省医学会医学信息学分会第一届常委

江西省保健学会影像分会常委兼秘书

江西省保健学会核医学分会常委

江西省保健学会肝胆胰外科学分会常委

江西省传染病影像专业委员会常委

江西省医学会放射学分会委员

江西省医师协会放射医师分会委员

专业特长： 擅长胸、腹部疾病影像诊断，尤其擅长肺小结节诊断。

肺结节诊断水平达到全省领先水平，2021～2023年连续三年举办《肺结节诊治新技术新项目》国家级继续教育培训班。

主编简介

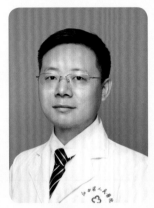

范 兵

江西省人民医院　影像科负责人，教研室主任，规培基地主任

中国研究型医院学会感染与炎症放射学专委会　常务委员

江西省保健学会影像医学分会　副主任委员

江西省医师协会放射医师分会　副会长

江西省医学会放射学分会　常务委员

入选江西省"百人远航工程"，"天下赣医名医录"

发表 SCI 论文 30 余篇，ESI 高被引 4 篇

Magn Reson Imaging、Korean J Radiol、Eur J Radiol、Acad Radiol、Journal of infection 等杂志审稿专家

主编简介

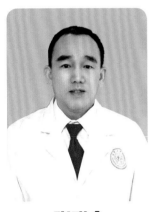

张联合

副主任医师

江西省南丰县人民医院影像科　副主任

主要社会任职：

江西省研究型医院学会磁共振分会委员

江西省妇幼保健与优生优育协会、放射介入委员

抚州市放射医学会委员

中国医学影像联盟心胸联盟首届优秀管理员

中国医学影像联盟胸部组病例负责人

中国医学影像联盟心血管公众号负责人

中国医学影像联盟腹部联盟义工

专业特长：

擅长胸、腹部疾病影像诊断，尤其擅长肺小结节诊断

编 委 会

主　编

曾炳亮　江西省人民医院
范　兵　江西省人民医院
张联合　江西省南丰县人民医院

副主编

徐　全　江西省人民医院　　　　　廖凤翔　江西省人民医院
方　军　江苏大学附属昆山医院　　李宗梁　江西省南丰县人民医院
周会明　江西省南城博瑗医院　　　曾求辉　江西省南城县中医院

编　委

汪　俊　江西省人民医院　　　　　李明智　江西省人民医院
徐　荣　江西省人民医院　　　　　肖祖克　江西省人民医院
桂绍高　江西省人民医院　　　　　徐荣春　江西省人民医院
林小琪　江西省人民医院　　　　　魏江平　江西省人民医院
姚伟荣　江西省人民医院　　　　　何玉麟　南昌大学第一附属医院
左敏静　南昌大学第二附属医院　　丁爱民　抚州市第一人民医院
俞菊红　江西省人民医院　　　　　王川红　江西省人民医院
邱莹莹　江西省人民医院　　　　　周　举　江西省人民医院
李滋聪　江西省人民医院　　　　　李晓芬　江西省人民医院
严　婷　江西省人民医院　　　　　黄　婷　江西省人民医院
胡少波　江西省人民医院　　　　　简颖超　江西省人民医院
李博雅　江西省人民医院　　　　　万承凤　江西省人民医院
李虹璐　江西省人民医院　　　　　胡芳芳　江西省人民医院
张　睿　江西省人民医院　　　　　刘小红　萍乡市人民医院
刘佳琦　江西省人民医院　　　　　鲍坤旺　江西省人民医院
邹华春　江西省人民医院　　　　　陈炜华　江西省人民医院
喻　鹏　江西省进贤县人民医院　　徐青霞　江西省金溪县中医院
朱　毓　江西省南城县中医院　　　张萍萍　吉安市中心人民医院
李　攀　江西省金溪县中医院　　　刘清华　江西省于都县中医院

前言
PREFACE ‹‹‹‹‹

　　随着人们健康意识的增强，定期体检已经成为大多数人了解健康的重要手段。虽然体检能帮助人们更早发现身体问题，可这却带来了更多的问题。比如有些患者在进行了 CT 检查以后，看见体检报告上的"肺结节"就开始担心会不会发生癌变？肺结节就意味着肺癌吗？肺结节会不会影响寿命？肺结节切还是不切？很多人第一次知道自己肺部出现结节的时侯，难免会惊慌失措。这就需要医生快速、准确地做出诊断。

　　由于吸烟和空气污染的影响，肺癌是目前世界上发病率和死亡率最高的恶性肿瘤，也是近年来我国肿瘤患者的"头号杀手"。由于大多数肺癌患者就诊时已属中晚期，治疗效果不理想，远期生存率很低，所以早期发现至关重要。而早期肺癌往往表现为肺小结节，肺小结节（磨玻璃结节、混合磨玻璃结节及实性结节）在正常体检人群的发病率为 65.6% 左右。

　　肺结节的诊断是世界性难题，因为常见肺部结节疾病的种类繁多，很多时候肺结节表现没有特征性，甚至经常出现"同病异影、异病同影"，给诊断带来巨大困难。肺结节常见于以下疾病：恶性肿瘤，肺腺癌、肺鳞癌、肺小细胞癌、类癌、肺转移瘤、原发肺淋巴瘤等；良性肿瘤，不典型腺瘤样增生、错构瘤、硬化性肺细胞瘤、孤立性纤维瘤、肺腺瘤等；感染性病变，肉芽肿性炎、硬结灶、结核球、隐球菌、曲霉菌、球形肺炎、肺脓肿等；非感染性病变，类风湿结节、结节病、韦格纳肉芽肿、动静脉畸形、肺囊肿等；其他病变，肺内淋巴结、球形肺不张、肺梗塞等。因此肺结节良恶性的诊断尤为重要。

　　对于肺结节，既不能过度治疗，也不能延误治疗，要做到"精准医疗、影像先行"。本团队花费五年时间，研究了两千多例肺结节术前影像诊断及术后病理对照，分析、总结出一套完整的肺结节影像诊断体系并整理成文。主要从肺结节概述、肺结节精准 CT 检查技术、肺腺癌常见的 10 种形态学分型、肺结节的 CT 征象、肺实性结节的 CT 诊断思路、肺癌不同病理分型的 CT 诊断及其鉴别、常见肺结节的不典型 CT 表现、囊腔型肺癌的影像表现、肺部肉芽肿性炎的 CT 表现、MRI 在肺结节诊断中的应用、PET/CT 在肺结节诊断

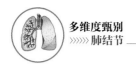

中的应用、人工智能在肺结节筛查及诊断中的应用、肺癌7种自身抗体在肺癌早筛早诊中的应用、肺结节的专家共识等14个方面对肺结节做了全面、细致的阐述，希望对广大医生们有借鉴作用。

　　由于本书编写时间仓促，加之我们水平有限，对有些疾病认识不足，错误之处恳请读者批评指正。文中部分资料来源于医学影像联盟胸部组读片病例，在此深表感谢。

曾炳亮　范兵

目录
CONTENTS <<<<<<

第一章　肺结节概述

第一节　肺结节定义

肺结节：是指影像学表现为肺内直径 ≤ 30 mm、局灶性、类圆形、密度增高的实性或亚实性肺部阴影。可为孤立性或多发性，不伴肺不张、肺门淋巴结肿大和胸腔积液。

肺磨玻璃结节：在 HRCT 上呈模糊密度增高结节影而其内仍可见到肺血管及支气管结构，称为肺磨玻璃结节。

肺结节分为实性结节、亚实性结节（部分实性结节和纯磨玻璃结节）；还可分为钙化结节（图 1-1-1）与非钙化结节（图 1-1-2）。肺结节可以表现为单独一个，也可以表现为多个，80% ~ 90% 以上的肺结节都是良性的；少数良性结节在随访过程中可能会出现恶变。

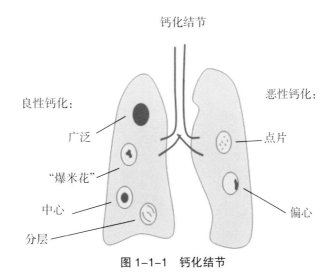

图 1-1-1　钙化结节

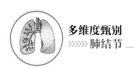

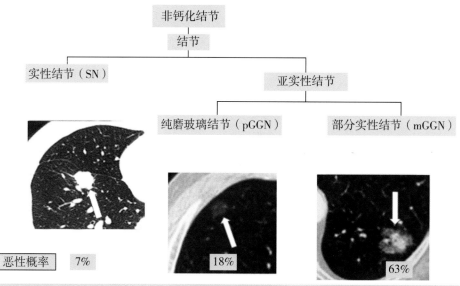

恶性概率 7%　18%　63%

HENSCHKE CI, YANKELEVITE D F, MIRTCHEVA R, et al, CT screening for lung cancer: frequency and significance of pant-solid and nonsolid nodules, AJR Am J Roentgenol, 2002, 178（5）：1053-1057

图 1-1-2　非钙化结节

根据肺结节大小分类：≤30 mm 病灶统称为肺结节；≤10 mm 病灶统称为肺小结节；≤5 mm 病灶统称为肺微小结节；≤2 mm 病灶统称为粟粒结节。

肺结节按密度分类（肺肿瘤性磨玻璃结节分型和病理相关性）：纯磨玻璃结节［不典型腺瘤样增生（AAH）/原位癌（AIS）/微浸润性腺癌（MIA）/浸润性腺癌（IAC）］；混合磨玻璃结节（AIS/MIA/IAC）；实性结节（AIS/MIA/IAC）（图 1-1-3）。

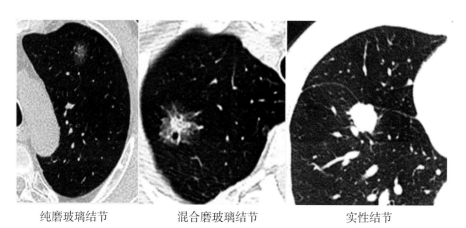

纯磨玻璃结节　　　　混合磨玻璃结节　　　　实性结节

图 1-1-3　肺结节按密度分类

第二节　肺结节的常见疾病谱

肺结节的常见疾病种类繁多，主要有以下疾病（图 1-1-4、图 1-1-5）。

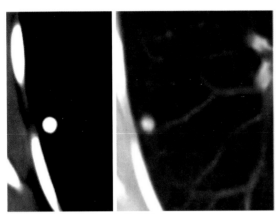

肉芽肿性炎　　　　　　　　　　错构瘤

图 1-1-4　肉芽肿性炎和错构瘤

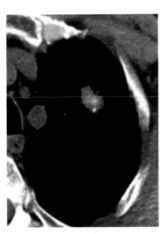 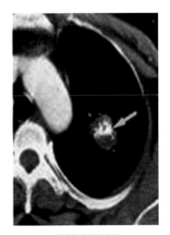

肺腺癌　　　　　　　　　　　　肺转移性肿瘤

图 1-1-5　肺腺癌和肺转移性肿瘤

（1）恶性肿瘤：肺腺癌、肺鳞癌、小细胞肺癌、类癌、肺转移性肿瘤、肺原发性淋巴瘤等。

（2）良性肿瘤：不典型腺瘤样增生、错构瘤、硬化性肺细胞瘤、孤立性纤维瘤、肺腺瘤等。

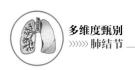
（3）感染性病变：肉芽肿性炎、硬结灶、结核球、隐球菌感染、曲霉菌感染、球形肺炎、肺脓肿等。

（4）非感染性病变：类风湿结节、结节病、韦格纳肉芽肿、动静脉畸形、肺囊肿等。

（5）其他病变：肺内淋巴结、球形肺不张、肺梗死等。

2011 年国际肺腺癌多学科分类标准

浸润前病变

　不典型腺瘤样增生（沿用 2004 年分类方法）

　原位腺癌（≤ 30 mm 以前的细支气管肺泡癌）

　　非黏液性

　　黏液性

　　黏液 / 非黏液混合性

微浸润性腺癌（≤ 30 mm 贴壁为主型肿瘤，浸润灶 ≤ 5 mm）

　　非黏液性

　　黏液性

　　黏液 / 非黏液混合性

浸润性腺癌

　　贴壁为主型（以前的非黏液性细支气管肺泡癌，浸润灶 >5 mm）

　　腺泡为主型

　　乳头为主型

　　微乳头为主型

　　实性为主型伴黏液产生

变异型浸润性腺癌

　　浸润性黏液腺癌（以前的黏液性细支气管肺泡癌）

　　胶样型（属于黏液腺癌，其中黏液超过 50%）

　　胎儿型（低度和高度）

　　肠型

第三节　肺癌流行特点

一、肺癌的流行病学

肺癌已经从罕见疾病转变为全球性问题和公共卫生问题。肺癌的病因随着世界的工业化、城市化和环境污染而变得更加复杂。当前，肺癌的控制已引起全世界的关注。肺癌的流行病学特征及其相关危险因素的研究在肺癌的三级预防和探索肺癌新的诊断和治疗方法中发挥了重要的作用。

肺癌是世界上最常见的恶性肿瘤，死亡率最高。最近的流行病学研究发现，吸烟、有害气体暴露、室内和室外空气污染、相对有害的职业暴露、遗传易感性、辐射暴露和饮食不均衡是导致肺癌发生率增加的原因，这些发现可以帮助我们从病因学角度预防肺癌。应制定有效和实用的公共卫生政策，如制定限制吸烟的法律、控制空气污染的措施和对青少年进行禁烟教育，以减少肺癌的发病率。

二、发病率和死亡率

在全球范围内，肺癌是男性中最常见的癌症和癌症死亡的主要原因，并且是女性中第三大最常见的癌症（仅次于乳腺癌和结直肠癌）和第二大癌症致死原因（仅次于乳腺癌）。在 2012 年诊断出约 180 万例肺癌新病例，占全球癌症总发病率的 12.9%。2012 年，全球有 159 万肺癌患者死亡，占癌症总死亡人数的 19.4%。

吸烟是已知导致肺癌的主要危险因素，因此肺癌的流行病学趋势及其变化在很大程度上反映了人们过去吸烟的趋势。在美国，大约 20 年前，大多数州都制定了公共场所限制吸烟的法律，并不断提高居民对吸烟危害的认识。许多州已经超过了与烟草有关的流行高峰。因此，这些地区肺癌的发病率和死亡率均在下降。

在过去的几十年中，女性肺腺癌的发病率比肺鳞状细胞癌的发病率增长更快。根据世界卫生组织（WHO）的统计，自 2004 年以来，腺癌已成为全世界最常见的组织学癌症类型。这种趋势可能与烟草使用模式的改变或现代过滤嘴香烟的烟雾有关。肺癌死亡率中的性别差异也反映了过去 50 年中吸烟与否的男女差异。

出国看病服务机构发现，在诸如中国这样的发展中国家中，肺癌的发病率及死亡率都在迅速增加，且发病率在男性中排名第一，在女性中排名第二。然而，根据中国国家癌症登记年报，肺癌的死亡率在男性和女性中均排名第一。腺癌亚型不仅在非吸烟人群中，而且在吸烟人群中成为了主要的病理类型。因此，吸烟的方式可能正在改变，但可能只是肺

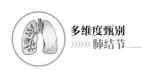

癌病理演变的部分原因。肺癌的发病率可能与快速和不成熟的工业化及城市中汽车的不断使用而引起的空气污染有关。

肺癌的全球地理分布有明显的区域差异。在男性中,最高的发病率出现在中欧、东欧(53.5/10万)和东亚(50.4/10万),在中部非洲和西部非洲的发病率显著较低(分别为2.0/10万和1.7/10万)。在女性中,肺癌的发病率通常较低,并且地理格局略有不同,这主要反映了不同的吸烟史。因此,估计发病率最高的地区是北美洲(33.8%)和北欧(23.7%),东亚地区(19.2%)相对较高,而西非和中部非洲地区的比率最低(分别为1.1%和0.8%)。而肺癌的死亡率也高于其他癌症的死亡率。

肺癌的发病率和死亡率还因种族而异。2012年,美国黑色人种的最高发病率是62/10万,而最高的死亡率是48.4/10万。西班牙裔美国人的发病率最低,为28/10万,而最低的死亡率是19.4/10万。

三、生存

肺癌的发病率和死亡率往往互相反映,因为大多数肺癌患者最终会死于肺癌。尽管现在有了新的遗传学诊断技术,并且在外科技术和生物学治疗(如靶向治疗和免疫疗法)上取得了许多进步,但是美国肺癌患者的总体5年生存率仍然惨淡(17.4%),全球形势也比以往更糟。大多数肺癌在晚期发现,而且只有15%的肺癌是在早期发现的,这可能是预后不良的原因之一。因此,通过使用低剂量计算机断层扫描和有效的生物标志物筛查高危人群的早期诊断可提高肺癌患者的生存率。

四、风险因素

(一)烟草

肺癌的流行已被证实是全世界对卷烟广泛成瘾的结果。现在许多发达国家已经超过了与烟草有关的流行的高峰,其肺癌的发病率和死亡率正在下降。

烟草作为一种病因,到目前为止是肺癌发展中最重要的危险因素。据统计,在世界范围内,每年男性中80%的肺癌病例和女性中50%的肺癌病例是由吸烟引起的。大量的剂量反应关系和生物似然性证据充分地支持吸烟与肺癌之间存在因果关系,被动吸烟(所谓的二手烟)与肺癌之间也存在相同的关系。

吸烟者长期吸烟会增加患肺癌的风险。一些研究表明,吸烟持续时间的影响要大于每天吸烟数量的影响。年轻的吸烟者长时间大量吸烟会使患肺癌的风险显著增加。因此,针对青少年的反吸烟运动显然对降低肺癌风险是必然的,也是有效的。同时,吸烟者可以通过在任何年龄戒烟来降低患肺癌的风险。

最近的研究发现，吸食过滤嘴香烟可以减少焦油吸收，但可以增加亚硝胺的摄入量。这可能是导致从肺鳞状细胞癌到肺腺癌的病理变化的重要因素之一。

（二）空气污染

室外或室内空气污染是肺癌的重要环境风险因素；长期暴露于工厂、汽车和烹饪油烟、室内装修产生的甲醛所引起的空气污染中，无疑会增加患肺癌的风险。早期的生态学研究发现，超过 50% 的肺癌发生在城市地区，与农村地区相比，最有可能来自工业废气和机动车尾气。一系列病例对照研究和队列研究发现，肺癌与空气污染之间存在着显著的关联，可以适当地调整烟草的使用和其他潜在危险因素。

室外空气污染主要来自汽车尾气、供暖系统和工业燃烧废物。通过化石燃料燃烧产生的致癌物包括多环芳烃和金属，如砷、镍和铬。最近的研究还表明，一氧化碳和二氧化碳是车辆排气中的主要致癌剂。相关研究结果表明，气态一氧化碳浓度与肺腺癌之间存在剂量反应关系，并进一步研究发现了与空气污染有关的肺癌突变谱，并为大规模暴露于空气污染的基因突变提供了证据。

室内空气污染包括烹饪油烟、装饰和建筑材料中的甲醛、苯及环境烟草烟雾。根据中华人民共和国卫生健康委员会的调查，妇女和儿童大部分时间都在室内度过，因此她们更容易成为室内空气污染的受害者。流行病学研究发现，肺癌的发病率随着每天做饭次数的增加而增加。暴露于食用油烟是中国农村地区人群肺癌的重要危险因素。根据几十年来在中国宣威市进行的研究发现，家用煤炭是家庭空气污染的主要来源；研究还发现，家庭燃煤的使用导致了该地区肺癌的高死亡率。

（三）氡

氡是一种惰性气体，是由铀的衰变序列天然产生的。室内氡通常来自土壤和建筑材料。氡可能是仅次于吸烟的第二大肺癌病因。在美国，每年约有 20 000 例肺癌死亡与氡有关。

（四）职业接触

国际癌症研究机构已确定对人肺有致癌作用的 12 种职业暴露因素（铝、砷、石棉、双氯甲基醚、铍、镉、六价铬、焦炭和煤气化烟气、结晶硅石、镍、氡和烟灰）。石棉是一种职业致癌物，是指几种形式的天然存在的纤维状硅酸盐矿物。大量接触石棉会导致肺癌和间皮瘤。根据对接触石棉的中国工人的癌症死亡率进行的队列研究发现，肺癌的死亡率显著升高，为 4.54%，95% 置信区间为 2.49 ~ 8.24。同时吸烟和接触石棉具有协同作用，导致癌症的发病率增加。

（五）遗传易感性

大多数研究表明，超过 80% 的肺癌发生与吸烟习惯有关，但不到 20% 的吸烟者患有肺癌，这表明肺癌的发生可能具有遗传易感性。四十年前，Tokuhata 和 Lilienfeld 提

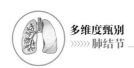

供了肺癌家族聚集性的首个流行病学证据。研究发现，先证者一级亲属患肺癌的风险比对照组的亲属高 1.88 倍。最近的大规模全基因组关联研究已鉴定出几种新的肺癌易感基因，包括染色体 5p15.33、6p21、15q24 至 25.1、6q23 至 25 和 13q31.3 上的那些基因，可以将疾病风险概念化，以反映病因暴露与个体对这些病原易感性之间相互关系的共同后果。对于肺癌，已经确定了一些与基因环境的相关性。如 15q25 区域包含 3 个尼古丁乙酰胆碱受体亚基基因，尼古丁成瘾通过增加烟草致癌物质的摄入量而间接与肺癌风险相关。同时，该基因也被确定为多种与吸烟有关的疾病的危险因素，如慢性阻塞性肺疾病。此外，还有许多其他的肺腺癌发生分子途径，如 5p15.33，但其机制仍不清楚。

（六）辐射

两种类型的辐射与肺癌有关：低线性能量转移辐射（如 X 射线、γ 射线）和高传能线密度辐射（如中子、氡）。流行病学研究发现，暴露于高剂量的辐射与肺癌有关；然而低剂量辐射是否与肺癌有关尚不清楚。

（七）饮食

人类经过数十年的饮食和肺癌研究，发现了许多被认为具有抗癌活性的特定微量营养素，如视黄醇和 β - 胡萝卜素。大多数微量营养素常见于水果和蔬菜。摄入更多新鲜水果和蔬菜可能会降低其患肺癌的风险。

（八）其他

肺癌还有其他危险因素，如人类免疫缺陷病毒感染和雌激素水平；这些因素是不是肺癌的真正危险因素一直存在争议，需要进一步研究以对其进行最终评估。

注：本章节部分内容来源于网络。

第四节　肺癌的高危人群

肺癌是全球第一大肿瘤，男性肿瘤患者中肺癌的发病率排第一名；在女性中，肺癌仅次于乳腺癌。肺癌的高危因素如下。

（1）吸烟：每天吸烟 ≥ 1 支，连续 ≥ 6 个月。

（2）女性被动吸烟：女性本人不吸烟，但其密切接触的家庭成员或同事等吸烟。

女性被动吸烟（支）× 年 = 主动吸烟者每日吸烟量（支）/24 小时 × 主被动吸烟者每日接触时间（小时）× 接触年限（年）。

（3）器官移植、结缔组织疾病、慢性肺部疾病均以既往医师的诊断结果为准，"有"则为阳性，但器官移植不包括自体器官移植。

（4）油烟暴露：炒菜导致的油烟接触。油烟暴露（盘）×年＝每日炒菜盘数（盘）×炒菜时间（年）。

（5）矿工工龄长：煤矿、石矿、金属矿开采或加工行业的工人工龄长。

（6）石棉暴露：有明确的石棉行业工作史。

（7）精神压抑：＞50%患者的生活时间上主观感到不愉快、压抑、郁闷，持续≥1年。

（8）肿瘤家族史和肺癌家族史：在一、二级亲属中有诊断明确的恶性肿瘤史或肺癌病史。

（9）从年龄学方面，50岁以上相对来说是高发年龄阶段。

第五节　胸部低剂量CT对早期肺癌筛查的意义

一、做肺癌早期筛查的意义

美国国家肺癌筛查计划发现，在肺内20 mm以内的早期肺癌，通过微创外科手术，若病理结果显示没有淋巴结转移，5年生存率能够超过90%。在众多恶性癌症中，肺癌是治疗效果最好、存活率最高，也是少数能被治愈的恶性癌症之一，只要患者能信赖医师、接受治疗，目前的药物都可以达到良好的控制效果。因此，早发现、早诊断、早治疗是降低肺癌病死率及提高肺癌患者长期生存率的唯一途径。

早期筛查指在体检中心胸部体检，用单纯X光片甚至透视，部分用常规剂量CT，个别用低剂量CT。传统方法是X线检查，但常易漏诊。主要有两个方面的原因：①周围型小肺癌与病灶周边肺组织对比度差；②正位胸片上，肺组织与纵隔、心脏及膈肌有重叠。螺旋CT指通过高速、连续的数据采集，且为横断面断层成像，可以发现位于解剖学死角或胸片检查中因组织结构重叠等原因造成的病灶遗漏，明显地提高了对肺内小结节病变的检出能力，在早期发现肺癌的诊断与分期方面，CT检查是最有价值的无创检查手段。但是行胸部常规螺旋CT检查时，其X线放射剂量较大，若对"健康人群"行肺癌筛查，不符合放射学检查最优化的原则。

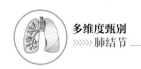

二、低剂量 CT 体检的优势

低剂量 CT 不仅能发现单纯 X 光片死角如纵隔、肺门、横膈重叠部位的肺癌，还能在这些死角以外的肺野内，发现过去单纯 X 光片难以发现的微小腺癌。

使用低剂量螺旋 CT 对肺部筛查，有助于发现早期肺癌，特别是周围型非小细胞肺癌，其诊出率约为胸片的 10 倍。可发现肺部 1 mm 的结节，是早期肺癌诊断的"金标准"。低剂量螺旋 CT 扫描获得的图像质量和常规剂量扫描差异不大，且患者所接受的辐射剂量降低 90%。

目前，最有效的检查方法是低剂量螺旋 CT，其也是肺癌普查的首选准确方法。因此，国内外医学专家建议，对于肺癌高危人群及有条件的地区、单位或个人，每年应积极进行一次低剂量螺旋 CT 检查，提高早期肺癌的发现率。

扫描方案是通过优化扫描参数，改变管电流、管电压和螺距等来降低辐射剂量。1 次常规 CT 胸部扫描辐射剂量为 5 ~ 6 mSv，为 X 线平片的 50 倍左右，而低剂量螺旋 CT 胸部扫描辐射剂量仅为常规 CT 的 26%，大大降低了受检者的受辐射剂量。

低剂量螺旋 CT 扫描参数大多为 120KV，20 ~ 50 mA，螺距 1 ~ 2 mm。多数研究已证实，低剂量螺旋 CT 扫描技术能满足胸部 CT 平扫的诊断要求，在疾病的检出和定性方面已能和常规剂量 CT 扫描一致。低剂量螺旋 CT 图像并未降低肺实质、弥漫性病变的图像质量，未降低 CT 图像的信噪比。低剂量螺旋 CT 的肺结节检出率与结节的大小有关。当肺结节直径＞5 mm 时，与标准剂量 CT 之间的差别无统计学意义，敏感度达 100%；当肺结节直径≤3 mm 时，检出率较标准剂量 CT 低 10%；对肺尖≤5 mm 的结节发现率仅为 42%。但总体来说，低剂量 CT 对肺结节的检出与标准剂量 CT 之间无明显差异。因此，采用低剂量螺旋 CT 进行肺癌筛查既满足了图像的诊断要求，又降低了 X 线的辐射剂量，符合国际放射防护委员会对辐射防护正当化及最优化的要求。

低剂量螺旋 CT 对肺部筛查有助于发现早期肺癌，特别是周围型非小细胞肺癌，其检出率为胸片的 10 倍，大大地降低了肺癌患者的死亡率。因其辐射量较少，有效地降低了医源性辐射引起恶性病变的风险。

但是，低剂量螺旋 CT 对肺癌筛查还存在一些局限性，如中心型肺癌的检出率较低，存在假阴性；肥胖人群不适合做低剂量 CT。

虽然低剂量螺旋 CT 对肺癌筛查还存在一定的局限性，但综合各方面的因素，低剂量螺旋 CT 是早期肺癌筛查的最佳方法。如果发现中、高危结节，则需要进一步做常规 CT 复查（图 1-5-1）。

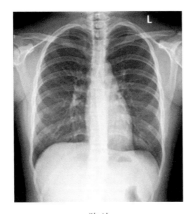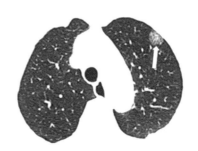

胸片 　　　　　　　　　　胸部低剂量CT

图 1-5-1　胸片正常，但胸部低剂量 CT 发现结节

三、关爱自身健康，科学认识肺癌

早期肺癌往往没有任何症状，当肿瘤在支气管内长大后，患者可出现刺激性咳嗽、痰中带血或少量咯血、胸闷、胸痛、喘鸣、气促等症状。

建议 45 岁以上、吸烟或曾吸烟、有肺癌家族史的人每年进行肺癌检测，这对于肺癌的早诊早治有着非常重要的意义。

预防肺癌，远离"三大烟"：①加大控烟力度，远离一、二、三手烟；②开窗吹走"无形烟"：家中多通风，装修要尽量使用环保材料；③清洁厨房减少油烟：减少高温煎炸等不健康的烹调方式，多开窗以保持厨房空气流通。适度的体育锻炼、良好的睡眠、积极乐观的心态都有助于预防癌症的发生。

（曾炳亮、张联合、李宗梁）

第二章　肺结节精准 CT 检查技术

针对肺结节目前存在的问题：高发现率；女性化、年轻化、大众化；认识混乱、检查混乱；缺乏统一的诊治认识；过度治疗；延误治疗。我们的目标是既要早期发现肿瘤，又要保证不过度治疗。

在对肺结节进行精准诊断前，精准 CT 检查技术至关重要，接下来讨论肺结节精准 CT 检查技术。

第一节　肺结节个性化 CT 扫描

肺结节个性化 CT 扫描：根据患者年龄、体型、肺结节的位置等因素，选择相应的扫描条件、进床方式、层厚、层距和扫描体位，从而使肺结节显示得更清晰。最终目的是取得优质的原始容积数据。

个性化体位：让病灶位于身体重力线水平的最高处，保障更多气体进入病灶区域。

深吸气后屏气：让病灶区域的肺过度充气（相当于肺气肿状态，CT 值 < −900 Hu），保障病灶及其背景肺结构得到清晰显示（图 2-1-1 至图 2-1-6）。

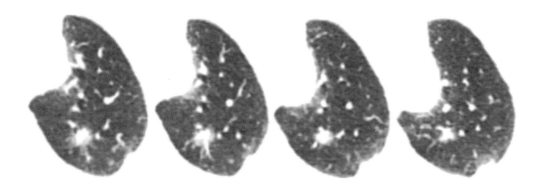

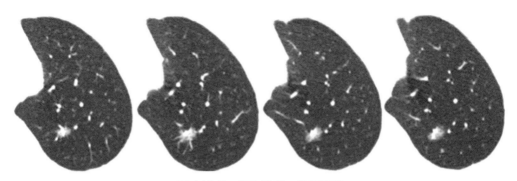

两个清晰：病灶清晰、背景清晰

图 2-1-1　浸润性腺癌（1）

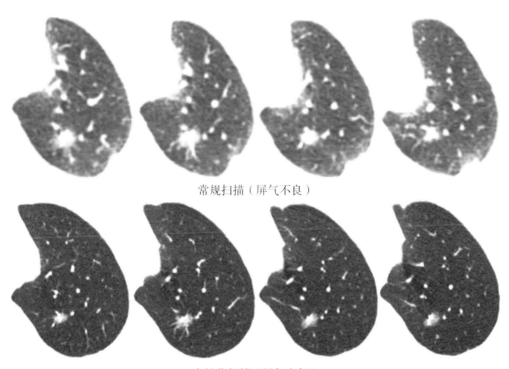

常规扫描（屏气不良）

个性化扫描（屏气良好）

图 2-1-2　浸润性腺癌（2）

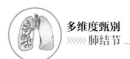
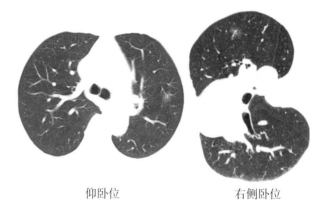

仰卧位　　　　　　　　　右侧卧位

图 2-1-3　微浸润性腺癌（根据病灶位置制定扫描体位）

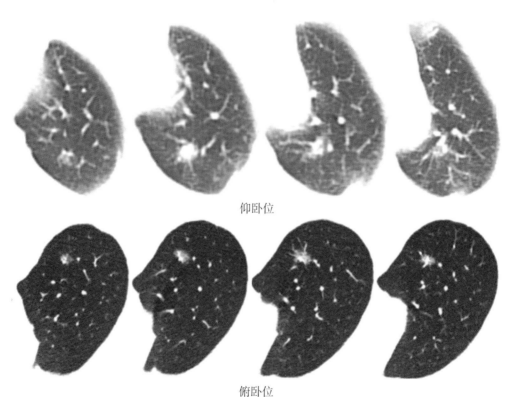

仰卧位

俯卧位

图 2-1-4　浸润性腺癌（根据病灶位置制定扫描体位）

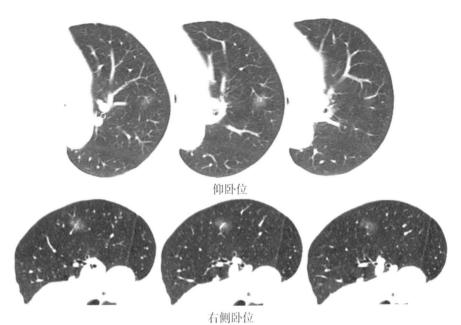

仰卧位

右侧卧位

图 2-1-5　微浸润性腺癌

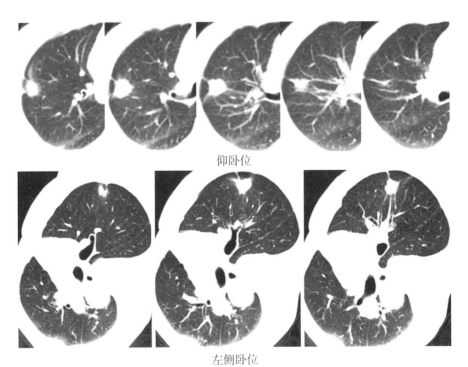

仰卧位

左侧卧位

图 2-1-6　浸润性腺癌（3）

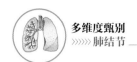

第二节　肺结节靶扫描（靶重建）

靶扫描：矩阵不变，缩小扫描视野，结合薄层，提高病灶空间分辨率。

靶重建：回顾性重建，缩小感兴趣区视野，重建薄层，使得病灶内更多细节被观察（对肺小结节务必用重叠重建，以保证更多层面显示病灶）（表 2-2-1）。

表 2-2-1　CT 层数与分辨力关系

CT 层数	横向分辨力（mm）	纵向分辨力（mm）
4 层	0.5	1.0
16 层	0.5	0.6
64 层	0.3	0.4

16 层以上的螺旋 CT 基本达到了各向同性，通过大量病例，发现靶重建和靶扫描对病灶细微结构的肉眼识别差别不大（图 2-2-1），但薄层靶重建图像较常规扫描图像能更好地显示病灶内部结构（图 2-2-2）。

目前，市面上所有的 CT，绝大部分是 512×512 矩阵；只有少许品牌的 CT 是 1024×1024 矩阵。

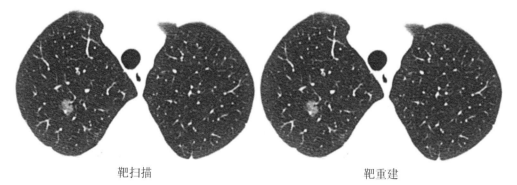

靶扫描　　　　　　　　　　　　　　靶重建

图 2-2-1　靶扫描和靶重建（微浸润性腺癌）

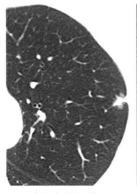
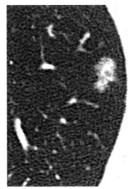
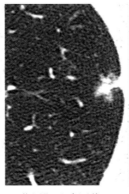
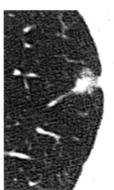

常规扫描图像　　　　　　　　薄层靶重建图像

图 2-2-2　薄层靶重建图像和常规扫描图像

第三节　肺结节三维重建技术

各种重建方法各有优点，应综合利用。

三维重建：多平面重建（MPR）；最大/最小密度投影（MIP/MinIP）；容积再现（VR）；表面重建（SSD）；透视重建（Raysum）；内窥镜重建（CTVE）。

病例 1（图 2-3-1）：患者，女性，54 岁，体检发现左肺上叶混合磨玻璃肺结节。

病理：浸润性腺癌。

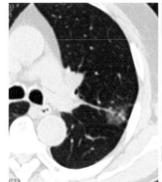
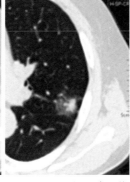
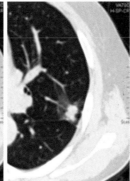
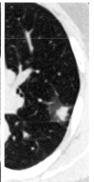

靶重建图像

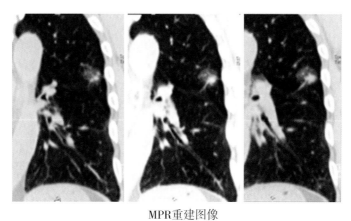

MPR重建图像

图 2-3-1　病例 1 浸润性腺癌

病例 2（图 2-3-2）：浸润性腺癌（IAC）MIP 重建图像。

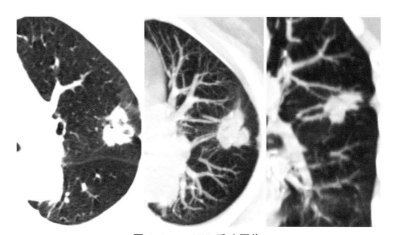

图 2-3-2　MIP 重建图像

病例 3（图 2-3-3）：MIP+VR 重建图像（肺错构瘤）。

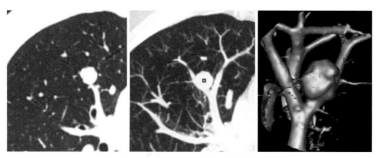

图 2-3-3　MIP+VR 重建图像

病例 4（图 2-3-4）：胸膜表面重建图像（火山洞样胸膜凹陷 – 浸润性腺癌）。

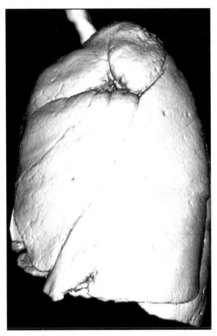

图 2-3-4　胸膜表面重建图像

第四节　肺结节 CT 三维重建技术的临床应用

优点：多角度、多方式、全方位显示病变。

作用：①炎性病变与肿瘤性病变的鉴别；②良、恶性肿瘤的鉴别；③恶性肿瘤程度的判断。

病例：患者，女性，53 岁，体检发现左肺下叶实性小结节（图 2-4-1）。

诊断：炎症？肿瘤？

诊断思路：病灶可见轻微分叶，见少量毛刺，其内见血管穿行。补充 VR 及 MIP 重建。

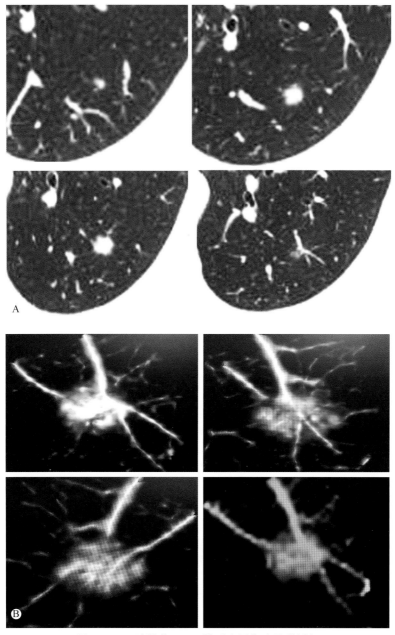

图 2-4-1　肺结节 CT 三维重建图像（见彩插）

术后病理：高分化腺癌（微浸润性）。

综上可知，优质的 CT 图像是精准诊断的保证（图 2-4-2）。

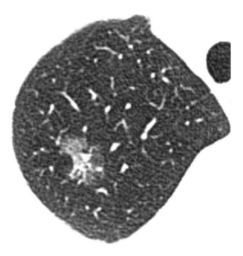

图 2-4-2　优质的 CT 图像

（张联合、方军、周会明）

第三章　肺腺癌常见的10种形态学分型

在肺腺癌发生、发展的早期阶段，发生的部位可以在肺泡、肺泡管，也可以在呼吸性细支气管、肺小叶支气管等不同的部位，这就可以造成肿瘤有各不相同的影像形态。又由于肿瘤在不同区域的发展往往不同步，在同一肿瘤的某些区域可以表现出停滞不前的状态，在另外区域则表现出退缩状态，在有些区域还可表现出很活跃的状态，这同样可以造成肿瘤有各不相同的影像形态。这两个病理基础造成肺腺癌在形态学上呈多形态的改变，从而形成了CT影像上的10种形态学分型（图3-1-1）。

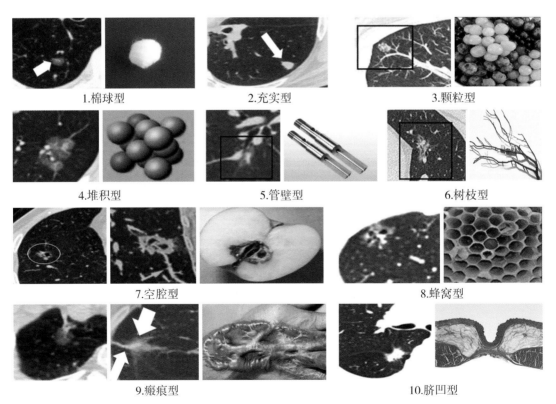

1.棉球型　　　　　2.充实型　　　　　3.颗粒型

4.堆积型　　　　　5.管壁型　　　　　6.树枝型

7.空腔型　　　　　　　　　　　8.蜂窝型

9.瘢痕型　　　　　　　　　10.脐凹型

图3-1-1　肺腺癌的10种形态学分型（见彩插）

一、棉球型

棉球型是指肿瘤细胞密集地排列于肺泡腔内，单纯地沿肺泡壁呈附壁式生长，与含气的肺泡腔形成磨玻璃密度，其内可充填黏蛋白及渗出液。同时瘤组织与正常组织逐渐移行，密度较淡呈模糊的磨玻璃状，其边缘可凹凸不齐，犹如细齿轮状的小球（图 3-1-2）。

在 CT 影像上肺原位腺癌表现为局灶性磨玻璃结节（GGN），形如小棉球，边缘与正常的肺组织有分界，直径 ≤ 30 mm，且磨玻璃病灶逐渐向实性结节病灶转变（图 3-1-3）。

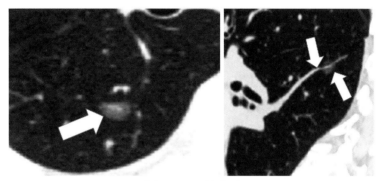

图 3-1-2 棉球型

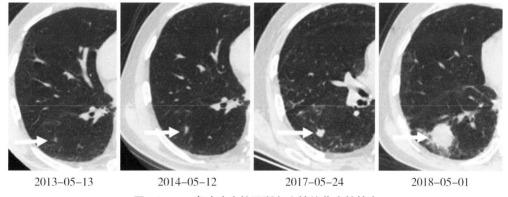

| 2013-05-13 | 2014-05-12 | 2017-05-24 | 2018-05-01 |

图 3-1-3 磨玻璃病灶逐渐向实性结节病灶转变

二、充实型

肺腺癌一般具有替代、移行、演变、转化的生长过程，即由 GGN → AAH → AIS → MIA → IAC 的发展过程。但是有些肺腺癌在其发生的早期阶段，由于产生肿瘤的基底细胞不经过黏膜的上皮化生或不典型增生再发展成 AIS 的转化过程及演变模式，而是直接集合

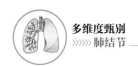
多维度甄别
>>>>> 肺结节

呈一小乳头状或小息肉状并发展成为实体结构。其密度较高，CT 值可在 −400 Hu 上下，在 CT 上表现为较充实的形态（图 3-1-4）。一旦发现这种完全充实型并伴有分叶、毛刺等周围征象者，具有肿瘤微血管 CT 成像征时，应停止随访，及时行手术切除。

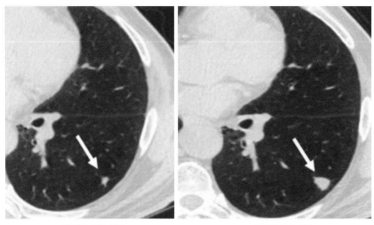

2017-06-05　　　　　　2018-06-05

图 3-1-4　充实型（1）

有些肺腺癌不经过一级一级的替代、移行、演变、转化的发展过程（GGN → AAH → AIS → MIA → IAC），而是在发生的早期阶段就直接发展成侵袭能力极强的浸润性腺癌，这类腺癌通常肿瘤体积 < 20 mm^3（图 3-1-5），但发现时常已经有纵隔或肺内淋巴结转移，这类腺癌组织学类型多数为微乳头型或实体伴黏液分泌型。

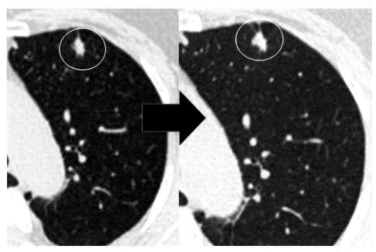

图 3-1-5　充实型（2）

三、颗粒型

肺腺癌累及多个肺泡或肺泡囊（是由相邻的多个肺泡围成的囊腔），形成多个微小圆球状或串珠样排列而成的颗粒形态的 CT 表现。产生机制：肺泡囊是由许多肺泡共同开口而成的囊腔，并与肺泡管连续，每个肺泡管分支形成 2～3 个肺泡囊，具有输送营养物质的作用。肺泡与肺泡间以肺泡孔（Kohn 孔）相互沟通，肺泡与末梢细支气管以 Lambert 孔相互沟通。当癌细胞沿着此两个小孔呈连续浸润、蔓延性生长，充满 1 个或多个肺小叶内的肺泡囊时就可形成微小圆球状或串珠样形态，呈多发颗粒形态的外观（图 3-1-6）。

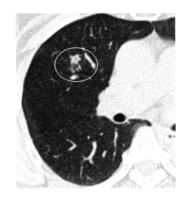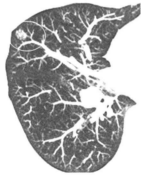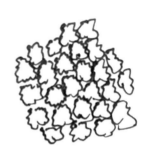

图 3-1-6　颗粒型（1）

原位癌累及多个肺泡或肺泡囊（是由相邻的多个肺泡围成的空腔），形成多个细颗粒状的 CT 表现（图 3-1-7、图 3-1-8）。

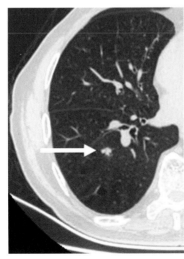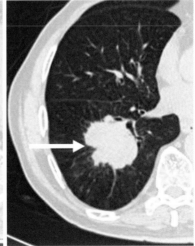

2015-06-23　　　　　　　　　2017-06-02

图 3-1-7　颗粒型（2）

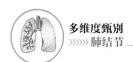
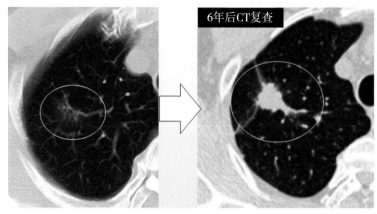

图 3-1-8 颗粒型（3）

四、堆聚型

堆聚型在 CT 上由数个类圆形磨玻璃灶互相聚合而成；其边缘由凹凸不平到逐渐分叶，可呈花瓣状。病理基础是当肿瘤累及多个肺泡或肺泡囊时，其颗粒状的病灶互相堆聚，呈簇状或小乳头状结构。磨玻璃结节（＜ 30 mm）继续长大并开始侵犯周围间质，形成微浸润性腺癌（图 3-1-9）。分叶明显时在 GGN 周围常有薄层肺萎陷圈，形成 CT 上的晕征，这可以是瘤体增大向周围肺组织推压所致，也可以是肿瘤的浸润或小动脉栓塞后出血引起的。

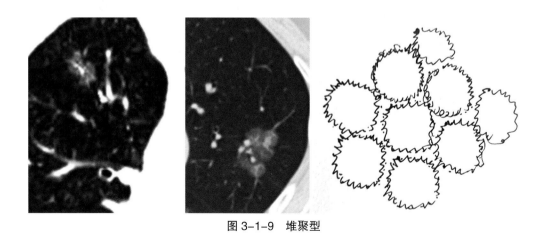

图 3-1-9 堆聚型

五、管壁型和树枝型

在解剖学上肺泡管是人体呼吸系统的重要组成结构，它是指从肺泡囊到呼吸性细支气管的通道，由肺泡围成，有小团块状的平滑肌断面和单层扁平上皮。因此，当肿瘤沿肺泡管长轴方向浸润伸展时，黏膜呈隆起的结节状增生，管壁增厚，肿瘤局限于管腔内。CT表现为细小串珠状的磨玻璃病灶。

根据其生长的长度和深度不一，CT 可见到 2 种形态：管壁型，表现为长短不一的管状分支状磨玻璃影（图 3-1-10）；树枝型，细分支状，可呈细条状（直径 ≤ 1 mm）的磨玻璃密度影，见于连续数个相邻的层面上或在 1 个层面上相互紧挨排列（图 3-1-11）。

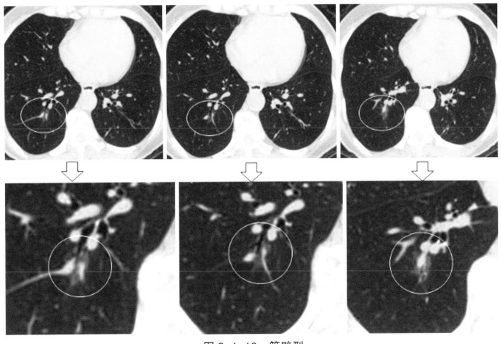

图 3-1-10　管壁型

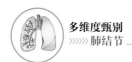

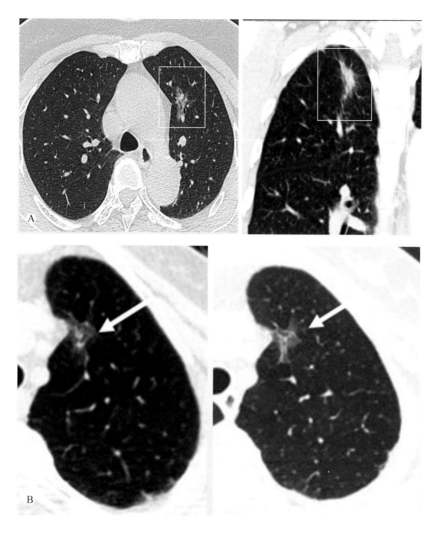

图 3-1-11　树枝型

　　肿瘤进一步沿肺泡管向呼吸细支气管、末梢细支气管、肺小叶支气管范围伸展，渐由管壁浅层浸润向周围深层结构发展，CT 可表现出树枝状的外观。所以当原位癌一旦发展至微浸润性腺癌，其病程将明显加快，进一步发展成为浸润性腺癌（AIS → MIA → IAC）（图 3-1-12）。

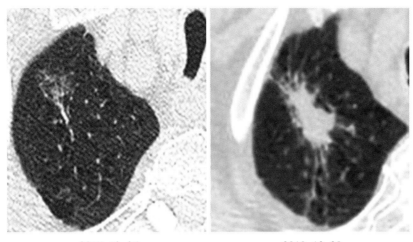

2015-12-25 2019-12-28

图 3-1-12 颗粒型转变为树枝型

六、空腔型/囊腔型（假空洞征、气泡样征）

空腔型 / 囊腔型假空洞征，在 CT 上表现为结节内的圆形或卵圆形低密度区域，直径通常在 5 ~ 10 mm。与 1 ~ 3 mm 的空泡征（裂隙征、小泡征或肺泡气样征）不同，其病理基础是扩张的细小支气管、局限性的小泡性肺气肿，甚至是相对尚属正常的肺组织，并非是真性空洞（真性空洞是肿瘤快速生长，血供不足，导致肿瘤中心坏死并经支气管排出所形成的）。其内部的分隔，即为增厚的细支气管壁（图 3-1-13）。假空洞征形成的原因：①当终末细支气管被肿瘤浸润后产生狭窄，发生活瓣样阻塞，单向阀门效应使肺泡腔过度充气，导致细支气管壁增厚，管腔及肺泡不规则扩大，从而形成假性空洞。②肿瘤内小灶性坏死组织排出后形成溶解、破坏与扩大的肺泡腔。③未被肿瘤组织占据的含气肺组织，包括未闭合的或扩张的小支气管。肺癌假空洞征或称气泡样征，是肺腺癌的重要 CT 征象之一。

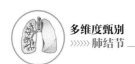
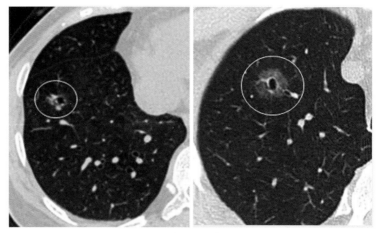

图 3-1-13　空腔型/囊腔型（1）

病例：患者，男性，46 岁，查体发现右下肺前基底段空泡结构周围多发的粟粒结构及磨玻璃灶。此类肺癌空洞或空泡内壁形态多不规则，凹凸不平，可伴有壁结节（图 3-1-14）。

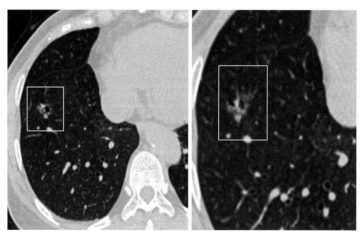

图 3-1-14　空腔型/囊腔型（2）

七、蜂窝型

蜂窝征在 CT 影像上表现为多发的、散在或成簇的囊样含气间隙，直径为 3 ~ 8 mm，壁厚为 1 ~ 3 mm，形似蜂窝（图 3-1-15）。病理上可以是癌细胞沿肺泡壁生长，但并未封闭肺泡腔，腔内遗留黏液使其扩张，也就是在实变区内残存正常的肺组织；也可能是肺组织被破坏从而失去了腺泡的正常解剖结构，肺泡腔内遗留的黏液使其扩张而成。在病灶周围常有薄层肺萎陷圈，形成 CT 上的晕征，这是瘤体增大向周围肺组织推压所致，并不一定是肿瘤浸润或小动脉栓塞引起的出血所致（图 3-1-16）。

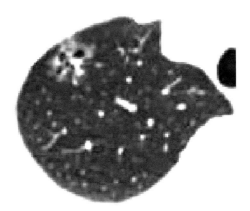

图 3-1-15　蜂窝型（1）

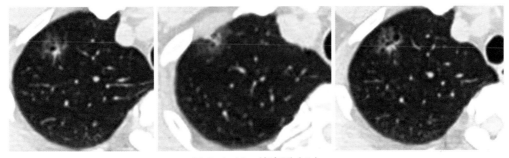

图 3-1-16　蜂窝型（2）

八、瘢痕型

当在原有的纤维硬结灶边缘周围出现比较模糊的小点状及小条片状灶或新出现胸膜皱缩、凹陷征时，就是瘢痕癌早期的 CT 表现，此时尚未形成结节，诊断最为困难，要特别引起注意。此种瘢痕往往位于瘤体中心，病理上常伴大量炭末沉着（图 3-1-17A）。

肺瘢痕癌的生长速度缓慢，倍增时间长，可达多年。因此，对肺瘢痕癌诊断意义最大的仍是定期随访，观察 CT 影像上病变形态的变化尤为重要。在随访中病灶逐渐增大，在原有的纤维灶边缘周围出现较模糊的小点状及小条片灶或新出现胸膜皱缩、凹陷征时，纵隔淋巴结由小变大，符合由肺纤维瘢痕灶发展到肺瘢痕癌的典型 CT 表现，具有明确的手术指征。

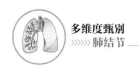

经 2005—2011 年共 7 年随访，瘢痕周围出现 GGN，并在随访中病灶逐渐增大（图 3-1-17B）。

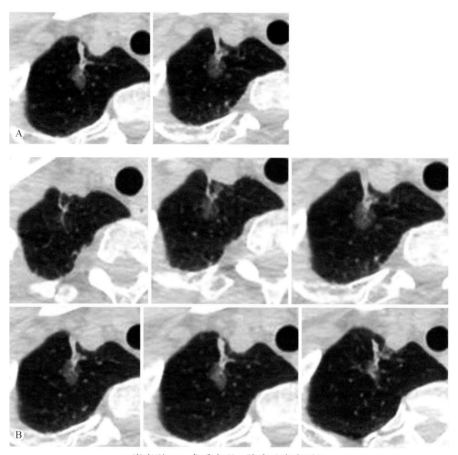

A. 瘢痕型；B. 术后病理：腺癌（瘢痕型）。

图 3-1-17　瘢痕癌

九、脐凹型

肺腺癌的瘤体如靠近叶间胸膜，则与胸膜面形成脐样凹陷，其病理基础是癌结节内纤维瘢痕收缩牵拉，致胸膜增厚和粘连。

在 CT 影像上表现为结节牵拉叶间胸膜的线条影向肿瘤侧倾斜，形成典型的项链锤状、Y 字形、V 字形的胸膜脐样凹陷表现。瘤体靠近胸膜，则与胸膜面形成脐样凹陷，为瘤内纤维瘢痕牵拉周围的肺间隔及血管所致，并非是累及胸膜产生的胸膜凹陷（图 3-1-18）。

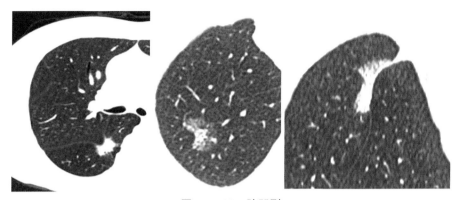

图 3-1-18　脐凹型

（周会明、李宗梁、徐青霞）

注：本章节部分内容来源于网络。

第四章 肺结节的CT征象

肺结节的CT征象主要包括大小、密度类型（实性成分的判定）、CT值测量、血管征、结节与支气管关系、胸膜凹陷征、空泡征（囊泡征）、增强征、收缩力、张力及破坏力。

第一节 结节大小

一、结节大小相关问题

（1）结节大小如何测量？测量的要求有哪些？

（2）为什么在CT上测量出的大小与病理切片不一致？

（3）病灶的大小在临床上有什么指导意义？

二、测量结节大小的原则

（1）测量单位：毫米（mm）。

（2）测量方式：最大径＋垂直横径。

（3）测量位置：横断面、冠状面、矢状面多方位测量，选择其中最大的方位。

（4）测量层厚：≤1.25 mm薄层。

（5）测量的窗宽、窗位：推荐使用肺窗测量肺结节，包括亚实性结节的实性成分，尽管应用软组织评价结节密度随时间的变化有一定优势，但多数选择肺窗（窗位：–500 ～ –700 Hu；窗宽：1500 ～ 2000 Hu）。

（6）测量要求：病灶大小、实性成分大小。

（7）＜3 mm的肺结节不需要测量，推荐用微结节描述。对多发肺结节只需测量最大的或形态学最可疑的结节。测量每个肺结节均需准确描述其位置（如右肺上叶前段，在条件允许的情况下还可以标注在多少层数，如CT薄层P150～153层）。

1）实性结节的测量方式：肺小结节（＜10 mm）的直径由结节长短轴直径的平均值表示，对＞10 mm的结节及肿块则需要分别记录长、短轴直径（图4-1-1）。

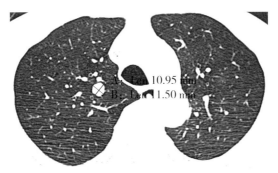

图 4-1-1 实性结节，大小为 11 mm × 12 mm

首先确定结节长轴，然后在同一 CT 断面上，测量与长轴垂直的短轴（图 4-1-2）。

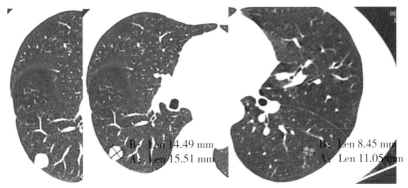

实性结节：大小为 14 mm × 16 mm；磨玻璃结节：大小为 8 mm × 11 mm。

图 4-1-2 大于 10 mm 的结节测量方式

平均径=（最大径+最小径）/2 单位毫米（mm），最小值 1 mm（1.5 mm 四舍五入为 2 mm）。举例：图 4-1-3 结节为（9+8）/2=8.5 ≈ 9 mm。

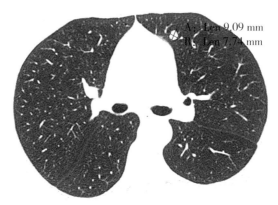

图 4-1-3 结节大小平均径

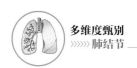

2）亚实性结节测量方式：测量方法和实性结节相同，小的亚实性结节（＜10 mm）需要记录结节（包括磨玻璃密度或囊性成分在内）的长轴、短轴直径平均值。对大结节需要分别记录长轴、短轴的直径。所有实性成分＞3 mm的亚实性结节需要测量实性成分的最长径（图4-1-4、图4-1-5）。

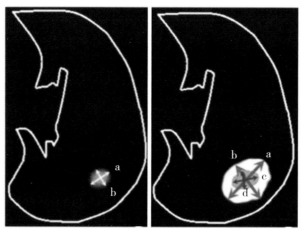

图4-1-4　亚实性结节测量方式

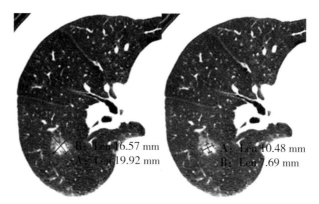

亚实性结节：该结节大小为17 mm×20 mm，实性成分为10 mm。

图4-1-5　亚实性结节

pGGN仅需要测量结节最大径及垂直横径；mGGN还需要测量实性成分大小。

3）磨玻璃结节测量方法：磨玻璃肺小结节测量方法和实性结节一致，磨玻璃结节（＜10 mm）的直径由结节长轴、短轴直径的平均值表示，对＞10mm的磨玻璃结节及肿块则需要分别记录长轴、短轴直径（图4-1-6、图4-1-7）。

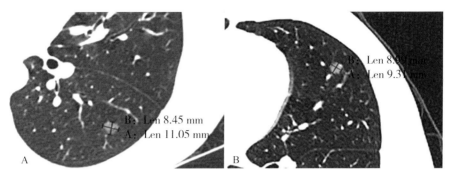

A.磨玻璃结节大小为8 mm×11 mm；B.磨玻璃结节大小为9 mm×10 mm；
（9+10）/2 =9.5 ≈ 10 mmm。

图 4-1-6　磨玻璃结节测量方法

对于 mGGN，测量需要包括囊性和实性两部分，不包括毛刺，测量时注意结节各方位（轴位、冠状位、矢状位）的大小并取最大值。

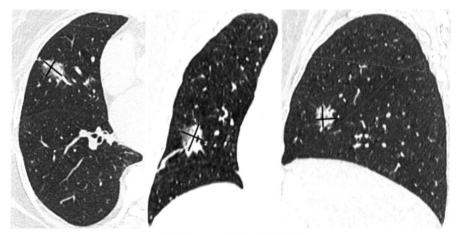

图 4-1-7　mGGN 测量方法

注意：测量大小时，不能在 MIP、VR 图像上测量，也不能在斜位上测量。

病灶大小在临床工作中的指导应用（表 4-1-1）：①对于≤ 4 mm 的肺结节很少有侵袭性腺癌，在临床上可以随访或不随访；②≥ 15 mm 的肺结节很少有非侵袭性腺癌，在临床处理上应重视；③大小为 6 ~ 15 mm 的肺结节是肺腺癌亚型容易混淆的区域，需要结合其他征象进行区别对待。

注意：随访中结节轻度变小不能确定为良性病变，腺癌可因为局限纤维化或肺不张而在短时期内缩小。

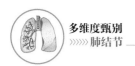

表 4-1-1　肺腺癌亚型分型与结节大小的关系

≤ 4 mm	AAH	AIS	
5 ~ 8 mm	AIS	MIA	IAC
8 ~ 15 mm	AIS	MIA	IAC
> 15 mm	AIS	MIA	IAC

第二节　结节密度类型

肺腺癌亚型密度分型和病理相关性：纯磨玻璃结节；混合磨玻璃结节；实性结节。

一、纯磨玻璃结节

病例 1（图 4-2-1）：表现为纯磨玻璃 AIS。

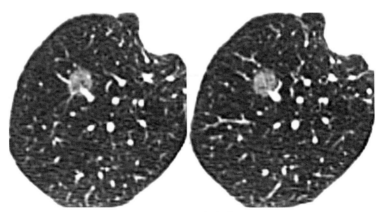

图 4-2-1　纯磨玻璃 AIS

病例 2（图 4-2-2）：表现为纯磨玻璃 MIA。

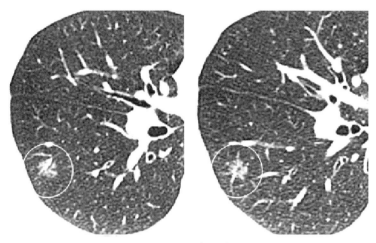

图 4-2-2　纯磨玻璃 MIA

病例 3（图 4-2-3）：表现为纯磨玻璃 IAC。

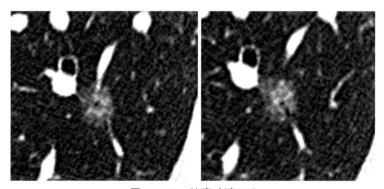

图 4-2-3　纯磨玻璃 IAC

若持续存在 GGN，应考虑以下疾病：原位腺癌；微浸润性腺癌（局限性细支气管肺泡癌）；小的侵袭性腺癌；不典型腺瘤样增生（癌前）；局灶性间质纤维化（良性）。

二、混合磨玻璃结节

病例 4（图 4-2-4）：表现为混合磨玻璃 AIS，病灶中央实性成分为塌陷的肺泡，而不是肿瘤成分。

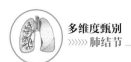

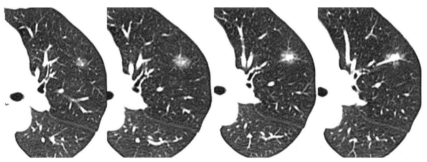

图 4-2-4 混合磨玻璃 AIS

病例 5（图 4-2-5）：表现为混合磨玻璃 MIA。

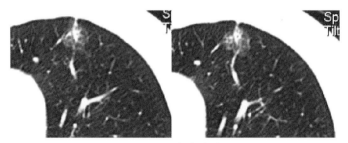

图 4-2-5 混合磨玻璃 MIA

病例 6（图 4-2-6）：表现为混合磨玻璃 IAC。

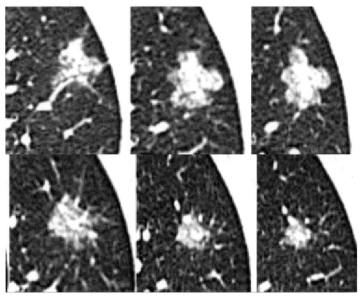

图 4-2-6 混合磨玻璃 IAC

由表 4-2-1 发现的一些问题：①原位腺癌为什么有混合磨玻璃表现？②如何将浸润性腺癌实性成分与非浸润性腺癌区别？

表 4-2-1　肺腺癌亚型分型与结节密度类型的关系

病理类型	pGGN	mGGN	SN
AIS	占比约 60%	占比约 37%	占比约 3%
MIA	占比约 28%	占比约 60%	占比约 12%
IAC	占比约 3%	占比约 60%	占比约 37%

注：AIS 表现为实性结节的原因有①黏液腺癌；②完全性肺泡塌陷。

混合磨玻璃实性成分的病理类型：良性；血管；肺泡间质增生；肺泡塌陷；淋巴细胞堆积；黏液。

病例 7（图 4-2-7）：AIS 血管通过。

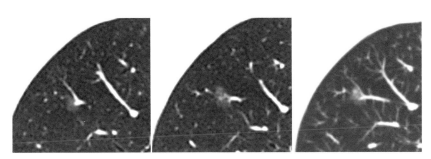

图 4-2-7　实性成分——血管

病例 8（图 4-2-8）：MIA 血管通过。

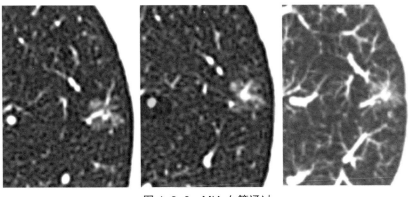

图 4-2-8　MIA 血管通过

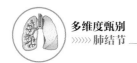

三、实性成分——肺泡塌陷

肺泡塌陷又称肺泡萎缩，肿瘤内部出现局部肺泡结构模糊或消失、肿瘤细胞显著减少，代之以疏松水肿的纤维组织。

病例 9（图 4-2-9）：mGGN/AIS- 肺泡塌陷，病灶小圆形实性部分为肺泡塌陷区，非肿瘤区。

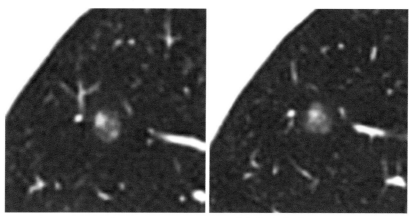

图 4-2-9　mGGN/AIS- 肺泡塌陷（1）

病例 10（图 4-2-10）：mGGN/AIS- 肺泡塌陷。

病例 11（图 4-2-11）：mGGN/MIA- 中央型肺泡塌陷。

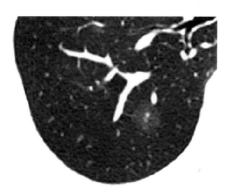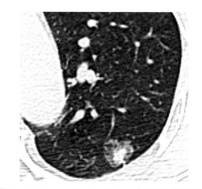

图 4-2-10　mGGN/AIS- 肺泡塌陷（2）　　图 4-2-11　mGGN/MIA- 中央型肺泡塌陷

混合磨玻璃实性成分的病理类型为恶性：肿瘤细胞。

肿瘤性实性浸润成分的 CT 表现：中心型；偏心型；环形；弥漫型。

四、实性成分—肿瘤浸润

病例 12（图 4-2-12）：mGGN/IAC– 中心型实性成分（1）。

病例 13（图 4-2-13）：mGGN/IAC– 中心型实性成分（2）。

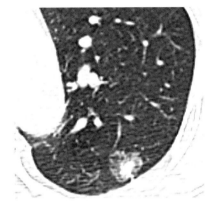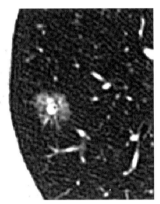

图 4-2-12　mGGN/IAC– 中心型实性成分（1）　图 4-2-13　mGGN/IAC– 中心型实性成分（2）

病例 14（图 4-2-14）：mGGN/IAC– 偏心型实性成分。

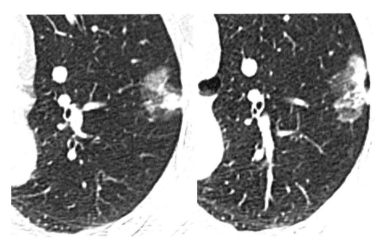

图 4-2-14　mGGN/IAC– 偏心型实性成分

病例 15（图 4-2-15）：mGGN/IAC– 环形实性成分。

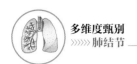

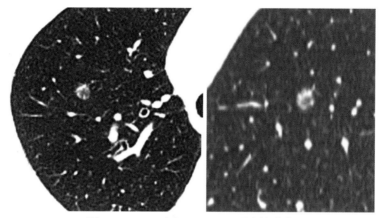

图 4-2-15　mGGN/IAC- 环形实性成分

病例 16 ~ 18（图 4-2-16）：以下 3 个病例图像可见 mGGN/IAC- 弥漫型实性成分。

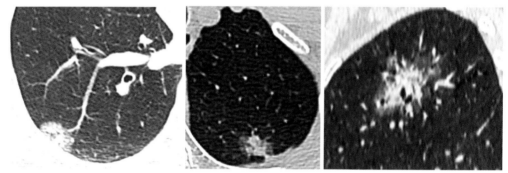

图 4-2-16　mGGN/IAC- 弥漫型实性成分

有关肺结节病灶密度类型小结：①密度类型能较准确地提示肺腺癌亚型病理类型，但不是绝对的。②混合磨玻璃结节内实性成分的判断是诊断的关键，在临床工作中需要不断地积累经验。③浸润性实性成分的判断更依赖于优质的薄层扫描图像。

第三节　CT 值的测量

一、测量 CT 值的意义

病例 1：患者，男性，39 岁，体检发现左肺结节 1 周（图 4-3-1A）。
病例 2：患者，女性，61 岁，体检发现右肺结节 1 个月（图 4-3-1B）。

病例 3：患者，女性，49 岁，体检发现右肺结节 2 个月（图 4-3-1C）。

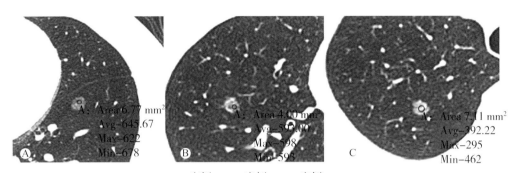

A：Area 6.77 mm² Avg-645.67 Max-622 Min-678

A：Area 4.00 mm² Avg-593.00 Max-598 Min-598

A：Area 7.11 mm² Avg-392.22 Max-295 Min-462

A. 病例 1；B. 病例 2；C. 病例 3。

图 4-3-1　3 个病例结节大小都一样，但密度不一样

以上 3 枚结节大小均约为 8 mm，病例 1 CT 值约 -645.67 Hu，诊断 AIS；病例 2 CT 值约 -593.00 Hu，诊断 MIA；病例 3 CT 值约 -392.22 Hu，诊断 IAC。3 个病例虽然结节大小都一样（8 mm），但密度不一样，且密度逐渐增高。

二、CT 值测量的病理依据

（1）磨玻璃影肺腺癌密度变化的病理基础：①肿瘤细胞密集程度和生长方式；②肺泡间隔增厚程度；③残存肺组织含气量。

（2）病例 4：患者，女性，71 岁，体检发现 pGGN，随访 3 年后病灶增大、密度增高、形态不规则（磨玻璃影肺腺癌的生长过程除病灶增大外，同时伴有密度增高（pGGN → mGGN）（图 4-3-2）。

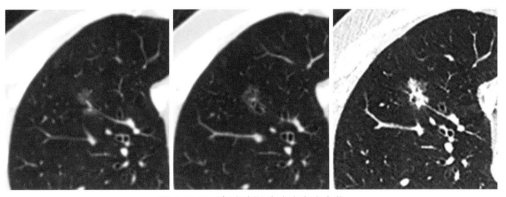

图 4-3-2　磨玻璃影肺腺癌密度变化

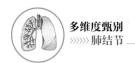

三、CT 值测量的临床意义

纯磨玻璃结节的平均 CT 值对肿瘤良恶性的判断有一定的参考价值。病理上纯磨玻璃结节从 AAH 演变、转化、发展至 MIA 的过程中，由于其肿瘤细胞扩增能力逐渐增大，排列密度逐渐增加，侵袭能力逐渐增强，因而纯磨玻璃结节的 CT 密度值也会随之有较大的升高。

在肺微小结节的动态随访过程中，纯磨玻璃结节密度：CT 值在 –400 ～ –500 Hu 的范围且有进行性增高，提示恶性的概率加大，处在危险地带；CT 值在 –500 ～ –600 Hu 的范围，提示恶性的概率较低，处在中间灰色地带；CT 值在 –600 ～ –700 Hu 的范围，提示良性的概率较大，处在安全地带。

第四节　血管征

血管征：广义上讲就是肺内病灶和肺血管之间的关系，由此可分为血管包埋征；血管集束征；血管充血征；血管推移征；血管贴壁征；血管强化征。

惰性期：从单个癌细胞开始通过血管进入，倍增发育到直径 10 mm、重量 1 g 的 AIS/MIA 需 5 ～ 10 年时间。

快速生长期：由 AIS 转化、演变成 MIA 后，由于肿瘤血管的增生，进入一个较快的生长期，1 ～ 3 年肿瘤可以从 10 mm 增大至 20 ～ 30 mm，重量由 1 g 增加到 100 ～ 300g，转移的概率增加。

寻觅血管肿瘤征（CTA–TA 征）：AIS/MIA = 持续存在 GGN+ 肿瘤微血管 CT 成像征。

移动 + 联通血管：包括微小血管进入瘤结节后形成穿过、连接、汇合、截断、变窄、僵直、扭曲、牵拉、聚集、强化、增粗等多种 CT 征象，可总称为肿瘤微血管移动 – 联通征或肿瘤微血管 CT 成像征（图 4–4–1）。

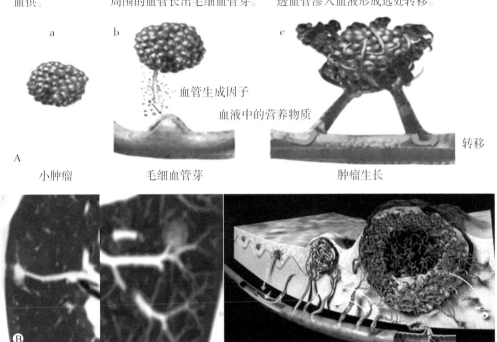

乏血管期：肿瘤体积小，无直接血供。

外源性血管生成期：癌细胞释放血管生成因子刺激肿瘤周围的血管长出毛细血管芽。

内源性血管生成期：毛细血管芽长大后移动进入肿瘤并在肿瘤内再与内部的宿主血管形成丰富的血管网。肿瘤细胞穿透血管渗入血液形成远处转移。

a

血管生成因子

血液中的营养物质

转移

A

小肿瘤　　　　毛细血管芽　　　　肿瘤生长

A. 肿瘤微血管移动 – 联通征阶段示意；B. 肿瘤血管形成示意。

图 4-4-1　肿瘤血管（见彩插）

（资料来源：上海肺结节中心的张国祯教授）

AIS/MIA = 持续存在的 GGN + CTA-TA 征；微小肺癌的血供具有随机性，可以是肺动脉、肺静脉，但不是支气管血管束，这种肿瘤血管不伴行支气管。

对肺血管征的各种理解：①血管征的总出现率为 57.58%，其中恶性结节血管征出现率为 72.09%，良性结节为 30.43%，两者间的差异有高度的统计学意义。结论是 CT 对血管征在肺微小结节的诊断与鉴别诊断中有较高的价值。②有血管进入并联通，肺肿瘤发生的概率增高。③肿瘤生长活跃，使局部血管增粗、扭曲、中断。

血管征涉及的问题：①血管征涉及的血管通常指的是什么血管？②良性病变（良性肿瘤和炎性结节）有没有血管征？如何表现？③血管征在肺恶性肿瘤中的表现及在早期肺腺癌分型中的作用？

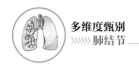

1. 血管征涉及的血管

血管征的血管大多为肺动脉，部分为肺静脉。三维重建无法显示病灶滋养血管。这些血管是肺内本身存在的血管，是肺内病变的发生和发展改变了血管。研究血管征的目的是根据病灶周围血管的改变，帮助对病灶的定性。

血管征：①良性结节均有血管征出现；②良性肿瘤性结节血管征主要表现为血管受压推移，而很少显示有血管进入，主要反映结节生长方式。③炎性结节"血管征"主要表现为血管进入、增粗、增多，与肿瘤的区别主要是血管无破坏。

病例1（图4-4-2）：患者，女性，56岁，体检发现右肺结节1周。

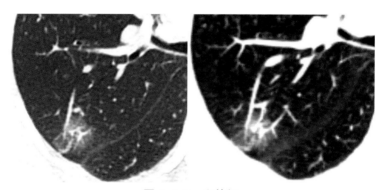

图4-4-2　血管征

2. 良性结节血管征

病例2（图4-4-3）：患者，女性，60岁，体检发现右肺上叶实性结节影。

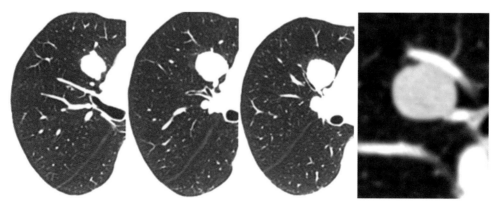

图4-4-3　硬化性肺细胞瘤-血管贴壁征

肺结节内有血管进入不一定就是恶性结节，良性结节同样可以有血管进入。

病例3（图4-4-4）：患者，男性，75岁，咳嗽、咳痰半年。

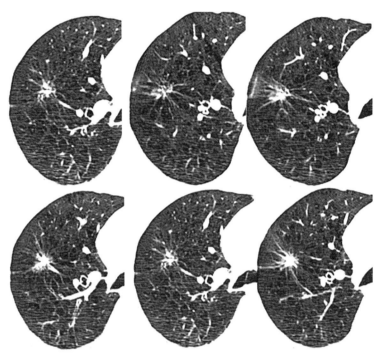

图 4-4-4 炎性结节 血管增粗、扭曲

血管征所指的血管是以肺动脉为主，并不是病灶供血动脉。炎性病变的血管征是炎症发生在血管区域，使血管发生改变（增粗、迂曲等）。血管征并非肿瘤特征性表现，所谓的血管进入在良恶性病变中均可出现。

3.血管征在肺恶性肿瘤中的表现及在早期肺腺癌分型中的作用

（1）早期肺腺癌血管征表现如下。

Ⅰ型：血管通过或绕行肺结节，血管形态、走行不变。

Ⅱ型：血管通过肺结节，形态增粗，但走行不变。

Ⅲ型：血管通过肺结节且血管增粗扭曲，但形态依稀可辨。

Ⅳ型：血管进入肺结节且血管中断、破坏，形态显示不清。

（2）早期肺腺癌"血管征"的病理基础：①肺内血管网是本身就存在的正常结构；②以附壁生长为主的肿瘤组织破坏力较低；③肿瘤组织上皮间质转化导致收缩力产生；④肿瘤组织破坏力和收缩力的综合体现。

病例 4（图 4-4-5）：患者，女性，67 岁，体检发现左肺磨玻璃结节 2 年。

原位腺癌，Ⅰ型：血管通过或绕行肺结节，血管形态走行不变。

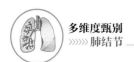

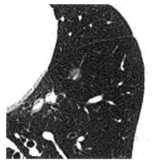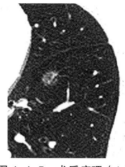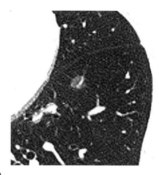

图 4-4-5　术后病理（1）

病例 5（图 4-4-6）：患者，男性，58 岁，体检发现右肺磨玻璃结节 1.5 年。
原位腺癌，Ⅰ型：血管通过或绕行肺结节，血管形态、走行不变。

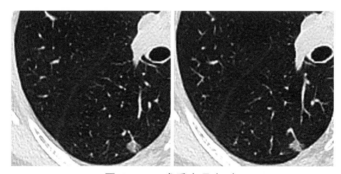

图 4-4-6　术后病理（2）

病例 6（图 4-4-7）：患者，女性，46 岁，体检发现右肺磨玻璃结节 2 月余。
MIA，Ⅱ型：血管通过肺结节，形态增粗，但走行不变。

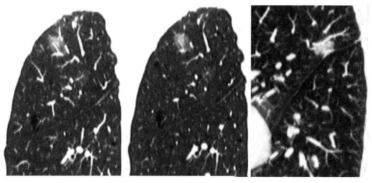

图 4-4-7　术后病理（3）

病例 7（图 4-4-8）：患者，女性，56 岁，体检发现右肺结节 1 周。

IAC，Ⅳ型：血管进入肺结节且血管中断、破坏，形态显示不清。

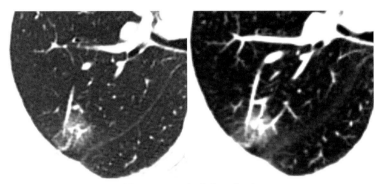

图 4-4-8　术后病理（4）

病例 8（图 4-4-9）：患者，女性，78 岁，体检发现肺结节 1 周。

IAC，Ⅳ型：血管进入肺结节且血管中断、破坏，形态显示不清。

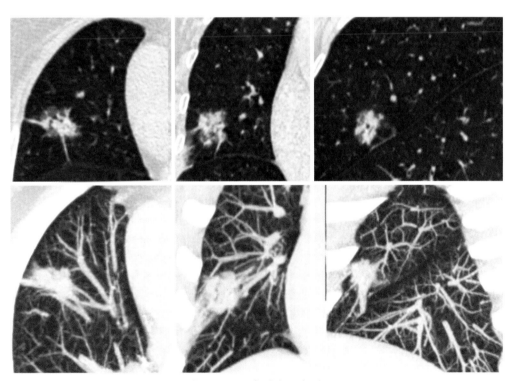

图 4-4-9　术后病理（5）

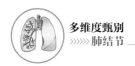

4.肺结节血管征总结

（1）血管征所见血管以肺动脉分支为主，是外周肺区域本身就存在的血管，而不是肿瘤的滋养血管。

（2）所谓的血管征是病灶的生长对局部血管造成了改变，就肿瘤性磨玻璃结节而言，所谓的内部血管交通在病理上并不能得到支持。

（3）炎性结节和早期肿瘤性结节血管征多有重叠，须结合其他征象综合判断。

（4）根据病灶血管征的表现，可帮助诊断肺小结节的良恶性和早期肺腺癌的亚型分型。

第五节　结节与支气管关系

结节与支气管关系分型及良恶性判断见图 4-5-1。

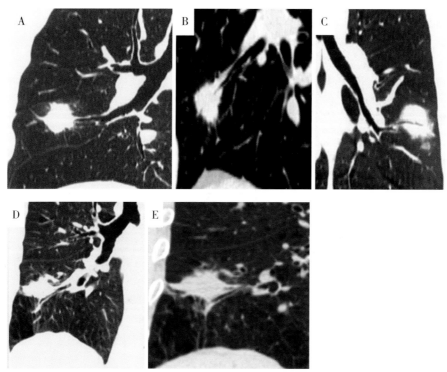

图 4-5-1　结节与支气管关系分型及良恶性判断

Ⅰ型：支气管突然截断→多见于恶性结节（图4-5-1A）。

Ⅱ型：支气管锥形变窄→多见于恶性结节（图4-5-1B）。

Ⅲ型：支气管走行病灶内，形态自然→多见于良性结节（图4-5-1C）。

Ⅳ型：支气管受压变窄→良恶性结节均可出现（图4-5-1D）。

Ⅴ型：支气管走行病灶边缘，改变不明显或稍扩张改变→多见于恶性结节（图4-5-1E）。

第六节　胸膜凹陷征

一、胸膜凹陷的定义与 CT 重建显示

（1）胸膜凹陷：肺内病灶邻近胸膜，牵拉胸膜出现线样、幕状、喇叭样阴影，呈线样征、Ⅴ形征、兔耳征（图4-6-1）。

（2）胸膜凹陷形成的条件：病灶位于胸膜下；病灶内有收缩力产生；胸膜一般无粘连。

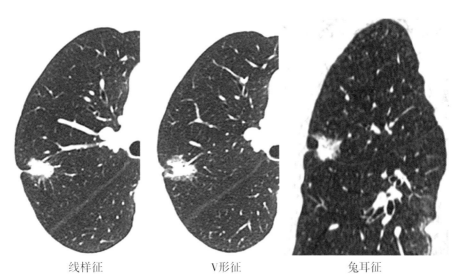

线样征　　　　　Ⅴ形征　　　　　兔耳征

图 4-6-1　胸膜凹陷形态

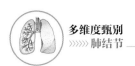

（3）胸膜凹陷显示法：①传统显示法，横断面、冠状面、矢状面（图4-6-2）。②VR显示法，胸膜表面重建、容积再现。③其他显示法，透明重建（SSD）、最大密度投影（MIP）（图4-6-3）。

（4）胸膜凹陷的表现形式：肺表面胸膜凹陷、叶间胸膜凹陷。

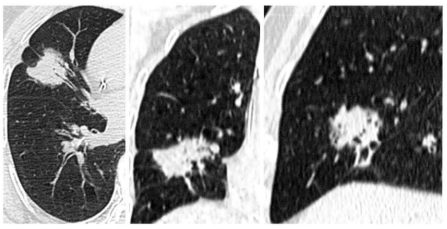

轴位：线样征+V形征　　　冠状位：线样征　　　矢状位：线样征

图4-6-2　胸膜凹陷传统显示法

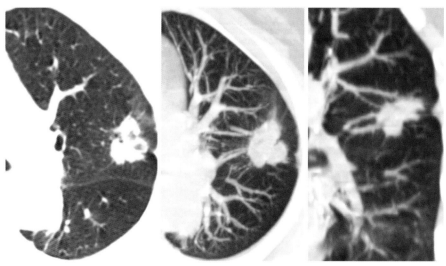

轴位靶重建：线样征+V形征　　轴位MIP：线样征+V形征　　冠状位MIP：线样征+V形征

图4-6-3　胸膜凹陷其他显示法

二、胸膜重建对肺良恶性结节诊断作用

1. 胸膜凹陷征 CT 表现

Ⅰ型：结节与胸膜之间见单一牵拉线影，常见于良性结节及浸润前病变。

Ⅱ型：结节与胸膜之间见 ≥ 2 条牵拉线影，与胸膜呈 V 字征（或兔耳征），V 字形头端未达结节，见于腺癌、鳞癌、结核球。

Ⅲ型：胸膜向结节移位形成胸膜切迹或凹陷，V 字形头端达结节，或结节部分与胸膜相连，提示病灶累及胸膜，多见于浸润性腺癌。

2. 胸膜表面重建图像分型

Ⅰ型：胸膜表面呈轻度凹陷，常见于良性结节及浸润前病变。

Ⅱ型：胸膜表面呈圆洞样凹陷，常见于炎性/良性结节（黏液腺癌除外）。

Ⅲ型：胸膜表面呈星芒样凹陷，常见于恶性肿瘤（浸润性腺癌）。

Ⅳ型：混合型，Ⅱ型＋Ⅲ型且圆洞边缘不光整、底部凹凸不平，常见于浸润性腺癌合并胸膜侵犯。

病例1（图4-6-4）：Ⅰ型，炎性结节（肉芽肿性炎）轻度胸膜凹陷。

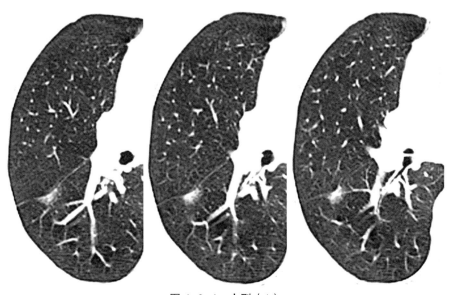

图 4-6-4　Ⅰ型（1）

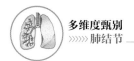

病例 2（图 4-6-5）：Ⅰ型，炎性结节（肉芽肿性炎）轻度胸膜凹陷。

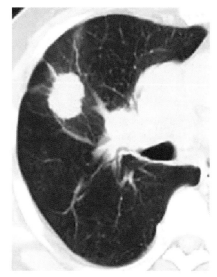

图 4-6-5　Ⅰ型（2）

病例 3（图 4-6-6）：Ⅰ型，炎性结节（肉芽肿性炎）轻度胸膜凹陷。

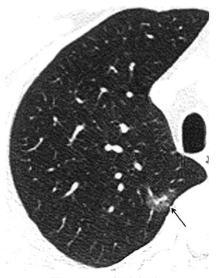

图 4-6-6　Ⅰ型（3）

病例 4（图 4-6-7）：Ⅰ型，炎性结节（肉芽肿性炎）轻度胸膜凹陷。

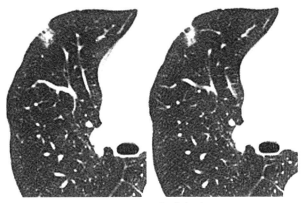

图 4-6-7 Ⅰ型（4）

病例 5（图 4-6-8）：Ⅱ型，炎性结节胸膜圆洞样改变。

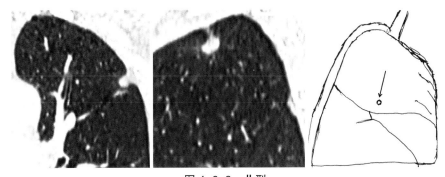

图 4-6-8 Ⅱ型

病例 6（图 4-6-9）：Ⅱ型，炎性结节胸膜圆洞样改变。

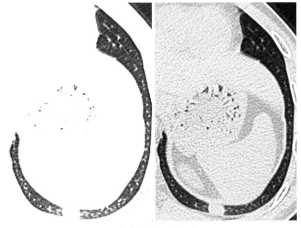

图 4-6-9 Ⅱ型

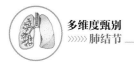
病例 7（图 4-6-10）：Ⅲ型，典型恶性肿瘤胸膜凹陷。

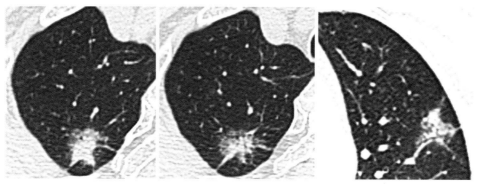

图 4-6-10　Ⅲ型（1）

病例 8（图 4-6-11）：Ⅲ型，典型恶性肿瘤胸膜凹陷。

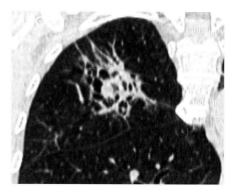

图 4-6-11　Ⅲ型（2）

病例 9（图 4-6-12）：Ⅳ型（混合型），浸润性腺癌胸膜凹陷（胸膜侵犯）。

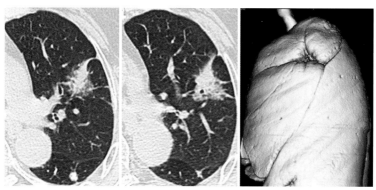

图 4-6-12　Ⅳ型（混合型）（1）

病例 10（图 4-6-13）：Ⅳ型（混合型），浸润性腺癌胸膜凹陷（胸膜侵犯）。

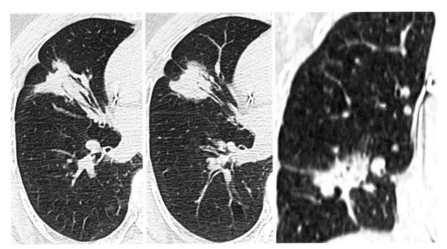

图 4-6-13　Ⅳ型（混合型）（2）

三、良恶性结节胸膜凹陷的 CT 鉴别诊断

1. 良恶性胸膜凹陷的影像鉴别

良性胸膜凹陷的收缩力相对较轻，以Ⅰ型为主，表现为条状胸膜牵拉线；累及胸膜时，胸膜表面重建则以Ⅱ型为主（圆洞型），较少有Ⅲ型表现，常伴有胸膜肥厚。

恶性胸膜凹陷的收缩力相对较重，以Ⅲ型为主，表现为兔耳征、Ⅴ形征等，胸膜表面重建以裂隙样、星芒样改变为主。

病变累及胸膜时，表现为Ⅳ（混合型Ⅱ型＋Ⅲ型），胸膜肥厚少见。

结核球所致的胸膜凹陷与肿瘤影像表现有重叠，须结合其他征象加以鉴别。

2. 早期肺腺癌胸膜侵犯影像特点

横断位显示率低，MPR 显示较高，MIP 和 VR 可多方位转动，全面了解病灶与胸膜的关系。

薄层扫描及 MPR 上总有一个面（不是一个点）与胸膜相连，或胸膜凹陷 V 字形口部破坏，要考虑胸膜侵犯。

在 mGGN 中，仅有实性成分与胸膜相连才可以侵犯胸膜，如果只有磨玻璃成分，则不会侵犯胸膜。

胸膜表面重建显示主要是Ⅱ型＋Ⅲ型，且表现为圆洞的凹陷底部凹凸不平。

胸膜结节（特别是叶间裂）和结节伴胸腔积液时，特别要显示胸膜表面重建。

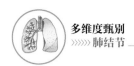

3.胸膜凹陷征总结

胸膜凹陷征主要反映了病灶收缩力，是病理进展的体现。

胸膜凹陷征的显示以三维重建为主，尤其要注意 VR 与胸膜表面重建的结合。

胸膜凹陷征是肺结节影像诊断的重要基本征象，不仅能区别良恶性结节，而且在肺腺癌亚型分型的诊断中起决定性作用。

炎性结节（炎性肉芽肿和肺结核）、肿瘤性结节胸膜凹陷征和胸膜表面重建征象多有重叠，须结合其他征象综合判断。

第七节　空泡征（囊泡征）

一、空泡征的定义

病灶内单个或多个 ≤ 5 mm 的无肺纹理透亮影为空泡征（图 4-7-1）。空洞是指薄壁空洞、厚壁空洞、虫蚀样空洞。空腔是指肺大疱（大疱）、肺气囊、肺囊肿、空泡。

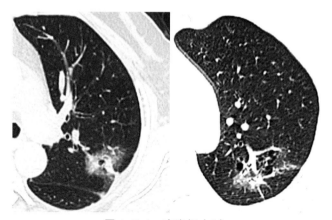

图 4-7-1　空泡征（1）

空泡征相关定义与 CT 重建显示如下。

（1）囊腔型肺癌：在不知囊腔的病理表现情况下，伴有薄壁囊腔形成的周围型肺癌，包括薄壁囊腔型肺癌、薄壁空洞型肺癌、肺大疱型肺癌、囊腔型肺癌。

（2）空泡征（囊泡征）的显示：薄层重建、冠状面、矢状面、最大密度投影（MIP），要和支气管扩张相鉴别见图 4-7-2、图 4-7-3。

注：有些空泡表现为衰减值较高，病理对照显示其呈附壁生长的腺癌，由于癌细胞在肺泡壁排列不均匀，部分形成乳头状落入肺泡腔，因此在 CT 图形上衰减值较高。此时，

用适当的窗宽/床位（200 ～ 1400 Hu/–350 ～ 450 Hu）可以非常清楚地显示这种衰减值相对较高的空泡。

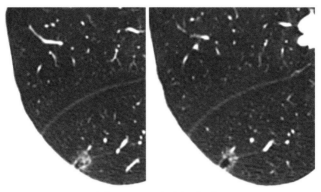

图 4-7-2　空泡征（2）

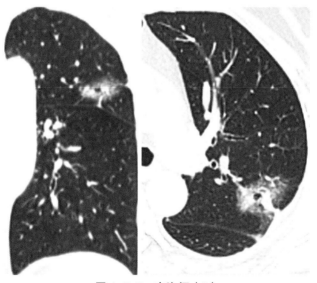

图 4-7-3　空泡征（3）

二、空泡征/囊泡征的形成机制

（1）空泡征可能的形成机制：①肺泡壁被肿瘤细胞破坏，融合形成囊腔；②细支气管活瓣性阻塞；③液化排出形成薄壁空洞；④肺组织周围弹性回缩牵拉。

（2）从影像类型上看发病机制：①肺大疱型肺癌；②单发囊腔型肺癌；③含囊腔型肺癌。

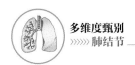

（3）囊腔型肺癌的发生机制见图4-7-4。

磨玻璃影→空泡征→囊泡 ┐
                            ├实性成分→肺癌
空泡或肺大疱→囊泡 ┘

图4-7-4　囊腔型肺癌的发生机制

2年后复查发展为囊腔型IAC（病灶增大、囊壁增厚、囊腔缩小）（图4-7-5）。

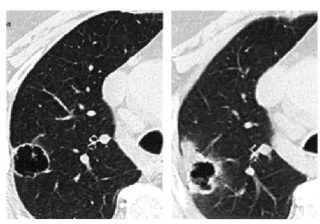

图4-7-5　2年后复查

三、空泡征（囊泡征）小结

（1）空泡征发病机制复杂，从病理层面看，细支气管活瓣性阻塞为主要原因。

（2）空泡到囊泡是自然演变过程。

（3）对于单发囊腔样病变（肺大疱），病灶增大、囊壁不均匀增厚、壁结节形成，被视为病灶进展，帮助病灶定性。

（4）磨玻璃结节在随访中出现空泡（囊泡），是病灶进展的重大危险因素。

四、空泡征对肺腺癌亚型分型的作用

病例1（图4-7-6）：pGGN伴单发微小空泡→AIS。

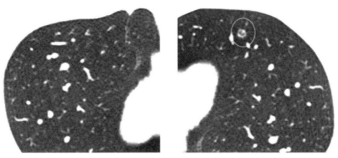

图 4-7-6　pGGN 伴单发微小空泡→ AIS

病例 2（图 4-7-7）：pGGN 伴单发小空泡→ MIA。

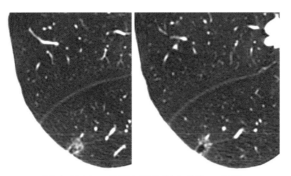

图 4-7-7　pGGN 伴单发小空泡→ MIA

病例 3（图 4-7-8）：mGGN 伴单发小空泡→ IAC。

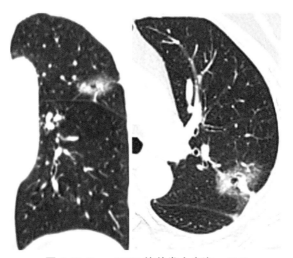

图 4-7-8　mGGN 伴单发小空泡→ IAC

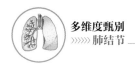

病例4（图4-7-9）：mGGN伴多发空泡/囊泡→IAC。

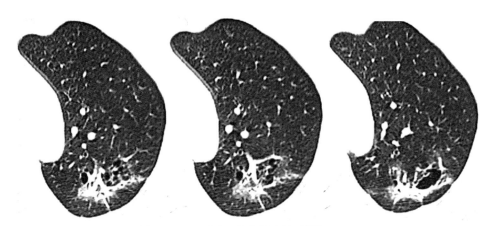

图4-7-9　mGGN伴多发空泡/囊泡→IAC

小结：

（1）腺癌病灶从AIS到IAC，空泡征出现率随之增高，从而被认为是腺癌进展的危险因素之一。

（2）对于腺癌亚型的判断，空泡征的出现可"罪加一等"，但仍需结合其他征象。

五、薄壁囊腔型肺腺癌的诊断及鉴别

囊腔型肺腺癌的特点：①囊泡有张力；②囊泡内多数有间隔，间隔既可以是完整的，也可以是残存的；③囊壁厚薄不均，有壁结节形成；④囊壁周围有磨玻璃成分，可用薄层扫描和三维重建来证实；⑤囊泡型肺癌多见于腺癌，周围型鳞癌相对比较少；⑥在临床上要注意和肺大疱、肺囊肿相鉴别，特别是肺囊肿伴反复感染，鉴别难度很大，须多做薄层扫描和重建，以显示病灶的细节。

（1）囊泡有张力（图4-7-10）。

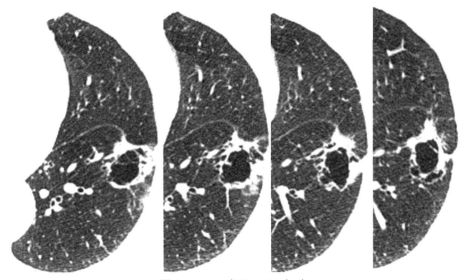

图 4-7-10　病理：IAC（1）

（2）囊泡多数有间隔（图 4-7-11）。

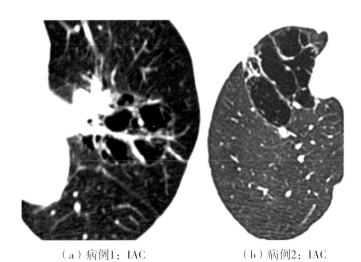

（a）病例1：IAC　　　　　　（b）病例2：IAC

图 4-7-11　病理：IAC（2）

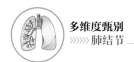

（3）囊壁上部分有壁结节（图4-7-12）。

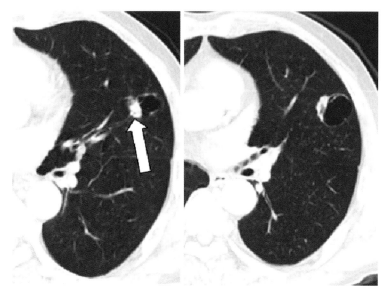

图 4-7-12　病理：IAC（典型的"鼻涕泡"）

（4）囊壁周围有磨玻璃成分（图4-7-13）。

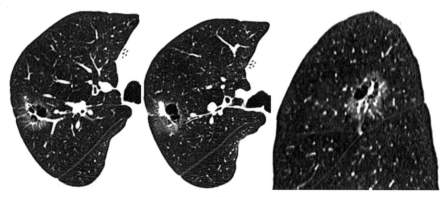

图 4-7-13　病理：IAC（3）

（5）周围型鳞癌（囊腔型）比较少见。囊腔型肺癌可见于任何类型肺癌，但以肺腺癌多见，文献报道占90%以上，鳞癌占比不到10%。

病例5（图4-7-14）：囊腔型鳞癌（周围型鳞癌）。

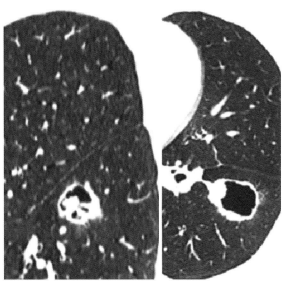

图 4-7-14　囊腔型鳞癌（周围型鳞癌）（1）

病例 6（图 4-7-15）：囊腔型鳞癌（周围型鳞癌）。

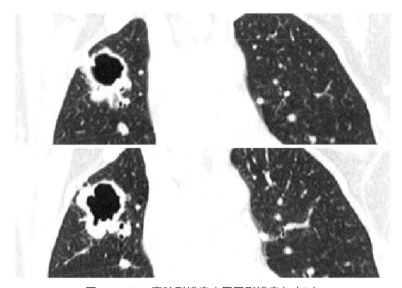

图 4-7-15　囊腔型鳞癌（周围型鳞癌）（2）

肺癌亚型空洞发生率：①周围型肺癌：鳞癌 17%；腺癌 7%。②小细胞肺癌几乎不形成空洞。③肉瘤样癌可形成空洞。④大细胞癌可见空洞。

空洞/空腔/囊腔型肺腺癌与肺鳞癌的 CT 鉴别诊断：①大部分坏死的鳞癌常见；腺癌坏死少见，且囊壁可见强化血管。②腺癌空洞较鳞癌更常见分隔。③空洞型腺癌常伴磨玻

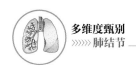

璃影。④女性空洞型肺癌多为腺癌。⑤鳞癌囊腔一般较大，囊壁僵硬。⑥薄壁空腔型肺癌：腺癌多见（＞90%），边缘部位的空泡只见于腺癌（鼻涕泡）。囊腔型肺癌伴磨玻璃几乎100%为腺癌。

病理机制：①贴壁生长的腺癌肿瘤细胞脱落，具有阻塞引流支气管、支气管活瓣的作用，导致肺泡间隔破裂、融合。②肿瘤坏死后的碎屑阻塞极少见。

病例7（图4-7-16）：囊腔型病变伴周围磨玻璃影，边缘清晰，内有分隔。囊腔型肺癌伴磨玻璃密度影，几乎100%为腺癌，很显然这是个假性空洞。

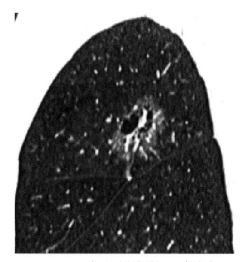

图4-7-16　囊腔型病变伴周围磨玻璃影

肺癌空洞/空腔/囊腔形成与预后：①肺鳞癌空洞的形成提示预后不良，是影响预后的独立因素。空洞型鳞癌中位总生存期为17个月，无空洞者为92个月。②空洞型腺癌患者的5年存活率为68%；非空洞型为81%。③Ⅰ期厚壁空洞肺腺癌者的5年存活率为70%，薄壁空腔型（洞壁厚度＜4 mm）为92%。Ⅱ期两者亦存在统计学差异。④空洞型肺癌生长更迅速，病理上易见到坏死，更易侵犯血管、淋巴管和胸膜。⑤空洞型肺癌更易侵犯大血管，较早出现远处血行转移。⑥薄壁空泡样腺癌病理上缺乏坏死、预后好。⑦"假大空"大多数缺乏坏死、预后较好。⑧《胸部肿瘤学杂志》提到，肺腺癌空洞形成者 EGFR 突变率低，为20%；不伴空洞者的突变率为47%（$P=0.0004$）。

第八节 增强征

一、GGN 增强扫描的意义、GGN 增强前后变化及肺腺癌各阶段增强后表现

（1）增强前后均未见实性成分，增强后 CT 值增加→浸润前病变组（AAH、AIS）。

（2）平扫未见实性成分，增强后见实性成分→微浸润性腺癌（MIA、少数表现为平均 CT 值的升高）。

（3）平扫见实性成分，增强后实性成分增大→浸润性腺癌（IAC）。

注：可在扩展纵隔窗观察，100 ~ 700 Hu。

二、肺癌的增强特点

（1）病灶增强幅度大，20 ~ 60 Hu。

（2）时间密度曲线上升快，时间较长。

（3）约 85% 的结节最终表现为均质强化。

（4）结核瘤的增强 CT 值增幅小于 15 Hu；肺癌表现为完全强化，结核为包膜环状强化，肺癌增强后 CT 值高于良性结节而低于炎性结节。

三、肺结节增强扫描后

（1）平扫见少许实性成分，增强后实性成分增加。

（2）增强前后均未见实性成分，增强后 CT 值增加。

（3）平扫未见实性成分，增强后见点状实性成分。

第九节 收缩力、张力及破坏力

一、肺结节的收缩力

1.肺结节收缩力的表现

（1）对周围肺组织的牵拉：兔耳征/毛刺征。

（2）对肺血管与支气管牵拉：缆绳征/内部支气管牵拉扭曲。

（3）对脏层胸膜的牵拉：胸膜凹陷征/胸膜牵拉线。

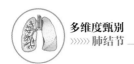
（4）对叶间胸膜的牵拉：月牙铲征/脐凹征。

2.肺腺癌收缩力的表现

分叶征（病例1~6）；兔耳征（病例1）；细短、坚硬毛刺（病例1、病例2、病例4、病例6）；胸膜牵拉线/喇叭口征/V型凹陷（病例2）；脐凹征（病例6）；月牙铲征（病例3、病例4、病例5）；肿块内支气管牵拉扩张、扭曲——由内部结构收缩力所致（病例2、病例5）；缆绳征（病例7）。

病例1（图4-9-1）：患者，女性，56岁，浸润性腺癌。

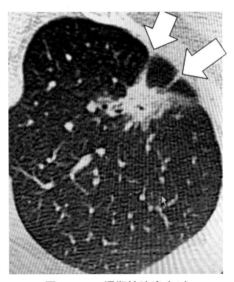

图4-9-1 浸润性腺癌（1）

病例2（图4-9-2）：患者，男性，82岁，浸润性腺癌。

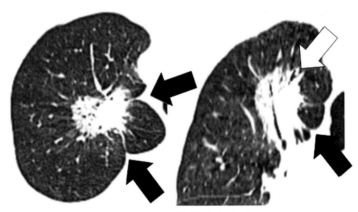

图4-9-2 浸润性腺癌（2）

病例 3（图 4-9-3）：患者，女性，69 岁，IAC。

病例 4（图 4-9-4）：患者，男性，50 岁，IAC。

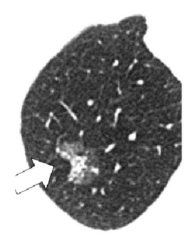 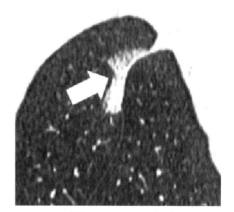

图 4-9-3　IAC（1）　　　　　　　　图 4-9-4　IAC（2）

病例 5（图 4-9-5）：患者，女性，47 岁，IAC（月牙铲征）。

病例 6（图 4-9-6）：患者，女性，64 岁，IAC（脐凹征）。

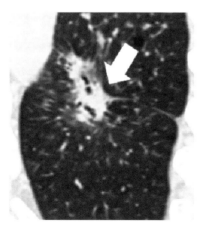 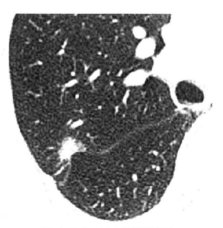

图 4-9-5　IAC（月牙铲征）　　　　　图 4-9-6　IAC（脐凹征）

病例 7（图 4-9-7）：患者，男性，67 岁，IAC（缆绳征）。

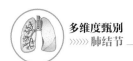

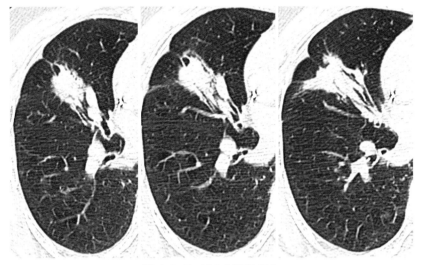

图 4-9-7　IAC（缆绳征）

　　收缩力的影像学表现为清秀的牵拉线，而肺结核也有收缩力，呈单根清秀牵拉线（图 4-9-8 至 4-9-10）。

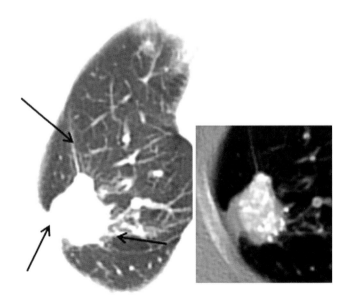

图 4-9-8　肺结核（1）

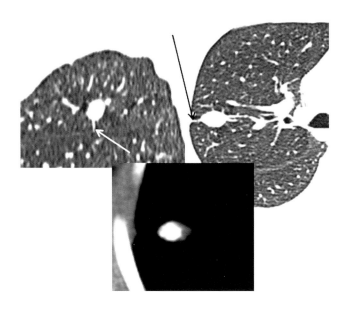

图 4-9-9　肺结核（2）

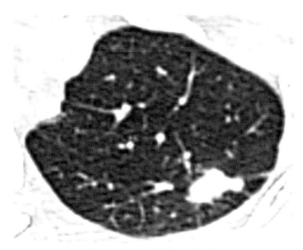

图 4-9-10　肺结核（3）

　　浸润性腺癌有极强的收缩力，其呈深分叶、坚硬毛刺（毛刺呈放射状、较细、如板刷样，能感觉到从内部发出的牵拉力）；病理上毛刺的部位并无肿瘤组织尖锐的浸润出去（图 4-9-11）。

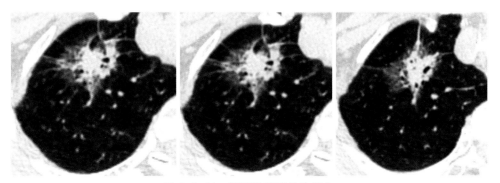

图 4-9-11　浸润性腺癌的收缩力

收缩力的病理学基础见图 4-9-12。

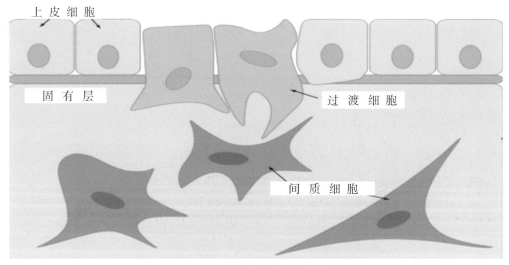

图 4-9-12　收缩力的病理学基础

　　肺腺癌内纤维化，以中分化腺癌最明显，属于上皮间质转化（EMT），胖的肿瘤细胞变成瘦的纤维细胞，收缩力就强。EMT 是上皮细胞来源的恶性肿瘤细胞获得转移和侵袭能力的重要生物学过程。

　　不同病变收缩力强弱不一样（图 4-9-13 至图 4-9-15）。

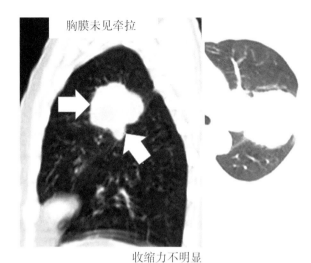

图 4-9-13　周围型鳞癌

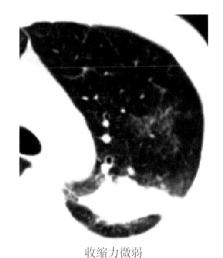
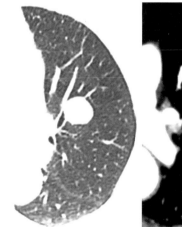
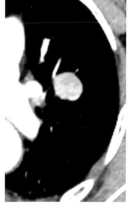

收缩力微弱　　　　　　　　　　无收缩力（良性肿瘤）

图 4-9-14　慢性炎症　　　　　　图 4-9-15　硬化性肺细胞瘤（PSP）

3. 收缩力强弱的总结

不同强度收缩力对应的疾病：收缩力强者，浸润性腺癌、结核慢性期、球形肺不张；收缩力中等及偏弱者，鳞癌、慢性炎症、隐球菌感染结节慢性期；收缩力很弱或无者，炎症初期、小细胞癌、淋巴瘤、良性肿瘤、转移癌（部分中等）。

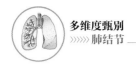

二、肺结节的张力

张力形成机制：肺泡间隔的脆性增加；肿瘤组织有内在牵拉力；部分阻塞的细支气管、通气不畅、形成活瓣等。

张力的表现：小空泡、大空泡、囊腔、细支气管的扩张。

空泡征排序：IAC ＞ MIA ＞鳞癌＞ AIS ＞炎症（AIS 空泡征少见，以实性成分为主的IAC 空泡征减少）。

1. 空泡/假大空与空洞的区别

空洞：本质上是病变肺组织的坏死物排出，空气进入形成，周围可残存坏死物。

空泡/假大空：是病变肺泡组织间隔断裂，肺泡腔融合，空气进入形成。

空洞周围为实性组织，空泡周围是松软组织。空泡常互相融合，数量多，大都有分隔，在影像上呈线状、网状分隔。

2. 张力的影像学表现（图 4-9-16 至图 4-9-20）

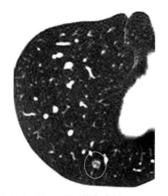
图 4-9-16　AIS 微小空泡

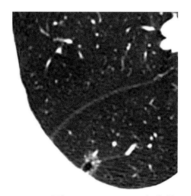
图 4-9-17　MIA 小空泡

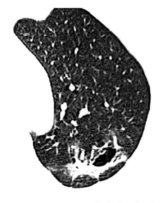
图 4-9-18　IAC 大空泡/囊腔

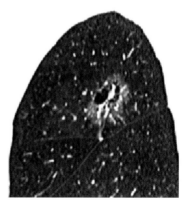
图 4-9-19　IAC 多发空泡

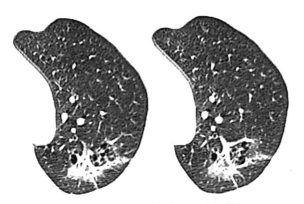

图 4-9-20　IAC：多发空泡 + 支气管扩张

总结：pGGN/mGGN 内出现空泡则可认为"罪加一等"。

三、肺结节的破坏力

1. 破坏力的病理基础

（1）细胞与组织的破坏——病灶自身坏死。

（2）肺动静脉的破坏。

（3）支气管的破坏。

（4）胸膜的破坏——"胸膜栽桩"。

破坏力：鳞癌＞肺结核＞真菌＞低分化腺癌＞小细胞癌＞高分化腺癌＞炎症＞良性肿瘤（小细胞肺癌侵袭力强，破坏力一般）。

2. 破坏力的影像学表现

病例 8 为鳞癌，破坏力很强：①内部湖泊样坏死；②支气管截断；③肿瘤内肺血管被破坏未见显示（图 4-9-21）。

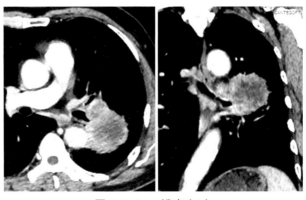

图 4-9-21　鳞癌（1）

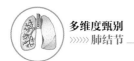

病例 9 为鳞癌，破坏力很强：①支气管截断；②肿块内见湖泊样坏死；③肺血管基本被破坏（图 4-9-22）。

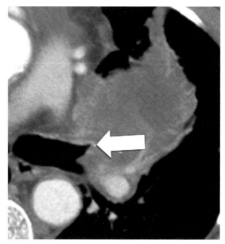

图 4-9-22 鳞癌（2）

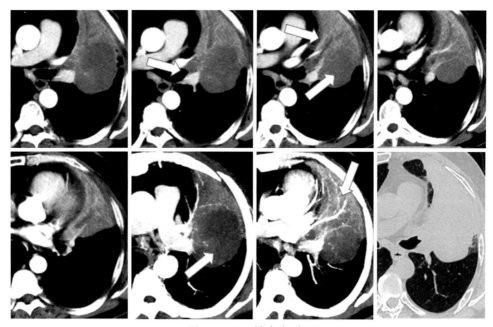

图 4-9-23 鳞癌（3）

病例 10 为鳞癌（图 4-9-23），破坏力很强：①支气管截断；②肿块见大片状坏死（坏死区"三管"被破坏）；③阻塞性肺不张区破坏力不强，"三管"尚存。

不同病变破坏力不一样。

病例 11 为肺结核，破坏力强：①病灶广泛凝固性坏死；②病灶内肺动静脉被破坏，未见显示（图 4-9-24）。

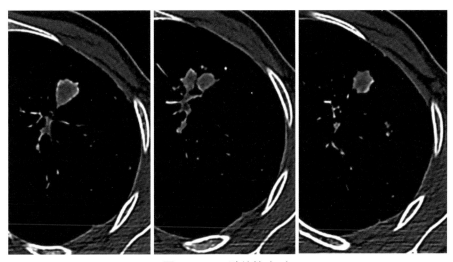

图 4-9-24　肺结核（4）

病例 12 为低分化 IAC，破坏力中等：①肿块内见少许坏死；②肿块内肺静动脉大部分被破坏，显示不佳（图 4-9-25）。

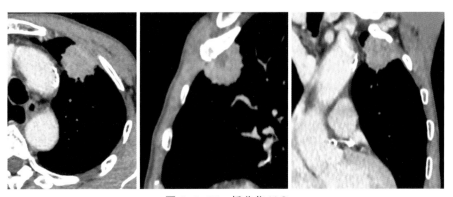

图 4-9-25　低分化 IAC

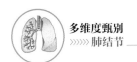

病例 13 为小细胞肺癌，破坏力一般：①肿块隐约坏死、强化弱；②肺动脉被包绕但未见破坏（图 4-9-26）。

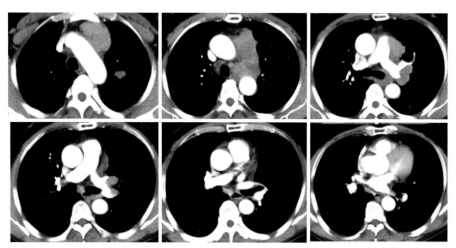

图 4-9-26　小细胞肺癌

（曾炳亮）

注：本章节部分内容来源于网络。

第五章　肺实性结节的 CT 诊断思路

一、概述

肺部结节常见疾病种类繁多，主要有以下疾病。

恶性肿瘤：肺腺癌、肺鳞癌、小细胞肺癌、类癌、肺转移性肿瘤、肺原发性淋巴瘤等。

良性肿瘤：不典型腺瘤样增生、错构瘤、硬化性肺细胞瘤、孤立性纤维瘤、肺腺瘤等。

感染性病变：肉芽肿性炎、硬结灶、结核球、隐球菌感染、曲霉菌感染、球形肺炎、肺脓肿等。

非感染性病变：类风湿结节、结节病、韦格纳肉芽肿、动静脉畸形、肺囊肿等。

其他病变：肺内淋巴结、球形肺不张、肺梗死等。

二、病例

病例 1（图 5-1-1）：患者，女性，23 岁，体检发现右肺结节 4 月余，2020 年 2 月 4 日 CT 复查显示右肺下叶实性结节影，病灶大小大致相仿，病灶密度明显增加且其内出现空洞（图 5-1-1A 至图 5-1-1E）。2020 年 5 月 1 日复查 CT 示病灶大小变化不大，其内空洞增加（图 5-1-1F 至图 5-1-1G）。2020 年 5 月 20 日复查 CT 示病灶大小变化不大，其内空洞较 2020 年 5 月 1 日增大（图 5-1-1H 至图 5-1-1J）。

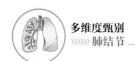
平扫

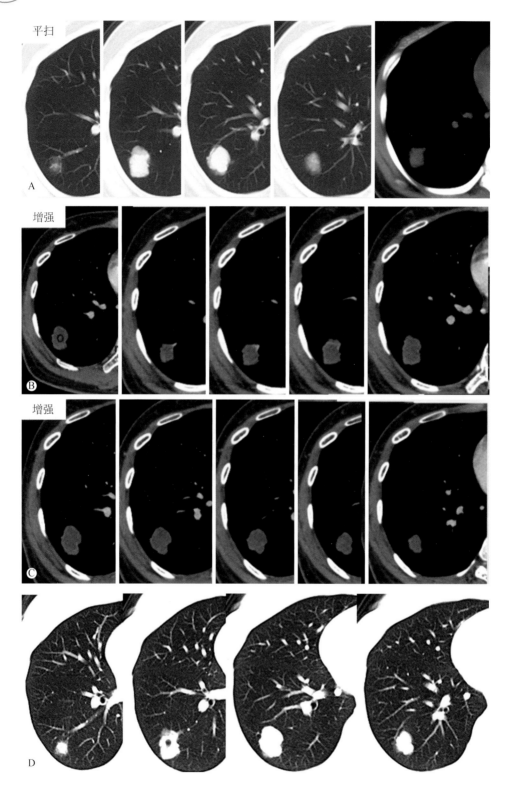

增强

增强

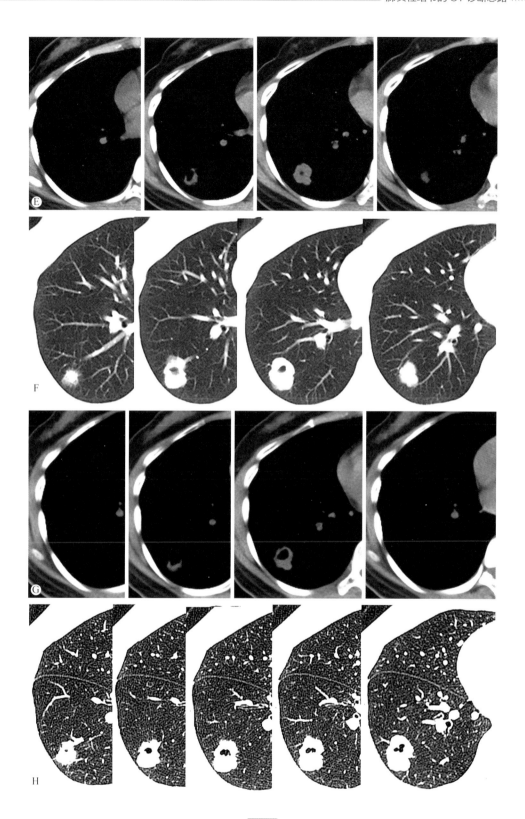

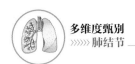
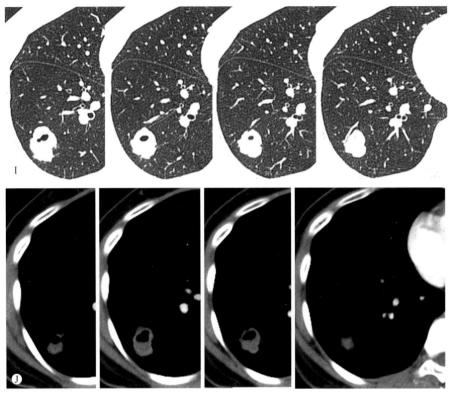

A. 右肺下叶实性结节肺窗；B. 右肺下叶实性结节纵隔窗；C. 右肺下叶实性结节增强扫描；D. 右肺下叶实性结节肺窗；E. 右肺下叶实性结节纵隔窗；F. 右肺下叶实性结节肺窗；G. 右肺下叶实性结节纵隔窗；H. 右肺下叶实性结节肺窗；I. 右肺下叶实性结节肺窗；J. 右肺下叶实性结节纵隔窗。

图 5-1-1　右肺下叶实性结节 CT 图像

诊断：错构瘤？硬化性肺细胞瘤？孤立性纤维瘤？肉芽肿性炎？结核球？隐球菌感染？曲霉菌感染？肺腺癌？肺鳞癌？小细胞肺癌？

分析思路：患者为年轻女性，无咳嗽、咳痰，无发热等症状。根据右肺结节伴空洞，首先考虑肺结核。患者第一次纤维支气管镜（以下简称纤支镜）病理提示慢性炎症，但抗炎后未见吸收。后因 T-SPOT（+）+穿刺活检，考虑肺结核，采用异烟肼＋利福平＋乙胺丁醇＋吡嗪酰胺，治疗 3 个月病灶无缩小，于是决定手术切除。术后病理：右肺中分化浸润性腺癌（胶样亚型）。

胶样亚型腺癌：比较少见，这种类型腺癌的癌细胞分泌大量胶冻样成分，实际上还是属于黏液腺癌，只不过里面黏液超过 50%，因此叫作胶样腺癌；这种癌细胞排列松散、杂乱，非常不密实，所以纵隔窗看上去密度很低，像液性成分，也不太强化，且容易产生空洞。

2011 年 WHO 发布的肺癌组织分型建议，将肺腺癌分为浸润前病变（非典型腺瘤性增生、原位腺癌）、微浸润性腺癌及浸润性腺癌（附壁生长型腺癌、腺泡型腺癌、乳头型腺癌、微乳头型腺癌及实体型腺癌），而在这些病变中还可以将肺腺癌分为低级别腺癌、中级别腺癌和高级别腺癌，不同的病理学亚型和患者的预后具有密切的相关性。浸润性肺腺癌中以附壁生长型为主的肺腺癌预后最好，其次为以腺泡型为主和以乳头型为主的肺腺癌，而预后最差的则是以微乳头型为主及以实体型为主伴黏液分泌型的肺腺癌。

肺腺癌中的微乳头成分是不良预后的因素之一，尤其是对于早期肺腺癌而言，肿块中的微乳头成分如果 ≥ 5%，这类微乳头亚型的肺腺癌具有比较高的局部复发风险，因此对于微乳头亚型的肺腺癌，建议进行根治性肺叶切除，尽管如此，这部分患者的预后仍可能较差。

病例 2（图 5-1-2）：患者、女性、51 岁、体检发现肺部结节 1 天。

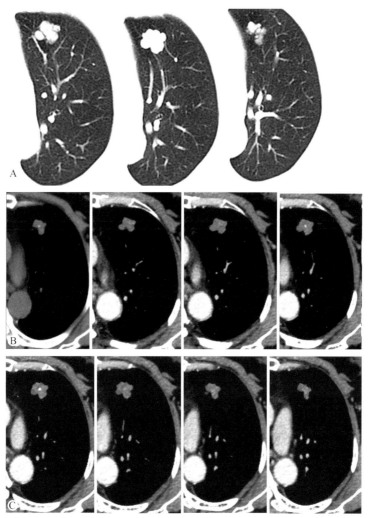

A. 左肺结节肺窗；B. 左肺结节增强扫描 1；C. 左肺结节增强扫描 2。

图 5-1-2　左肺结节 CT 图像

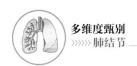

诊断：错构瘤？硬化性肺细胞瘤？孤立性纤维瘤？炎性肉芽肿？结核球？隐球菌感染？曲霉菌感染？肺腺癌？肺鳞癌？小细胞肺癌？

术后病理：错构瘤。

病例 3（图 5-1-3）：患者，男性，38 岁，全身反复红疹半年，外院诊断皮肌炎，激素治疗 9 个月。

2020 年 3 月 18 日 CT 示：左上肺结节（24.9 mm × 14.3 mm）伴空洞形成，两肺门及纵隔见多发肿大淋巴结影（图 5-1-3A 至图 5-1-3C）。

2020 年 7 月 9 日 CT 平扫 + 增强：左上肺结节较前明显增大、变密实，空洞消失。左肺下叶后基底段新出现一团块影。两肺门及纵隔淋巴结肿大与 2020 年 3 月 18 日相仿（图 5-1-3D 至图 5-1-3G）。

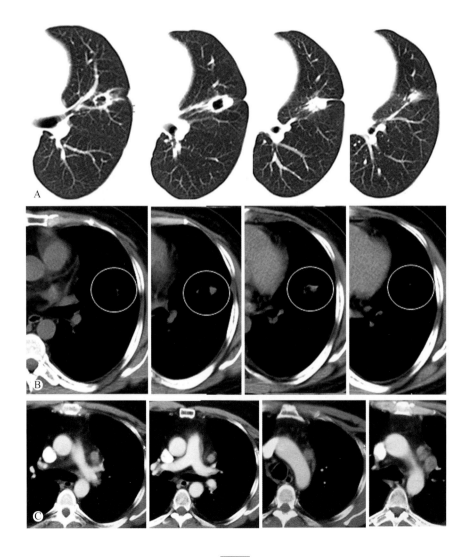

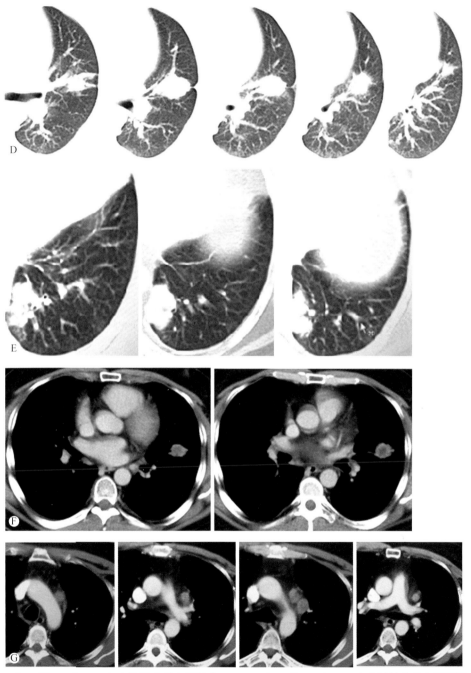

A. 2020 年 3 月 18 日 CT，左上肺结节伴空洞肺窗；B.2020 年 3 月 18 日 CT，左上肺结节伴空洞纵隔窗；
C. 2020 年 3 月 18 日 CT，左上肺结节伴空洞增强扫描；D.2020 年 7 月 9 日 CT，左上肺结节伴空洞肺窗；
E. 2020 年 7 月 9 日 CT，左肺下叶后基底段病灶；F. 2020 年 7 月 9 日 CT，左上肺结节伴空洞增强
扫描 1；G. 2020 年 7 月 9 日 CT，左上肺结节伴空洞增强扫描 2。

图 5-1-3　左上肺结节 CT 图像

诊断：错构瘤？硬化性肺细胞瘤？孤立性纤维瘤？肉芽肿性炎？结核球？隐球菌感染？曲霉菌感染？肺腺癌？肺鳞癌？小细胞肺癌？

该患者诊断皮肌炎半年，病情较重，激素治疗9个月。支气管肺泡灌洗液（BLAF），隐球菌感染荚膜多糖试验（+）；外周血清培养检测报告：隐球菌感染荚膜多糖（+）；最终诊断：隐球菌感染。

外周血清培养隐球菌感染（+），敏感性及特异性高于BLAF隐球菌感染荚膜多糖试验（+）。特别是脑内病灶，如果外周血培养检测见隐球菌感染（+），100%可以推断脑隐球菌感染。

病例4（图5-1-4）：患者，男性，54岁，体检发现肺结节半个月，既往有肾移植病史。

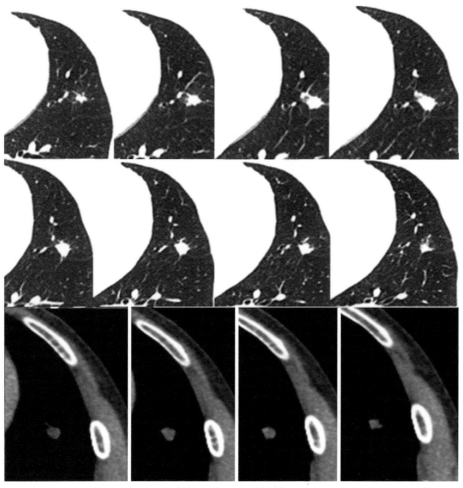

图5-1-4 左肺结节

诊断：错构瘤？硬化性肺细胞瘤？孤立性纤维瘤？肉芽肿性炎？结核球？隐球菌感染？曲霉菌感染？肺腺癌？肺鳞癌？小细胞肺癌？

穿刺病理：肉芽肿性炎，隐球菌感染。

肺实性结节诊断难点：临床表现缺乏特征性。病灶小时、CT 缺乏特异性征象；病灶较大时，也缺乏特异性征象。CT 征象的迷惑性表现在"同病异影、异病同影"。诊断时间窗短，诊断风险大。

诊断策略：精准 CT 检查是诊断的基础。

肺实性结节病灶小，特异性征象少，薄层扫描 + 三维重建能提供更多的细节，提高诊断准确率。肺实性结节影像诊断基本思路为良、恶性结节诊断，CT 精准化检查技术是诊断的基础，还需 CT 征象的鉴别和 MDT 联合诊断。

病例 5（图 5-1-5）：患者，女性，43 岁，体检发现肺部结节 2.5 年，病理提示错构瘤（土豆征，挂果征）。

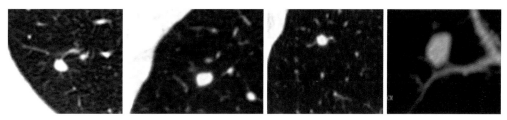

图 5-1-5　错构瘤（土豆征、挂果征）

病例 6（图 5-1-6）：患者，男性，54 岁，体检发现左肺下叶实性结节，家族史示母亲为肺癌患者。

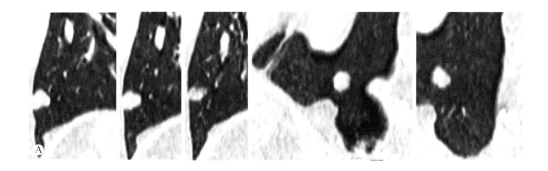

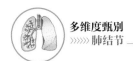
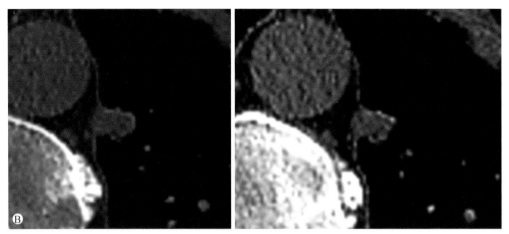

图 5-1-6　肺错构瘤

术后病理：肺错构瘤（善用放大、窄窗技术，发现内部细小散在脂肪密度影）。

病例 7（图 5-1-7）：患者，女性，53 岁，体检发现左肺下叶实性小结节。

诊断：炎症？肿瘤？

诊断思路：病灶可见轻微分叶，见少量毛刺，其内可见血管穿行。补充 VR 及 MIP 重建（图 5-1-7B）。

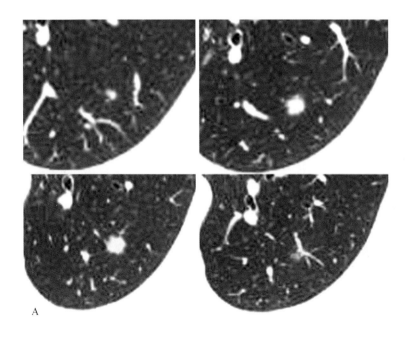

A

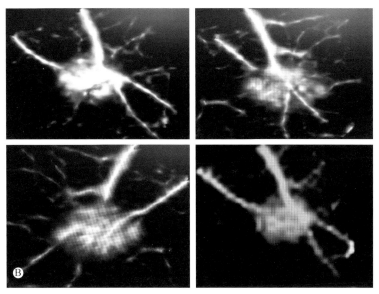

A. 靶重建横断位薄层图像；B. VR 及 MIP 重建。

图 5-1-7　肺结节影像检查（见彩插）

术后病理：高分化腺癌（微浸润性）。

诊断策略：临床是影像精准诊断的前提，包括以下要点：年龄、性别、吸烟史、职业史、家族史、既往史、肿瘤史、手术史、实验室检查。

病例 8（图 5-1-8）：患者，女性，62 岁，咳嗽、咳痰 1 月余，发热伴关节肿痛 1 周。既往有结缔组织病史。CT 示右肺下叶团块、斑片影伴邻近小叶间隔增厚、肺门及纵隔淋巴结肿大（图 5-1-8A、图 5-1-8B），穿刺病理示肉芽肿性炎（肺结节病）。激素治疗后病灶吸收（图 5-1-8C、图 5-1-8D）。

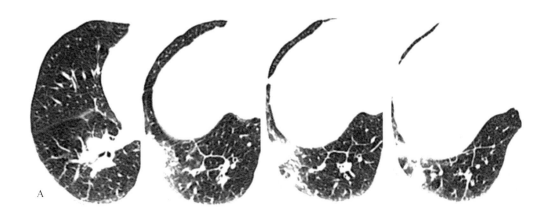

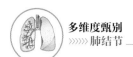
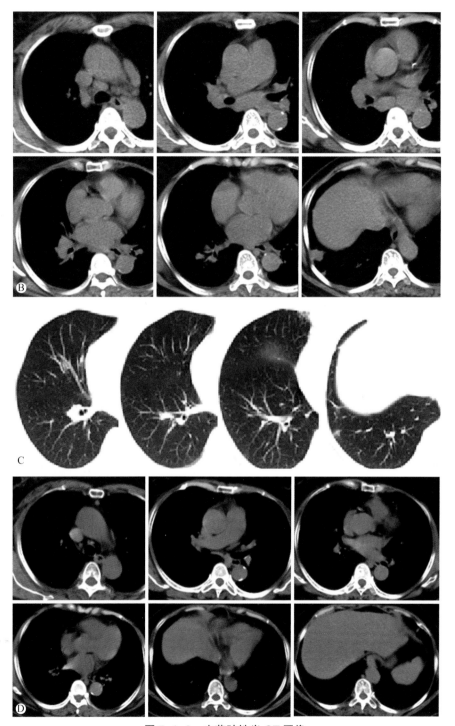

图 5-1-8　肉芽肿性炎 CT 图像

病例 9（图 5-1-9）：患者，男性，54 岁，体检发现肺结节半个月，既往有肾移植病史。

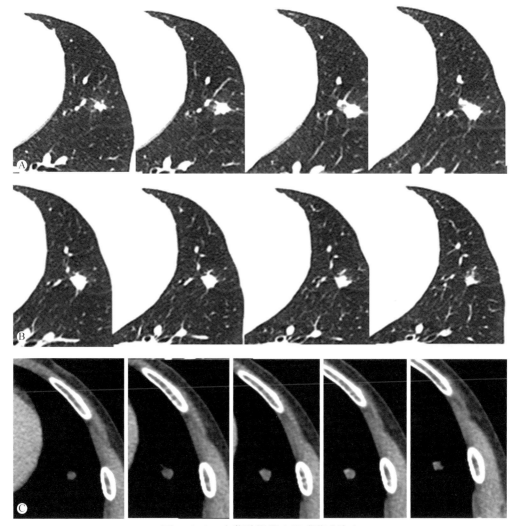

图 5-1-9　肉芽肿性炎（隐球菌感染）

术后病理：肉芽肿性炎，隐球菌感染。该患者有肾移植病史，所以有真菌感染的基础。

病例 10（图 5-1-10）：患者，女性，68 岁，胸部 CT 发现左肺下叶实性结节。

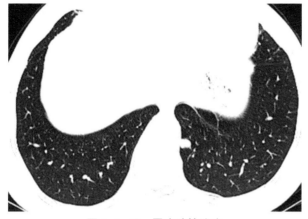

图 5-1-10　胃癌肺转移瘤

补充病史：2 年前在外院行胃癌切除术。

术后病理：胃癌肺转移瘤（结合病史）。

病例 11（图 5-1-11）：患者，女性，49 岁，子宫肌瘤切除术后，胸部 CT 体检发现两肺多发实性结节。

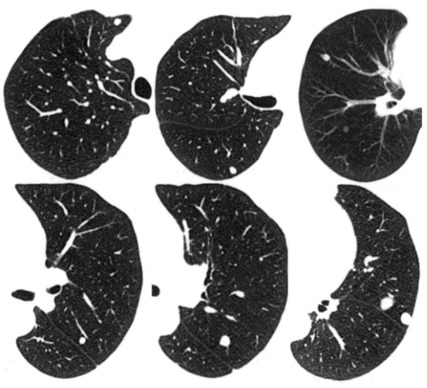

图 5-1-11　多发错构瘤

结果为多发错构瘤。该病例容易误诊为多发转移瘤，应摒弃惯性思维，不要看到两肺多发实性结节，就当成转移瘤。

诊断策略：寻找 CT 影像特征，包括毛刺（坚硬毛刺、松软毛刺）；分叶（深分叶、浅分叶）；胸膜凹陷征；血管征；支气管征；密度；边缘（晕征：磨玻璃晕征、血晕症、黑晕征）；强化特点；收缩力、张力、破坏力。

病例 12（图 5-1-12）：患者，男性，48 岁，体检发现右肺下叶实性结节 1 周（图 5-1-12A）。抗炎/抗感染治疗后近 3 个月复查：右肺下叶实性结节明显缩小、吸收（图 5-1-12B）。

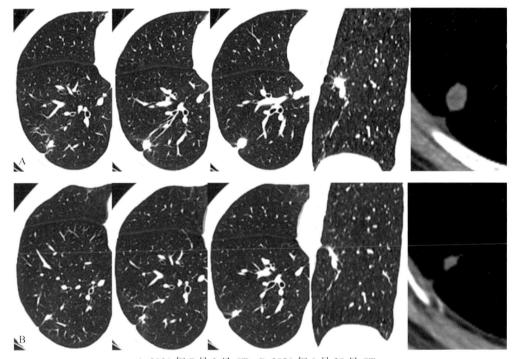

A. 2021 年 7 月 2 日 CT；B. 2021 年 9 月 28 日 CT。
图 5-1-12 右肺下叶实性结节 CT 图像

结果为肉芽肿性炎。该病例中结节虽然有毛刺、分叶、胸膜牵拉，但是首次发现应尽量抗感染治疗后复查。

病例 13（图 5-1-13）：体检发现肺实性结节。

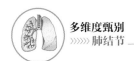

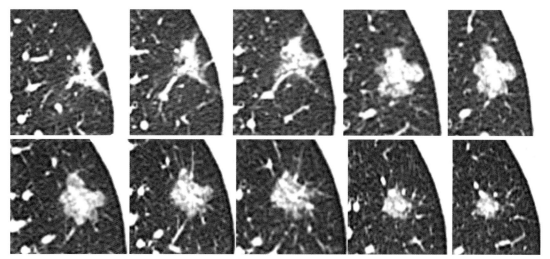

图 5-1-13　收缩力强（深分叶、僵硬毛刺、胸膜牵拉）

结果：浸润性腺癌。

病例 14（图 5-1-14）：体检发现肺实性结节。

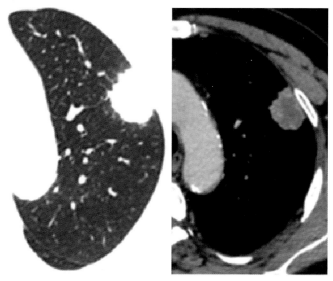

图 5-1-14　轻微分叶，收缩力弱、破坏力强

结果：周围型鳞癌。

病例 15（图 5-1-15）：患者，女性，61 岁，体检发现左上肺实性结节 1 周。

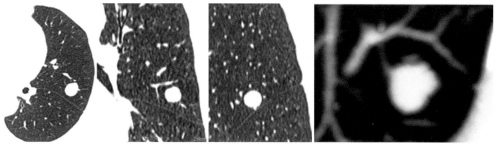

图 5-1-15 错构瘤（1）

术后病理：错构瘤（土豆征、挂果征），无收缩力、无张力、无破坏力。

经典肺错构瘤特点（图 5-1-16）：土豆样 / 类圆形 / "爆米花"样钙化 + 脂肪。

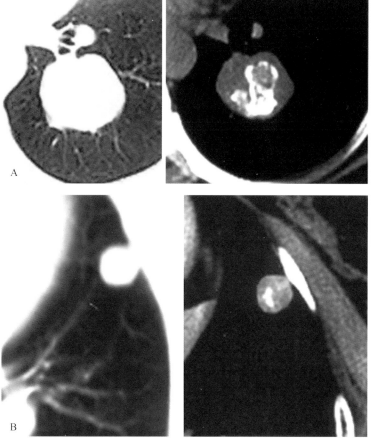

图 5-1-16 经典肺错构瘤特点

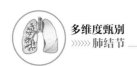

病例 16（图 5-1-17）：体检发现肺实性结节。

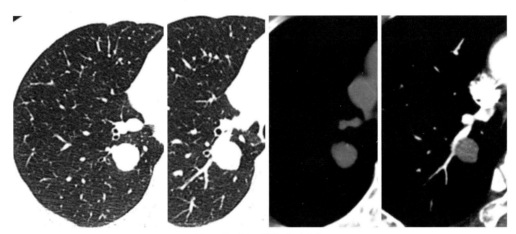

图 5-1-17　错构瘤（2）

结果：错构瘤（无收缩力、张力及破坏力）。

错构瘤的表面光滑，分叶有时候很不明显或无分叶，有时候浅分叶（如土豆样）；少数情况深分叶，无毛刺、无收缩力。VR 重建示其表面不是那么光滑、常有浅分叶，贴着肺动脉。

三、肺错构瘤

1. 概述

错构瘤的概念最早由德国病理学家 Albrecht 于 1904 年提出，用以描述器官内正常组织可能因发育异常而导致的某种肿瘤样畸形。肺错构瘤以往不被认为是真性肿瘤，而是由内胚层和间胚层发育异常而形成的组织，现认为其是起源于支气管的未分化间质细胞，是一种真正的间叶性良性肿瘤。

其病理组织成分有软骨、纤维组织、平滑肌、脂肪。依据肿瘤内组织成分不同，肺错构瘤分为软骨型肺错构瘤和纤维型肺错构瘤。根据肿瘤发生部位分为中央型肺错构瘤和周围型肺错构瘤，以周围型肺错构瘤多见。典型的肺错构瘤包含多种间充质成分，从纤维黏液样或软骨连接组织（不成熟软骨）到成熟的软骨和良性支气管上皮细胞，没有坏死的背景，有时也可见脂肪、肌肉、骨髓和骨骼组织。

周围型肺错构瘤是发生于肺段以下支气管和肺内的错构瘤，也是肺部最常见的良性肿瘤。男性多于女性，好发于中老年人，平均年龄在 40 岁以上。发病率约为 0.25%，占肺部良性肿瘤的 75% ~ 77%，占肺孤立性结节的 6% ~ 8%，仅次于肺癌和肉芽肿性病变。

90% 的肺错构瘤位于外周肺实质，10% 位于支气管腔内。肿瘤内出现钙化（尤其是典型的"爆米花"样钙化）及脂肪密度者较容易诊断。但仍有大约 50% 的错构瘤不出现典型钙化及脂肪密度，此种情况容易被误诊为周围型肺癌或其他病变。本病罕有恶变，因此能术前明确诊断并进行随访以免手术等不正确的治疗。

临床上肺错构瘤可分为 3 型：①肺内型最多见，原发于肺表面部位；②腔内型亦称为支气管内型，占 5%～10%；③弥漫型肿瘤的数目在两个以上，位于一侧肺或双侧肺，女性多见。

2. 临床表现

发病年龄为 30～60 岁，男性稍多于女性。临床表现大多无明显症状，常于体检时在胸片上发现肺部阴影，部分患者因肿瘤较大压迫或刺激支气管而出现咳嗽、咳痰、胸闷不适等症状。主支气管、肺叶支气管，尤其是隆嵴部位的错构瘤，症状出现较早，常伴有喘鸣，甚至表现为严重呼吸困难和发绀，易被误诊为哮喘。

周围型肺错构瘤的 CT 影像特征：肺错构瘤是肺部最常见的良性肿瘤，生长缓慢，具有良性病变的影像学征象。病灶大多数为孤立的结节或肿块，多发结节或肿块少见。肿瘤可发生于肺的各叶段，其分布以肺外周胸膜下多见。表现为边缘光滑、整齐的结节或肿块性病变，无深分叶征及毛刺征，无卫星病灶。部分病例可出现钙化，出现"爆米花"样钙化是肺错构瘤的特征性表现。

Siegelman 等根据肿瘤内有无脂肪或钙化，把肺错构瘤分为 4 类：既无脂肪又无钙化，占 36%；只有脂肪，占 38.3%；既有脂肪又有钙化，占 21.3%；只有钙化，占 4.3%。第 1 类为无定性肿瘤，后 3 类为良性结节。临床上最常见的类型为第 1 类。

3. 影像学表现

（1）形态学

肺错构瘤的形态规则，瘤外有完整的纤维包裹与肺组织分隔，呈圆形或卵圆形，少数病灶边缘可出现浅分叶，甚至深分叶及脐凹，但少见毛刺，尤其是细小的毛刺，也有学者认为肿瘤边缘长毛刺和深分叶是肺错构瘤的一个特征，这是其组成成分差异大的外在表现。

以软骨和纤维成分为主的肺错构瘤易表现为边缘分叶和长毛刺。肺错构瘤边缘清楚，瘤肺交界面明显，周围的肺组织正常，没有与肺门相连的索条影与支气管影（需注意个别病例可见血管影进入病灶内，多由分叶处进入），多以此与肺癌相鉴别；部分病灶如靠近胸膜可伴有局限性胸膜增厚，但极少出现胸膜凹陷征；个别病例可与胸膜粘连。肺错构瘤的直径多在 25 mm 以下，密度不均但无空洞的肺错构瘤病灶内含有脂肪和软骨成分，肿块的 CT 值离散度极大，可出现 -40～150 Hu 的悬殊差距。密度不均但无空洞是肺错构瘤的一个重要 CT 特征，这为诊断提供了极为有用的参考。

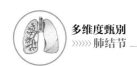

以纤维、脂肪为主型的肺错构瘤 CT 密度值偏低，病灶接近脂肪密度或为脂肪密度；边缘密度高，接近软组织密度。因包膜主要由致密纤维成分构成，以纤维、软骨为主型的肺错构瘤密度偏高，可见大小不一的高密度结节沿包膜下分布，软骨易于钙化成更高密度影，甚至形成典型的"爆米花"样钙化。据统计，钙化在 CT 中出现的概率约为 25%，但钙化本身并不是肺错构瘤的特征性改变。在我国，肺内病变钙化最常见的是结核病，原发性肺癌及瘢痕癌中可偶见钙化，所谓"爆米花"样钙化在肺错构瘤中出现的概率小，除了"爆米花"样钙化，还有点状、块状、环状或弧线状等其他形式的钙化。肿瘤的钙化主要因软骨内钙盐沉积而成，因此在随访中可以观察到钙化由少到多、由沙砾到钙斑、由不规则钙化渐变为"爆米花"样钙化的过程。王森淼等认为钙化的发生与肿瘤的大小有关，肿瘤越大，钙化的发生率越高，典型钙化的发生率也相应增高。

脂肪：肺错构瘤内可出现脂肪，在 CT 上表现为点圆形、条状等，而脂肪密度的显示对肺错构瘤具有特异性诊断价值。故在扫描技术方面，为显示脂肪密度，避免部分容积效应，采用薄层扫描，尤其对较小的结节性病灶，薄层扫描是提高定性诊断的关键。可使用像素分析的方法，如果有 8 个像素的 CT 值位于 −40 ～ −120 Hu，即可认定肺错构瘤存在脂肪成分。

（2）增强扫描

增强扫描无论是早期还是延迟扫描肺错构瘤，均呈轻度强化（CT 值 < 20 Hu），这可能与肺错构瘤大部分由软骨成分构成，肿瘤组织内的微血管密度低和肿瘤血管间质较少，血管壁更易纤维化等组织特点有关。

通常以纤维组织为主型的肺错构瘤平扫时边缘密度高而中心密度低，增强扫描时则边缘和中心呈等密度；以脂肪为主型的肺错构瘤增强扫描边缘密度更高、中心密度更低；以软骨和钙化为主型的肺错构瘤增强扫描 CT 值与平扫无变化。少数病灶强化明显或呈间隔样强化，其病理基础是由于肿瘤软骨成分较少，软骨间的结缔组织间隙宽，其内血管含量丰富。

国内外学者先后提出肺结节的强化值在 20 ～ 60 Hu，强化持续时间长，多为恶性结节；而强化值 < 20 Hu 多为良性结节。

总之，肺错构瘤是肺部最常见的良性肿瘤，多无临床症状，常通过体检发现，典型的影像学表现较少，全面分析病变的形态、大小、密度及界面，采用薄层扫描技术，并密切关注瘤内有无钙化和脂肪，是提高定性诊断、减少误诊的重要措施。对一部分既无钙化又无脂肪的病例需进一步增强扫描，必要时需行手术或穿刺活检来帮助诊断。

4. 肺错构瘤的特点

（1）典型的肺错构瘤表面总是很平滑的，可有浅分叶。

（2）典型的肺错构瘤内有"爆米花"样钙化、脂肪（有时候要用窄窗看）。

（3）约有 40% 的肺错构瘤存在钙化（成熟的软骨型肺错构瘤），60% 左右的肺错构瘤没有被钙化（非成熟软骨型、平滑肌瘤型肺错构瘤）。

（4）没有收缩力、没有张力、没有破坏力。

（5）因为肉芽来自支气管，常挂枝头（挂果征），很少到达胸膜。

（6）脂肪、钙化、软骨型肺错构瘤强化弱。

（7）软骨型肺错构瘤无明显强化；平滑肌型肺错构瘤有强化，结节内没有"三管"（肺动脉、肺静脉、支气管）穿过或截断。

（8）周围常有黑晕。

（9）没有肺动静脉、支气管穿入。

四、硬化性肺细胞瘤

硬化性肺细胞瘤（PSP），曾被称为肺硬化性血管瘤。2015 年 WHO 对其进行了重新分类，将 2004 年 WHO 分类中的肺硬化性血管瘤更名为硬化性肺细胞瘤，并把它归类为腺瘤。

注意：以硬化性肺细胞瘤命名更贴切，实际上不应该叫肺硬化性血管瘤，因为以前认为硬化性肺细胞瘤是起源于表面上皮和间质的卵圆细胞，而现在认为其是来自细支气管的卵圆细胞。

1. 病理特点

2 种细胞，4 种结构：镜下可见组织主要是由圆形细胞夹杂表衬乳头状及管状结构的立方细胞构成的实性病灶，表现为血管瘤样区、乳头状区、实性区和硬化区 4 种结构形式。

2. 临床表现

好发于女性，女性明显多见，男性少见（男：女 = 1 : 8），多为单发病变。多数患者在体检时发现，临床多无明显症状，少数患者有咳嗽、咳痰、痰中带血、胸背痛等症状。肿瘤生长缓慢，极少部分可出现纵隔淋巴结转移。

3. CT 表现

多表现为肺内边界清楚的孤立性结节或肿块，密度与肌肉相仿，30% 可见结节样或点状钙化。

CT 强化形式与成分有关：①较小病灶以血管瘤型和乳头型为主，血管密度高，故强化显著、均匀，多期扫描呈持续性强化，部分病灶早期强化不均匀，呈花斑状，延迟后强化较早期均匀；②随着病灶增大，实体型和硬化型结构逐渐增多且分布不均，血管数目相对减少，因此强化程度较低或不强化，而整个病灶则表现为不均匀强化，同时病灶内可见囊变、出血及粗颗粒状钙化。

征象：血管贴边征、空气新月征；晕征（煎蛋征）；肺动脉为主征、尾征。

4. 鉴别诊断

（1）周围型肺癌：空泡、毛刺、分叶等恶性征象，强化幅度一般为中等强化。

（2）炎性假瘤：位于肺外周，呈楔形、类圆形，虽强化较显著，但其边缘不光整，多可见长毛刺及深分叶征，还可见尖桃征、刀切征。

（3）错构瘤：典型者见"爆米花"样钙化及脂肪密度，边缘规整，增强后无明显强化。

（4）类癌：临床症状多有间歇性面部潮红等"类癌综合征"表现；中央型多见（主叶段支气管），可以完全局限于支气管内，也可以只占管腔内病变的一小部分，大部分位于管腔外，或沿支气管走行。多血供丰富，呈明显均匀强化。

（5）结核球：周围有卫星病灶，钙化常见，无强化或周围薄环形强化。

5. 硬化性肺细胞瘤特点

（1）大多无分叶，圆形，像核桃（胡桃）。

（2）血供丰富，通常增强幅度高于肺癌。

（3）部分有钙化（纤维化基础上的钙化）。

（4）大多有血管支气管贴边征，血管离开时比原来细一些。

（5）部分病例周围有淡薄的出血晕征及空气新月征。

（6）女性多见，男女比例估计约 1∶8。

病例 17（图 5-1-18）：患者，女性，45 岁，体检发现肺上结节。

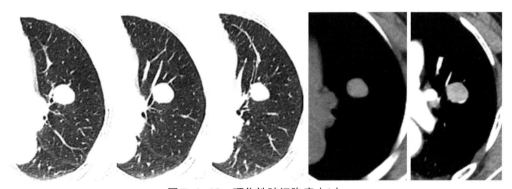

图 5-1-18　硬化性肺细胞瘤（1）

结果：硬化性肺细胞瘤呈圆形、类圆形，有时肺门一侧轻微突起；增强扫描呈中度/重度强化。

病例 18（图 5-1-19）：患者，女性，60 岁，体检发现右肺上叶实性结节影。

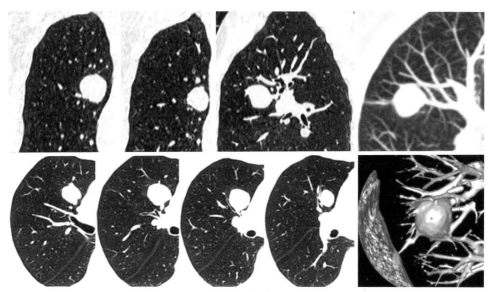

图 5-1-19　硬化性肺细胞瘤（2）

　　病理为硬化性肺细胞瘤。硬化性肺细胞瘤表面圆滑、无分叶、血管贴边，内部无肺动脉、肺静脉及支气管穿行。VR 重建：硬化性肺细胞瘤无分叶、表面光滑；对良性肿瘤很有用。

　　病例 19（图 5-1-20）：患者，女性，30 岁，体检发现左肺下叶实性结节。

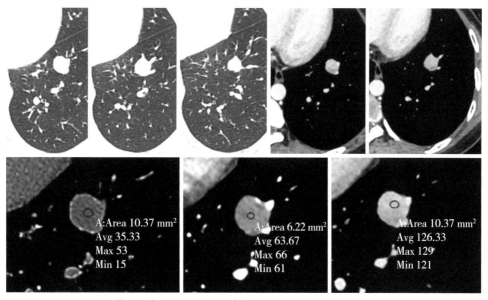

（CT 值：平扫 35.33 Hu，动脉期 63.67 Hu，静脉期 126.33 Hu）

图 5-1-20　硬化性肺细胞瘤（3）

结果为硬化性肺细胞瘤，女性＋血管贴边征＋富血供＋持续性明显强化。

病例20（图5-1-21）：患者，女性，56岁，体检发现右肺上叶实性结节。

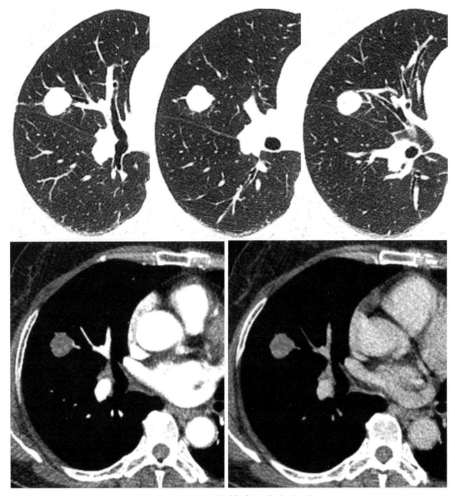

图 5-1-21　硬化性肺细胞瘤（4）

结果为硬化性肺细胞瘤，女性＋血管贴边征＋富血供＋持续性明显强化。

病例21（图5-1-22）：患者，女性，56岁，咳嗽半个月。

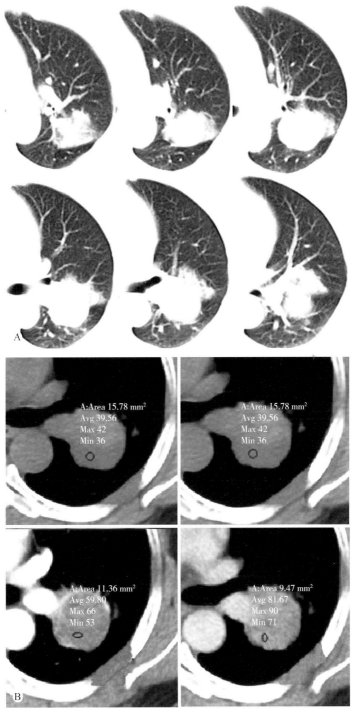

（CT 值：平扫 39.56 Hu，动脉期 59.80 Hu，静脉期 81.67 Hu）

图 5-1-22　硬化性肺细胞瘤（5）

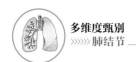

结果为硬化性肺细胞瘤，女性＋晕征/煎蛋征＋病灶内部出血＋富血供＋持续性中度强化。

病例 22（图 5-1-23）：患者，女性，57 岁，体检发现右肺下叶巨大实性肿块。

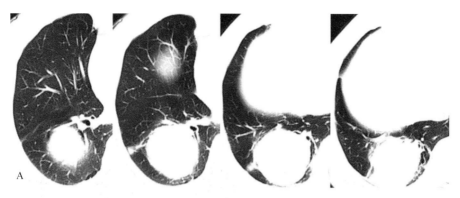

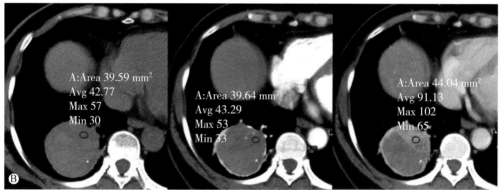

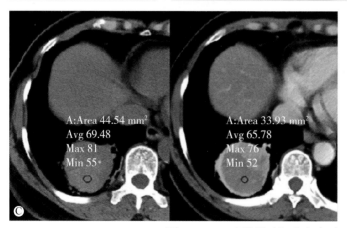

图 5-1-23　硬化性肺细胞瘤（6）

病灶内可见斑片状高密度出血区，CT 值约 64 Hu，未见强化（CT 值：平扫 42.77 Hu，动脉期 43.29 Hu，静脉期 91.13 Hu）。

结果为硬化性肺细胞瘤，女性 + 空气新月征 + 病灶内部出血、钙化 + 富血供 + 持续性中重度强化。

病例 23（图 5-1-24）：患者，男性，55 岁，体检发现肺占位 20 余天。

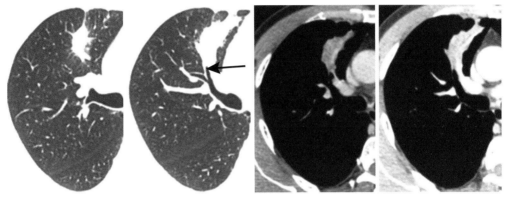

图 5-1-24　肺鳞癌（1）

术后病理：肺鳞癌（支气管截断征、沿支气管匍匐生长）。

病例 24（图 5-1-25）：患者，男性，56 岁，咳嗽、咯血 1 周。

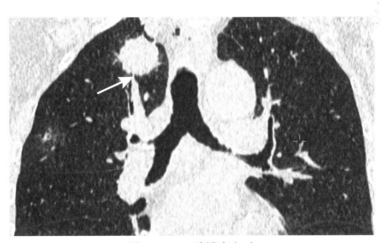

图 5-1-25　肺鳞癌（2）

术后病理：肺鳞癌（支气管截断征）。

病例 25（图 5-1-26）：患者，男性，37 岁，肺结核病史 10 余年。

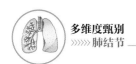

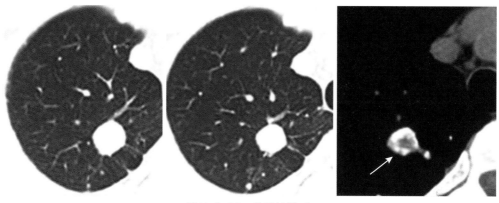

图 5-1-26　典型结核球

结果：典型结核球。

诊断策略：实性结节诊断中合理随访。对良性结节者，用恶性者的随访时间。

病例 26（图 5-1-27）：患者，男性，48 岁，体检发现右肺下叶实性结节 1 周（图 5-1-27A）。抗感染治疗后近 3 个月复查：右肺下叶实性结节明显缩小、吸收（图 5-1-27B）。

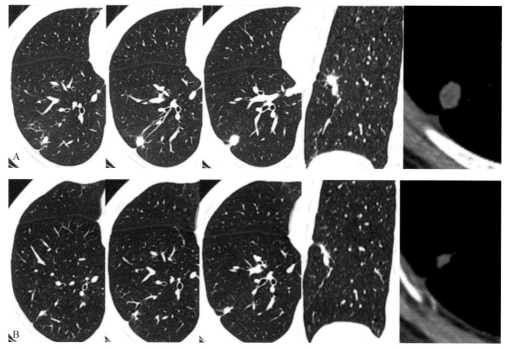

A. 2021 年 7 月 2 日 CT；B. 2021 年 9 月 28 日 CT。

图 5-1-27　肉芽肿性炎

结果：肉芽肿性炎，结节虽然有毛刺、分叶、胸膜牵拉，但周围有卫星病灶，肉芽肿性炎不除外，首次发现应尽量抗感染后复查。

诊断策略：MDT 对实性肿瘤有一定的重要性，应充分发挥多学科优势，从不同角度观察病灶。

病例 27（图 5-1-28）：患者，男性，38 岁，全身反复红疹半年，外院诊断皮肌炎，激素治疗 9 个月。

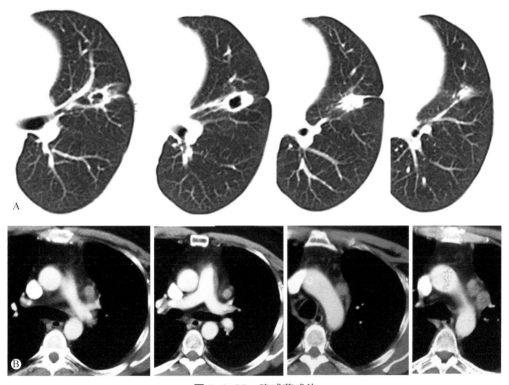

图 5-1-28　隐球菌感染

分析思路：实性结节、分叶、毛刺伴空洞、左肺门及纵隔淋巴结肿大，首先考虑肺癌。但不应忽视与呼吸科的交流，如果呼吸科考虑隐球菌感染，可以做隐球菌感染荚膜试验以明确诊断。

补充检查：BLAF，隐球菌感染荚膜多糖试验（＋）。外周血清培养检测报告，隐球菌感染荚膜多糖（＋）。

结果：隐球菌感染。

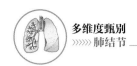

五、总结

（1）肺实性结节诊断难度大，风险高，时间窗口短，临床诊断需慎之又慎。

（2）薄层扫描 + 三维重建是精准诊断的基础。

（3）精准区分 CT 征象，精准把握细节，紧密结合临床。

（4）充分发挥肺结节 MDT 优势，取长补短，各个击破。

病例28（图5-1-29）：患者，女性，50岁，反复四肢关节疼痛2年余。

CT 示右肺中叶少许实性微小结节伴纵隔、肺门多发、呈对称性分布的肿大淋巴结。

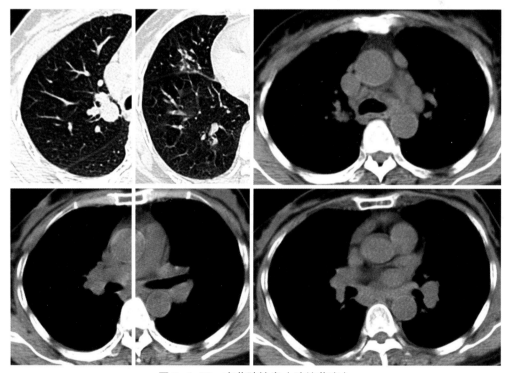

图 5-1-29 肉芽肿性炎（肺结节病）

结合病史及 MDT：考虑在超声支气管镜下行支气管针吸活检术。

针吸活检术后病理：肉芽肿性炎（肺结节病）。

影像诊断有困难时，利用 MDT，善用临床各种检测手段。

病例29（图5-1-30）：患者，男性，23岁，体检发现右肺上叶一枚实性小结节及纵隔、右肺门多发淋巴结肿大（图5-1-30A）。

诊断：肉芽肿性炎？结核？小细胞肺癌？鳞癌？

MDT 讨论后决定在超声支气管镜下行支气管针吸活检术。针吸活检术后病理为肉芽肿性炎（倾向结核）。抗结核诊断性治疗后 3 个月复查病灶明显缩小、吸收（图 5-1-30B）。

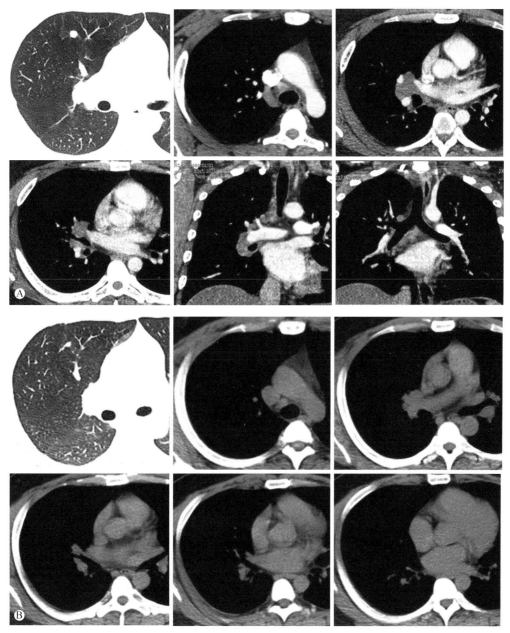

A. 2021 年 12 月 2 日 CT；B. 2022 年 3 月 22 日 CT，较 2021 年 12 月 2 日病灶明显吸收、变小。

图 5-1-30　肉芽肿性炎（结核）

最终诊断为结核。

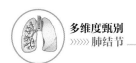

病例30（图5-1-31）：患者，男性，54岁，体检发现肺结节半个月，既往有肾移植病史。

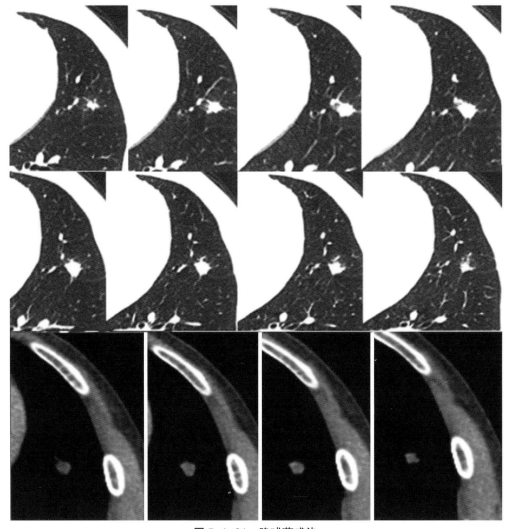

图5-1-31　隐球菌感染

结合病史，考虑肉芽肿性炎（真菌待排），穿刺活检为隐球菌感染。充分利用MDT，穿刺活检是不错的选择。

（曾炳亮）

注：本章节部分内容来源于网络。

第六章　肺癌不同病理分型的 CT 诊断及其鉴别

第一节　CT 诊断及鉴别肺癌的不同病理分型

一、原发性肺癌

原发性肺癌的常见病理类型及其特点如下。

（1）肺腺癌：约占 60%。

（2）鳞癌：约占 28%（在吸烟严重地区略高）。

（3）小细胞肺癌：约占 9%（在吸烟严重地区略高）。

（4）大细胞肺癌（未分化癌）：约占 1.3%。

（5）类癌与不典型类癌之和：约占 0.5%。

（6）其他如大细胞神经内分泌癌 + 腺鳞癌：约占 1.2%。

二、肺腺癌

肺腺癌特点如下。

（1）女性肺腺癌患者偏多，与吸烟关系不大，但和遗传（基因）关系密切。

（2）大部分患者早期一般没有明显的临床症状，仅有一般呼吸系统疾病所共有的症状，如咳嗽、咳痰、咯血、胸痛、胸闷等，往往因为体检发现肺内结节。

（3）肺腺癌大多起源于较小的支气管黏膜上皮（周围型腺癌），少数起源于大支气管的黏液腺（中央型腺癌）。

（4）肺腺癌常位于肺部的周边，肿瘤生长的速度较慢（惰性期 5 ~ 10 年）。

（5）生长过程：磨玻璃结节→混合磨玻璃结节→实性结节，即 AAH → AIS → MIA → AIC 见图 6-1-1。

（6）腺癌 5 种病理分型：附壁生长型（高分化）、腺泡型（中分化）、乳头型（中分化）、微乳头型（低分化）、实体型（低分化）。（注：大多数病例生长方式是混合的，其中微乳头型及实体型最凶险。）

（7）肺腺癌发生基因突变的概率会更高，因此很多肺腺癌患者都存在靶向治疗的机会。

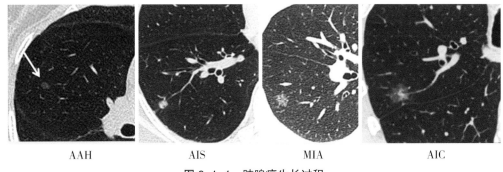

AAH   AIS   MIA   AIC

图 6-1-1 肺腺癌生长过程

1）AAH 特征：①病灶形态规则，呈纯磨玻璃影，无实性成分；②病灶 ≤ 5 mm，个别达到 10 mm；③病灶密度均较低，CT 值 < −700 Hu；④病灶无恶性征象（分叶、脐凹征、毛刺、胸膜凹陷征、空泡征、空气支气管征等）；⑤病灶抗炎 2 周后无变化，病灶通过长期随访不变；⑥ AAH 进展缓慢，预后很好，5 年生存率为 100%，甚至有报道认为可不进行临床干预。

病例 1（图 6-1-2）：患者，女性，32 岁，pGGN，4 mm。病理为 AAH。

病例 2（图 6-1-3）：患者，女性，43 岁，pGGN，5 mm。病理为 AAH。

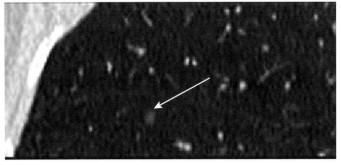 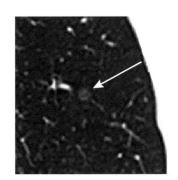

图 6-1-2 AAH（1）   图 6-1-3 AAH（2）

病例 3（图 6-1-4）：患者，女性，71 岁，体检发现肺结节 3 月余，现复查，结果为 AAH。AAH 的相对少见表现：直径 > 10 mm；仍为 pGGN，且形态规则。注意该病例 GGN 中间高密度影为血管，非实性病灶。

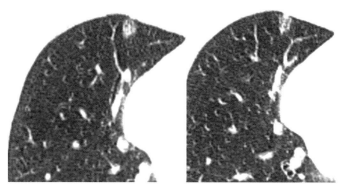

图 6-1-4　AAH（3）

病例 4（图 6-1-5）：患者，女性，44 岁，体检发现右肺 pGGN，约 11.5 mm。术后病理为 AAH。

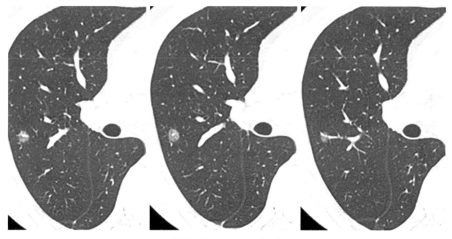

图 6-1-5　AAH（4）

2）AIS 特征：①病灶形态一般欠规则，大部分呈 pGGN，少部分病灶呈 mGGN；②病灶 ≥ 5 mm，一般集中在 6～15mm，有少数 > 15 mm；③病灶 CT 值在 -600～-700 Hu（中位数为 -630 Hu），临床把 AAH 与 AIS 称为浸润前病变；④少数病灶可有恶性征象，如分叶、血管集束征等；⑤和 AAH 一样，抗炎 2 周后无变化，病灶通过长期随访不变；⑥ AIS 的预后很好，手术切除后 5 年生存率达 100%。

注：混合磨玻璃影中的实性成分大多为血管影、肺泡塌陷、纤维灶、淋巴组织增生等，在实践工作中要注意与癌性浸润灶区别。

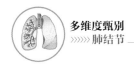
病例 5（图 6-1-6）：患者，男性，57 岁，体检发现右肺 pGGN，约 9 mm。术后病理为 AIS。

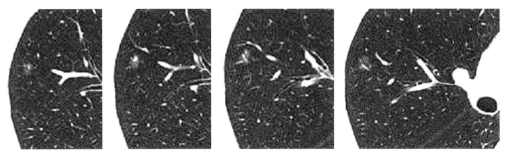

图 6-1-6　AIS（1）

病例 6（图 6-1-7）：患者，女性，52 岁，体检发现右肺下叶实性小结节，约 12.1 mm × 10.2 mm，无不适；家族史示母亲因肺癌去世。术后病理为 AIS。

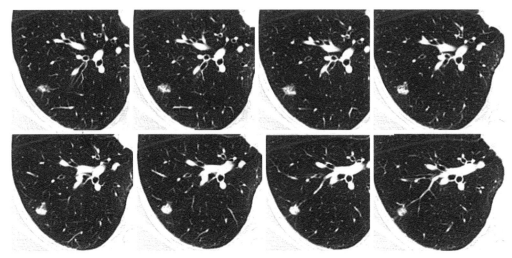

图 6-1-7　AIS（2）

病例 7（图 6-1-8）：患者，男性，78 岁，体检发现左肺上叶 mGGN，约 15.1 mm × 7.3 mm，无不适，随访 3 年无变化。术后病理为 AIS。

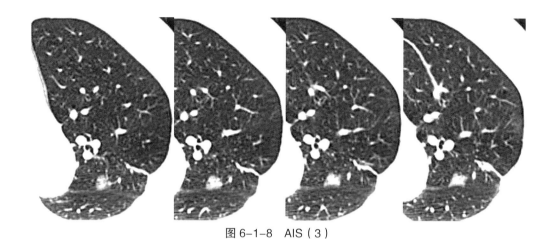

图 6-1-8　AIS（3）

　　病例 8（图 6-1-9）：患者，男性，49 岁，体检发现右肺下叶内基底段实性小结节，约 11.1 mm × 8.3 mm。术后病理为 AIS。

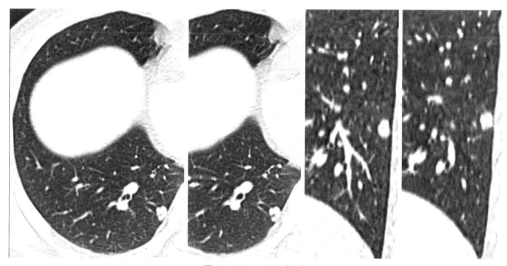

图 6-1-9　AIS（4）

　　病例 9（图 6-1-10）：患者，男性，60 岁，体检发现右肺上叶 pGGN，约 10 mm × 12.5 mm。术后病理为 AIS。

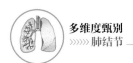
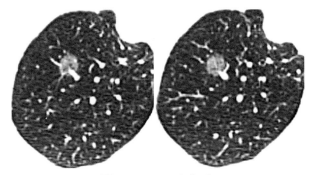

图 6-1-10　AIS（5）

病例 10（图 6-1-11）：患者，男性，49 岁，体检发现右肺上叶 pGGN，约 8.5 mm ×
12 mm。术后病理为 AIS。

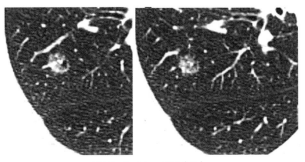

图 6-1-11　AIS（6）

原位癌相对少见表现：mGGN（以下两个为 AIS，容易误诊为 MIA）。

病例 11（图 6-1-12）：患者，女性，41 岁，胸闷气促 3 月余，CT 发现左肺上叶尖
后段 mGGN，约 7 mm × 15 mm。术后病理为 AIS，虽然为 mGGN，但实性成分为肺泡塌
陷区，而非肿瘤区。

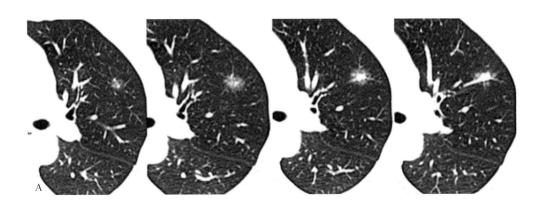

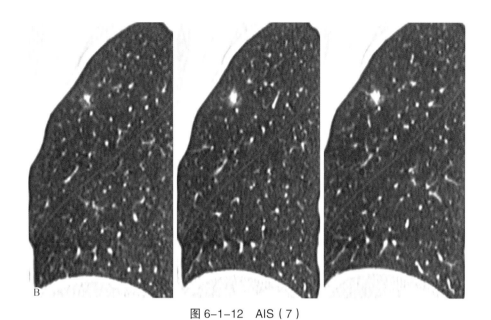

图 6-1-12　AIS（7）

病例 12（6-1-13）：患者，女性，67 岁，体检发现右肺上叶 mGGN，约 12.2 mm ×
8.6 mm，无不适。术后病理为 AIS。

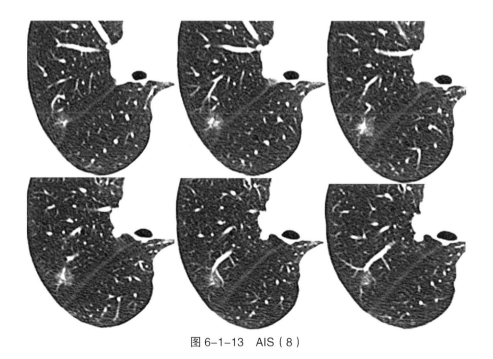

图 6-1-13　AIS（8）

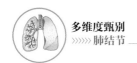

3）MIA 特征：① pGGN 或以磨玻璃影为主的 mGGN，实性成分位于病变中央，≤ 5 mm。②病灶形态不规则，直径一般为 10 ~ 20 mm，根据统计，其平均大小会比 AIS 大 1 ~ 2 mm。③病灶 CT 值在 –400 ~ –500 Hu（中位数 –450 Hu）。④病灶可有 1 ~ 2 个恶性征象（分叶、脐凹征、毛刺、胸膜凹陷征、空泡征、空气支气管征等）。⑤如果怀疑 MIA，临床上不建议长期随访。⑥预后与 AIS 癌类似，手术切除后 5 年生存率可达 100%。

病例 13（图 6-1-14）：患者，女性，42 岁，体检发现右肺下叶 pGGN，约 9 mm × 11 mm。术后病理为 MIA。

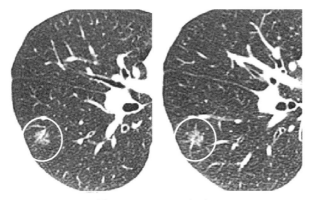

图 6-1-14　MIA（1）

病例 14（图 6-1-15）：患者，女性，54 岁，体检发现左肺下叶实性小结节。术后病理为 MIA。

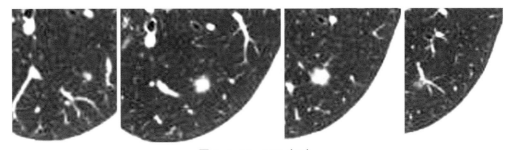

图 6-1-15　MIA（2）

病例 15（图 6-1-16）：患者，男性，54 岁，体检发现右肺下叶后基底段 mGGN，约 7.4 mm × 10.5 mm。术后病理为 MIA。

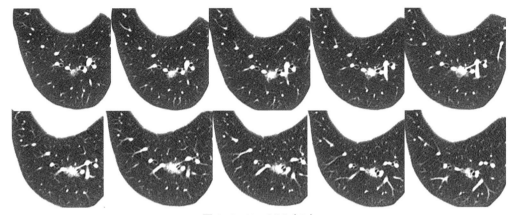

图 6-1-16　MIA（3）

病例 16（图 6-1-17）：患者，女性，42 岁，2015 年 8 月体检发现右肺下叶背段 pGGN，约 9 mm × 11 mm，复查 3 年无明显变化，无不适，有多年吸烟史。术后病理为 MIA。

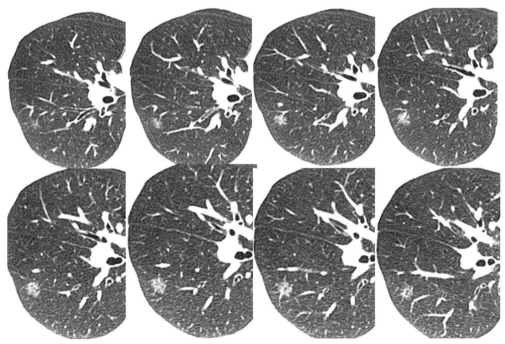

图 6-1-17　MIA（4）

病例 17（图 6-1-18）：患者，男性，63 岁，体检发现左肺上叶 mGGN，约 15 mm × 13 mm，无不适。术后病理为 MIA。

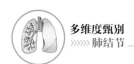
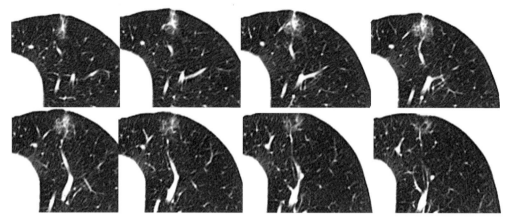

图 6-1-18　MIA（5）

病例 18（图 6-1-19）：患者，女性，56 岁，体检发现左肺上叶下舌段 mGGN，约 22.2 mm × 15.9 mm，无不适。术后病理为 MIA。

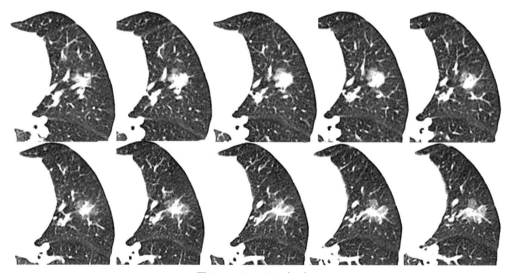

图 6-1-19　MIA（6）

AAH、AIS、MIA 3 种病变在病理上均无明显浸润，CT 表现以 pGGN 为主，直径逐渐增大，密度逐渐增高；因肿瘤无明显浸润，故预后均较好，5 年生存率几乎都可达 100%。

4）IAC 特征：①病变几乎呈 mGGN 或实性结节，罕见者为 pGGN。②病灶 > 10 mm。③病灶 CT 值一般 > –300 Hu。④病灶若有 1 个恶性征象者要怀疑诊断，2 个以上者要考虑诊断（分叶、脐凹征、毛刺、胸膜凹陷征、空泡征、空气支气管征等）。

⑤病理亚型，附壁生长型、腺泡型、乳头型、微乳头型及实体型，其中微乳头型和实体型最为凶险，以附壁生长型为主者预后良好。⑥预后，结节中 pGGN 部分为附壁生长型的肿瘤细胞，实性部分为浸润的肿瘤细胞，因此实性病灶的比例越小，患者预后越好。

病例 19（图 6-1-20）：患者，女性，66 岁，咳嗽 1 周，CT 示 mGGN，22 mm × 25 mm。术后病理为 IAC。

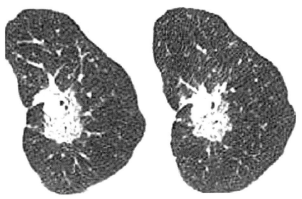

图 6-1-20　IAC（1）

病例 20（图 6-1-21）：患者，男性，52 岁，体检发现左肺上叶 mGGN，约 20 mm × 19 mm，无不适。有多年吸烟史，4 年前哥哥因肺癌去世。术后病理为 IAC。

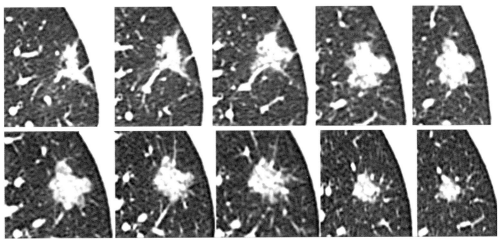

图 6-1-21　IAC（2）

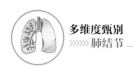
病例21（图6-1-22）：患者，男性，57岁，左肺下叶背段mGGN，约21.3 mm×16.6 mm。术后病理为IAC。

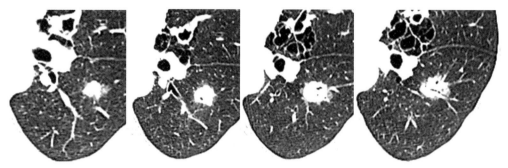

图6-1-22　IAC（3）

病例22（图6-1-23）：患者，男性，65岁，反复胸闷1年余，CT示左肺上叶mGGN，约29.4 mm×18.4 mm。术后病理为IAC。

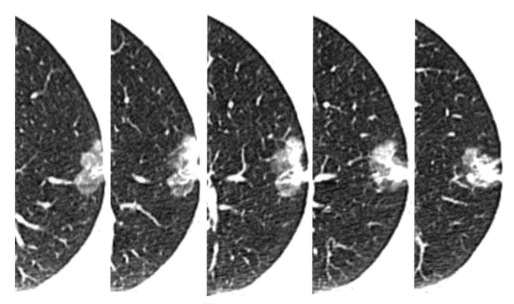

图6-1-23　IAC（4）

病例 23（图 6-1-24）：患者，男性，55 岁，体检发现右肺上叶实性结节，约 13 mm ×
10 mm。术后病理为 IAC。

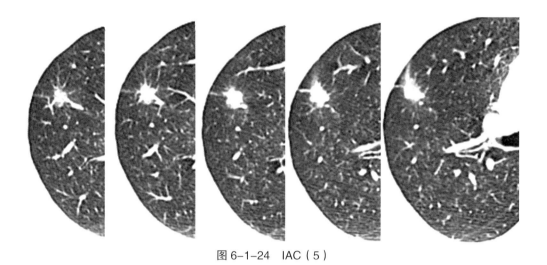

图 6-1-24　IAC（5）

病例 24（图 6-1-25）：患者，男性，72 岁，因外伤体检发现右肺结节，右肺下叶背
段 mGGN，约 20 mm × 19 mm。术后病理为 IAC，以附壁生长型为主，部分为腺泡型。

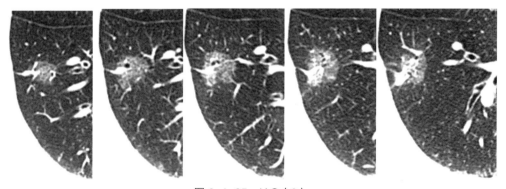

图 6-1-25　IAC（6）

病例 25（图 6-1-26）：患者，男性，63 岁，咳嗽、咳痰 20 余天，痰中带血 3 天，
体检发现左肺上叶实性结节，约 19 mm × 27 mm。术后病理为 IAC。

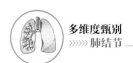
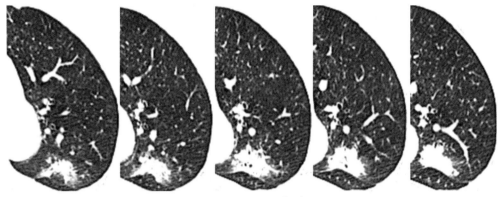

图 6-1-26 IAC（7）

病例 26（图 6-1-27）：患者，男性，67 岁，体检发现左肺下叶占位。病理示左肺下叶浸润性黏液腺癌；右肺下叶支气管内黏液栓。

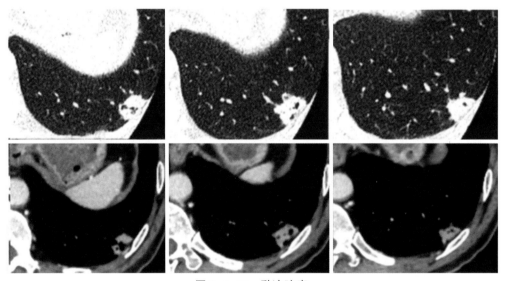

图 6-1-27 黏液腺癌

三、肺鳞癌

肺鳞癌特点如下。

（1）发病率男性远多于女性（16 ∶ 1）～（24 ∶ 1），发病年龄多 > 50 岁。

（2）发病与吸烟密切相关，90% 以上的肺鳞癌患者有长期吸烟史。

（3）多为中央型肺癌，肺鳞癌大多数起源于较大的支气管。

（4）肺鳞癌在支气管内优先生长，造成支气管截断征，容易形成"四阻"：阻塞性肺炎、阻塞性肺不张、阻塞性肺气肿、阻塞性黏液栓。

（5）坏死明显，破坏力强，三管（支气管、肺动脉、肺静脉）容易被破坏；易形成空洞。

（6）生长速度较快，转移快，尤其易发生淋巴结转移。

（7）手术机会相对肺腺癌少，肺鳞癌喜欢长在肺门及靠近纵隔部位。

（8）肺鳞癌基因突变率低（肺腺癌接近 50%），靶向药物治疗机会少，放化疗较肺腺癌敏感一些。

（9）病灶隐蔽，中央型肺鳞癌早期发现难，易漏诊；周围型肺鳞癌定性难。

（10）肿块呈膨胀性生长，导致边缘圆钝（收缩力弱）。

（11）肺鳞癌边缘经常有环形模糊带（在 CT 上）。

（12）囊腔型肺鳞癌远远比囊腔型肺腺癌少。

病例 27（图 6-1-28）：患者，男性，68 岁，左侧胸痛 3 个月。病理结果为肺鳞癌，破坏力强。

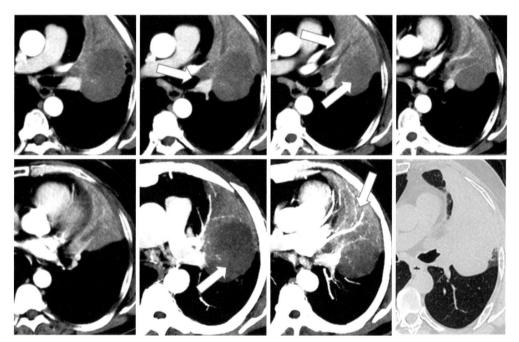

图 6-1-28　肺鳞癌

病例 28（图 6-1-29）：患者，男性，62 岁，咳嗽、咳痰 3 月余。诊断为经典中央型肺鳞癌，支气管截断＋"湖泊样"坏死＋阻塞性肺炎。

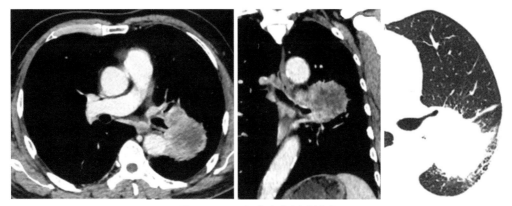

图 6-1-29　经典中央型肺鳞癌

病例 29（图 6-1-30）：患者，女性，66 岁，咳嗽 2 年，胸闷 1 年，加重 4 天。诊断为中央型肺鳞癌（左肺上叶主支气管肿块并阻塞性肺不张）。

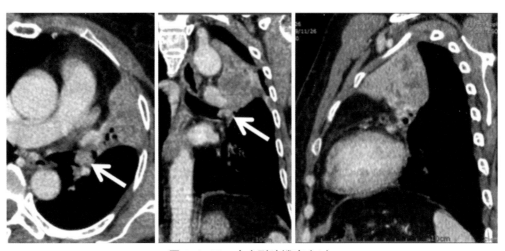

图 6-1-30　中央型肺鳞癌（1）

病例 30（图 6-1-31）：患者，男性，55 岁，体检发现肺占位 20 余天。诊断为中央型肺鳞癌，支气管阻塞/截断＋"湖泊样"坏死。

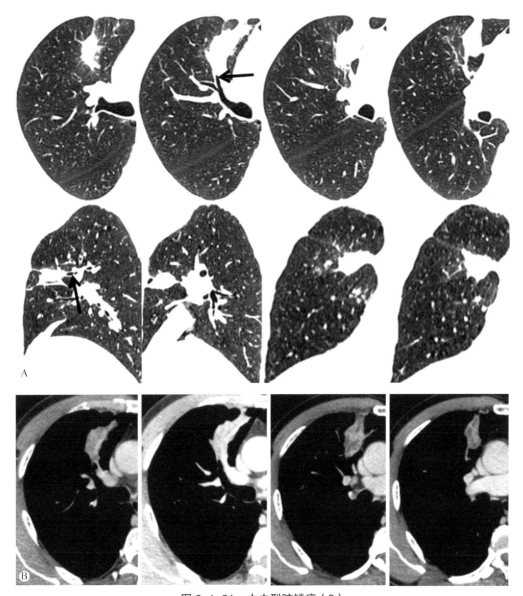

图 6-1-31　中央型肺鳞癌（2）

　　病例 31（图 6-1-32）：患者，男性，62 岁，咳嗽、咳痰半月余。诊断为中央型肺鳞癌，支气管截断或明显变窄、纤细。

　　病例 32（图 6-1-33）：患者，男性，71 岁，体检发现左肺上叶占位 1 天。诊断为中央型肺鳞癌，收缩力中等偏弱，破坏力极强，呈"湖泊样"坏死。

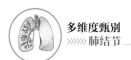

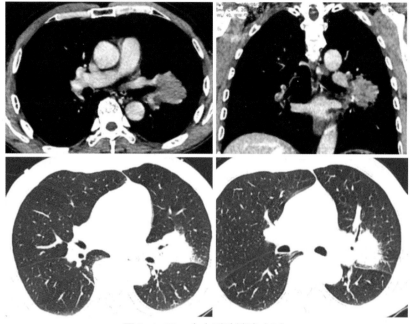

图 6-1-32　中央型肺鳞癌（3）

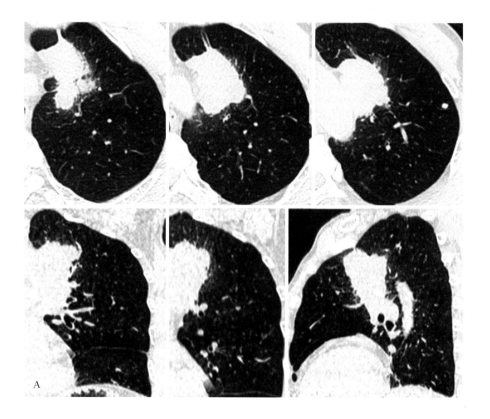

A

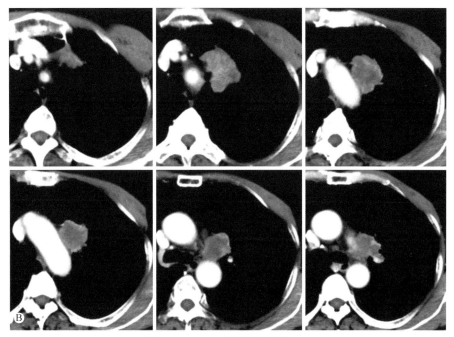

图 6-1-33　中央型肺鳞癌（4）

病例 33（图 6-1-34）：患者，男性，45 岁，咳嗽、咳痰、咯血 1 个月。诊断为中央型肺鳞癌，支气管截断＋阻塞性黏液栓（黏液栓：呈多发条状、指状分布；无强化、无钙化）。

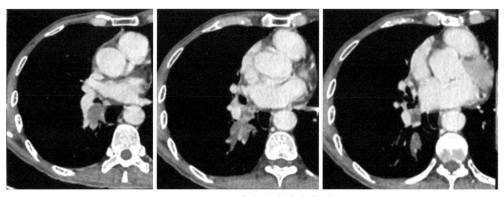

图 6-1-34　中央型肺鳞癌（5）

病例 34（图 6-1-35）：患者，男性，48 岁，咯血 1 周。诊断为中央型肺鳞癌伴阻塞性肺炎（阻塞性肺炎呈"花花草草"样改变）。

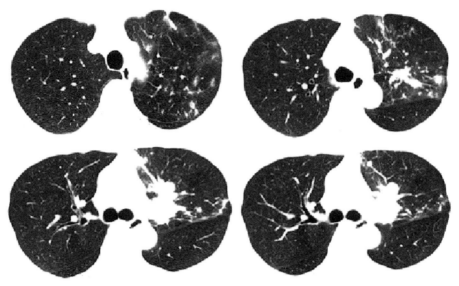

图 6-1-35　中央型肺鳞癌（6）

病例 35（图 6-1-36）：患者，男性，52 岁，咯血 3 天。诊断为中央型肺鳞癌伴阻塞性肺炎，且阻塞性肺炎呈"花花草草"样改变。

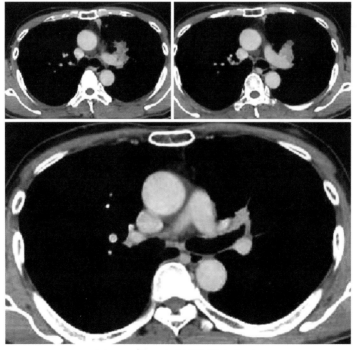

图 6-1-36　中央型肺鳞癌（7）

病例 36（图 6-1-37）：患者，男性，69 岁，反复胸闷 2 年、气促 4 年，再发 1 周。诊断为中央型肺鳞癌，右肺下叶支气管肺鳞癌，支气管内匍匐生长伴指状黏液栓、周围阻塞性肺炎，且阻塞性肺炎呈"花花草草"样改变。

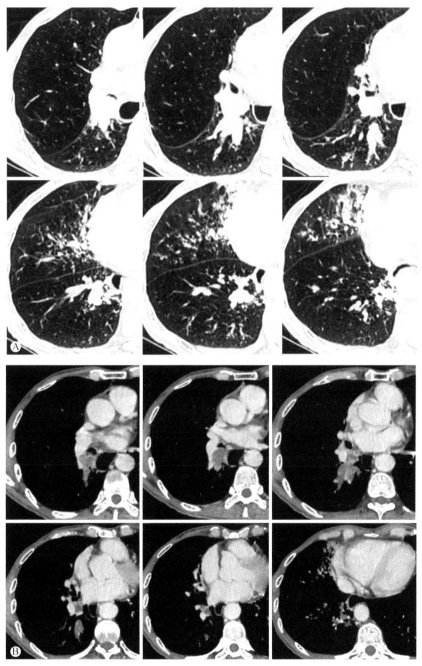

图 6-1-37　中央型肺鳞癌（8）

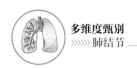

病例37（图6-1-38）：患者，男性，76岁，咳嗽、咳痰2月余。诊断为中央型肺鳞癌，左肺下叶支气管不均匀增厚、僵硬、扭曲伴周围阻塞性肺炎（阻塞性肺炎呈"花花草草"样改变）。

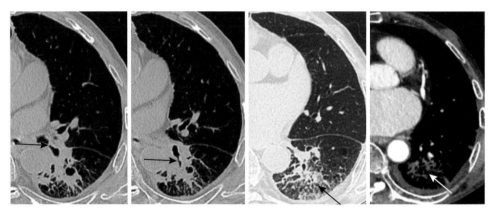

图6-1-38　中央型肺鳞癌（9）

病例38（图6-1-39）：患者，男性，76岁，患者1周前无明显诱因出现咳嗽、咳痰；曾在当地医院行CT检查，CT提示右肺占位；无咯血、痰中带血等症状，不伴发热、盗汗、乏力等症状（图6-1-39A、图6-1-39B）。

肺窗：右肺肺气肿、炎症、局部不张；右肺门稍大（图6-1-39C）。

纵隔窗增强：右肺下叶支气管低强化小肿块（图6-1-39D白箭头所示）伴周围阻塞性肺炎、阻塞性肺气肿、阻塞性肺不张及阻塞性黏液栓。

注：早期支气管内肺鳞癌很容易被漏诊，因此一定要注意看间接征象。

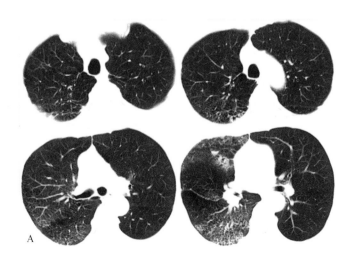

A

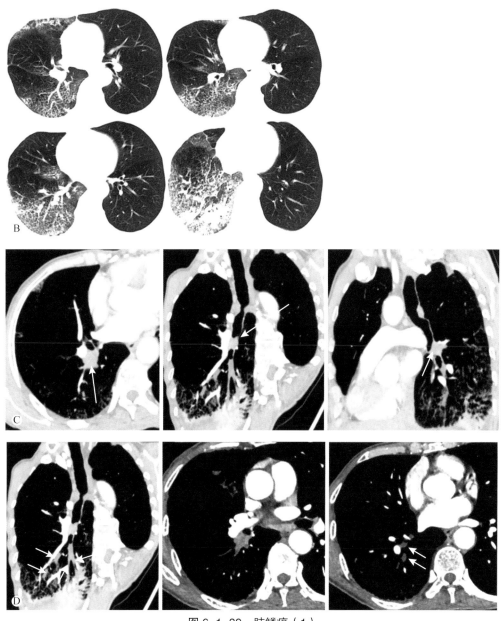

图 6-1-39　肺鳞癌（1）

病例 39（图 6-1-40）：患者，女性，54 岁，体检发现右肺占位。检查示边缘圆钝的实质性肿块：（粗白箭头）沿支气管生长；（细白箭头）支气管黏液栓。

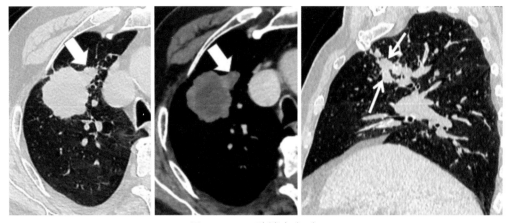

图 6-1-40　肺鳞癌（2）

病例 40（图 6-1-41）：患者，女性，55 岁，左侧胸部不适 1 个月。病理结果示周围型肺鳞癌，胸膜下圆钝实质性肿块及纵隔淋巴结转移均呈广泛"湖泊样"坏死。

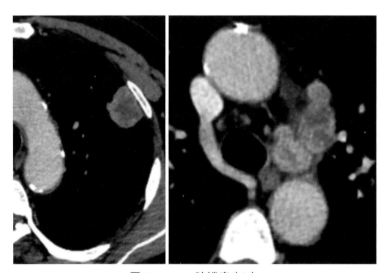

图 6-1-41　肺鳞癌（3）

病例 41（图 6-1-42）：结果为肺鳞癌。梭形软组织影是周围型肺鳞癌典型的较早期形态——沿着支气管匍匐生长。肺鳞癌可以沿着支气管由近至远生长，也可由远至近生长。

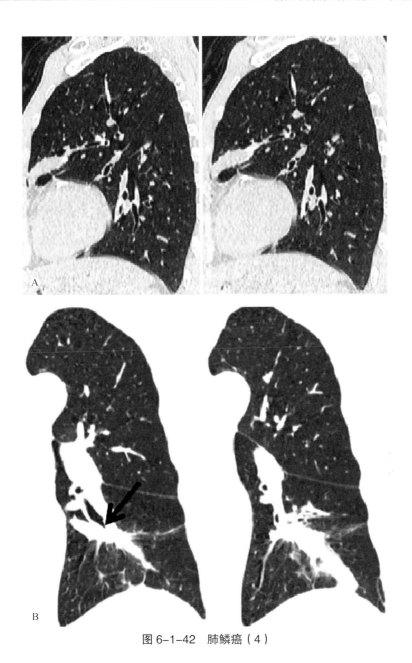

图 6-1-42　肺鳞癌（4）

病例 42（图 6-1-43）：患者，男性，69 岁，咳嗽、咳痰 1 个月，加重 4 天。结果为周围型肺鳞癌。支气管内匍匐生长形成梭形软组织影是周围型肺鳞癌较早期形态，容易被误诊。

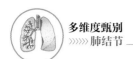

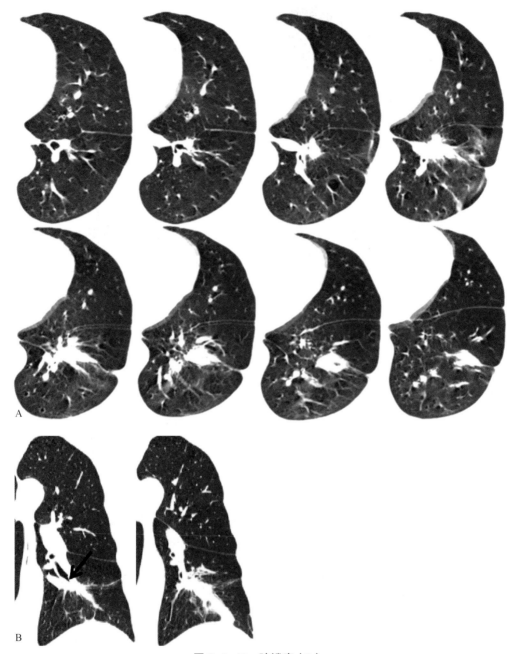

图 6-1-43　肺鳞癌（5）

　　病例 43（图 6-1-44）：患者，男性，70 岁，体检发现左肺上叶肿块半月余。结果为周围型肺鳞癌。

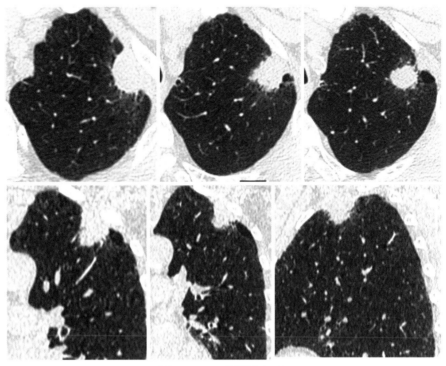

图 6-1-44　肺鳞癌（6）

病例 44（图 6-1-45）：患者，男性，68 岁，咳嗽、咳痰 1 个月，无发热。结果为周围型肺鳞癌。收缩力中等偏弱，破坏力极强。

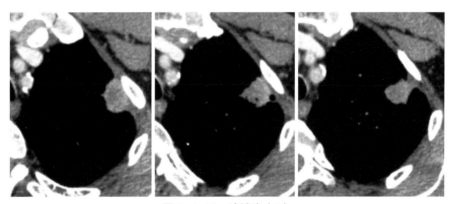

图 6-1-45　肺鳞癌（7）

病例 45（图 6-1-46）：患者，男性，60 岁，咳嗽 10 余天，发热 1 天。结果为周围型肺鳞癌。肿块及纵隔淋巴结转移均呈 "湖泊样" 坏死。

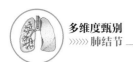

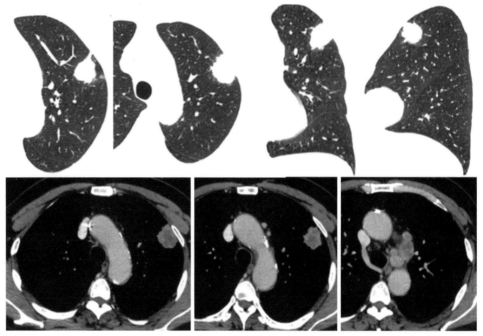

图 6-1-46　肺鳞癌（8）

病例 46（图 6-1-47）：患者，男性，73 岁，体检发现左肺上叶肿块 5 天。结果为周围型肺鳞癌（支气管截断）。利用 MPR，在周围看是类圆形肿块，但矢状位却是长条形，沿着支气管匍匐生长。

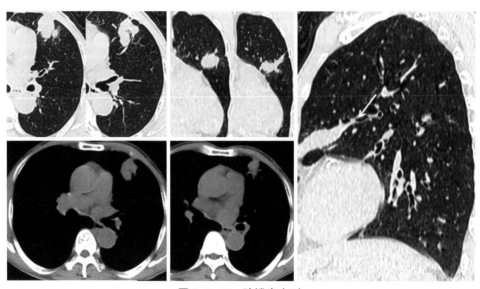

图 6-1-47　肺鳞癌（9）

病例 47（图 6-1-48）：患者，男性，73 岁，反复胸闷 2 年，加重 1 周。结果为周围型肺鳞癌（酷似肺腺癌），唯一支持肺鳞癌的证据是近端支气管截断（白箭头）。

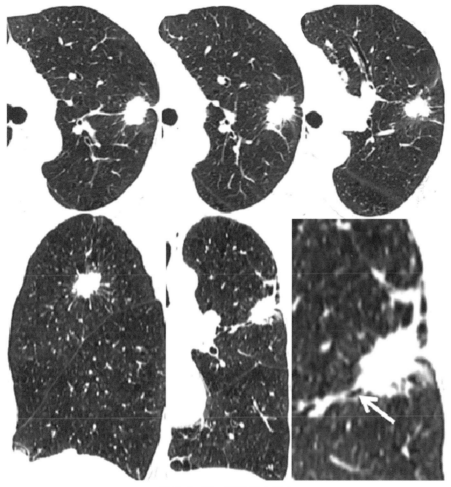

图 6-1-48　肺鳞癌（10）

病例 48（图 6-1-49）：患者，女性，74 岁，胸闷不适 1 月余。结果为肺鳞癌。

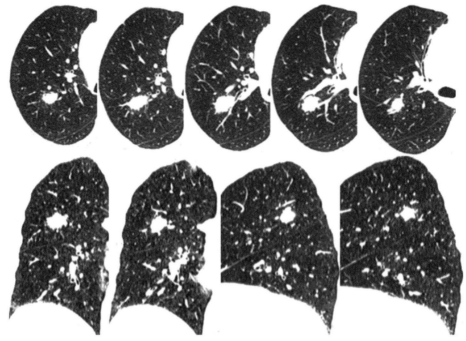

图 6-1-49 肺鳞癌（11）

病例49（图6-1-50）：患者，女性，74岁，胸闷不适1月余。结果为右肺上叶周围型肺鳞癌（中分化鳞状细胞癌）。

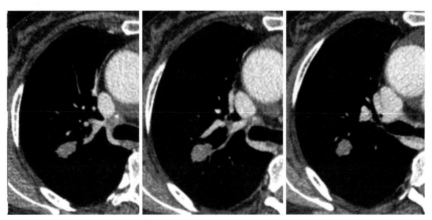

图 6-1-50 肺鳞癌（12）

病例50（图6-1-51）：患者，男性，74岁，咳嗽、胸闷2月余。结果为多中心型肺鳞癌。左侧"湖泊样"坏死、右侧大面积坏死并形成空洞（收缩力中等、破坏力极强）；多中心型肺鳞癌比较少见，多中心型肺腺癌比较多见。

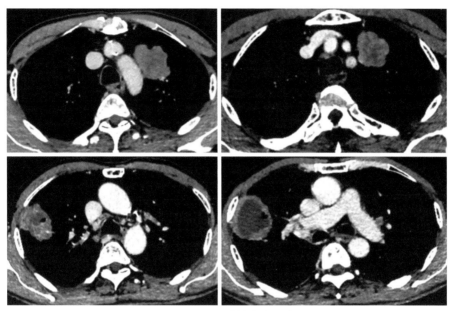

图 6-1-51　肺鳞癌（13）

补充说明：

1. 周围型肺鳞癌的特点

（1）绝大多数肺鳞癌的发生有慢性支气管炎、肺气肿的基础。

（2）在慢性支气管、肺气肿背景下，任何一个孤立性的结节都有可能发展为肺鳞癌。

（3）对于定性较难的病灶，不能放过肺门纵隔淋巴结、肾上腺、肋骨的改变。

（4）早期肺鳞癌的影像表现常以纤维灶、硬结灶形式出现，对日常所见的孤立性纤维灶、硬结灶不要轻易做出"良性"的诊断，在日常工作中，对纤维灶、硬结灶的诊断一定要谨慎。

（5）早期肺鳞癌倍增时间一般在 3 个月左右，临床工作要准确把握随访时间。

（6）良性结节、恶性结节的"处理"方式不同。

（7）影像随访注意事项：薄层扫描、三维重建需层层对照。

2. 囊腔型肺鳞癌与囊腔型肺腺癌的区别

（1）囊腔型肺鳞癌少见，而囊腔型肺腺癌比较常见。

（2）肺鳞癌的囊腔常为单个且较大，肺腺癌的囊泡实际上囊腔为多发。

（3）肺鳞癌的囊壁硬实。

（4）肺鳞癌没有附壁的磨玻璃，而肺腺癌囊腔是基于附壁的肺泡壁断裂而形成的，常见磨玻璃影。

（5）肺鳞癌的囊壁一侧有结节或肿块。

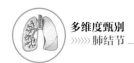

囊腔型肺鳞癌的特点：单大囊、囊壁硬实，可见壁结节，囊壁外围无磨玻璃影（图6-1-52）。

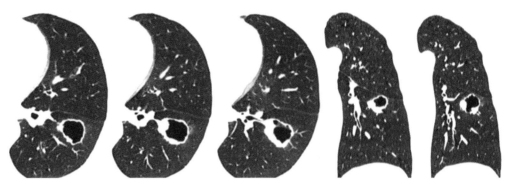

图 6-1-52　囊腔型肺鳞癌（1）

囊腔型肺腺癌的特点：多囊/多房、可见分隔，有或无壁结节，囊壁外围常见磨玻璃影（图6-1-53）。

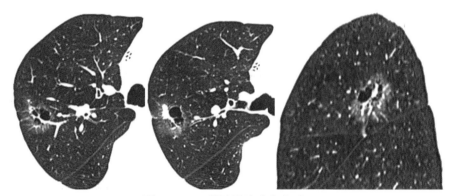

图 6-1-53　囊腔型肺腺癌（2）

四、小细胞肺癌

1. 特点

（1）小细胞肺癌起源于支气管黏膜或腺上皮内的 Kulchitsky 细胞，小细胞肺癌占原发性肺癌的 9% ~ 10%。

（2）老年男性多，与吸烟关系密切（＞90%）。

（3）血液神经元特异性烯醇化酶及胃泌素释放肽前体可升高。

（4）小细胞肺癌可由肺腺癌或肺鳞癌转化而来。

（5）小细胞肺癌细胞特点：①细胞小，因为胞质少。②细胞排列密集，因为增殖快。③细胞黏附力差，所以侵袭性强、转移早。④坏死少、常不彻底，所以破坏力弱。小细胞肺癌，细胞较小，侵袭力强，很容易发生淋巴结转移，另外肺门及纵隔是体循环供血，细胞生长更迅速，这样就造成"娘小崽大"的现象出现。

（6）CT 对此病的诊断有一定的特异性。

（7）发生在肺门区的小细胞肺癌侵犯支气管较晚，而肺鳞癌最开始就侵犯支气管。

（8）小细胞肺癌发病比较隐匿，一般发现时已经是中晚期，所以手术的可能性比较小，生存率也就比较低。

（9）相较于其他类型的肺癌，小细胞肺癌有更好的化疗及放疗疗效。

（10）尽管小细胞肺癌对化疗、放疗高度敏感，但大部分患者最终会转移扩散。几乎所有的小细胞肺癌患者在诊断时均有全身扩散的趋向，因此联合化疗加胸部放疗是该病的主要治疗手段，手术切除只在极少数局限期患者中实施。该类肿瘤的预后极差。

2. 病理过程

小细胞肺癌的病理过程：周围区结节→结节周围癌性淋巴管炎→小支气管至段支气管旁淋巴结转移→肺门淋巴结转移→纵隔淋巴结转移→肺门纵隔淋巴结融合。

3. 特征性 CT 表现

（1）冰冻纵隔、冰冻肺门（整块连着）（图 6-1-54）：肺门和（或）纵隔有明显肿块的小细胞肺癌，占小细胞肺癌的 80% ~ 90%，但并不代表就是中央型，实际上还是周围起源的，只不过肺门及纵隔肿块是转移来的。

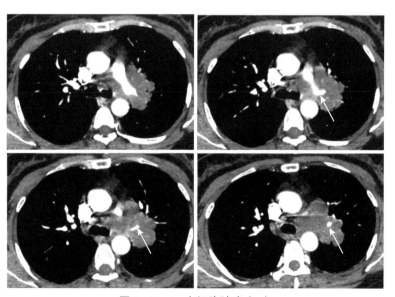

图 6-1-54　小细胞肺癌（1）

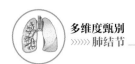

病例51（图6-1-55）：患者，男性，73岁，体检发现CEA、CA19-9升高。结果为小细胞肺癌。CT示纵隔、左肺门软组织肿块。

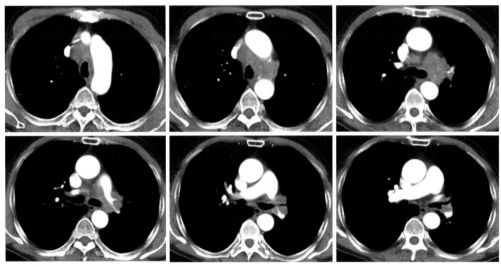

图6-1-55　小细胞肺癌（2）

（2）收缩力弱、缺乏空洞、没有空泡。

（3）钙化不少见，呈中心簇状钙化。

（4）可见清澈的胸腔积液。

（5）周围型、转移早、"娘小崽大"（跑得快）（图6-1-56）。

（6）血管包埋征（白箭头）（图6-1-54）。

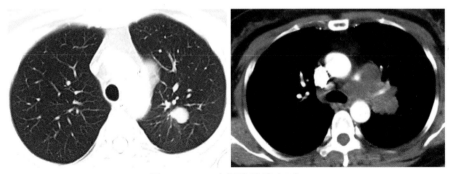

图6-1-56　小细胞肺癌（3）

（7）阻塞现象相对不重（肿块最初不在大支气管，仅是以向支气管组织间隙侵袭为主）；右肺门肿块大，但邻近支气管还是通的，只是受压推挤，阻塞性肺炎轻微。

病例 52（图 6-1-57）：患者，男性，60 岁，咳嗽、咳痰 2 月余。诊断为右肺门小细胞肺癌。

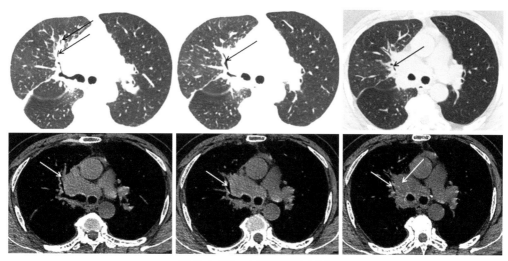

图 6-1-57　小细胞肺癌（4）

（8）中央肿块仅造成轻微阻塞性肺炎，图 6-1-58 为中央型小细胞肺癌。

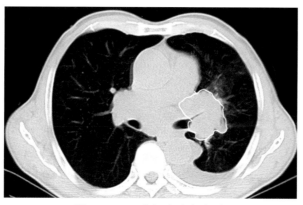

图 6-1-58　小细胞肺癌（5）

（9）小细胞肺癌合并右肺大片状感染（类似于炎症），肺门软组织肿块影及纵隔多发淋巴结转移是重要提示。

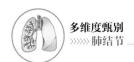

病例 53（图 6-1-59）：患者，男性，70 岁，低热、咳嗽，胸闷气喘半月余。诊断为小细胞肺癌合并右肺大片状感染。

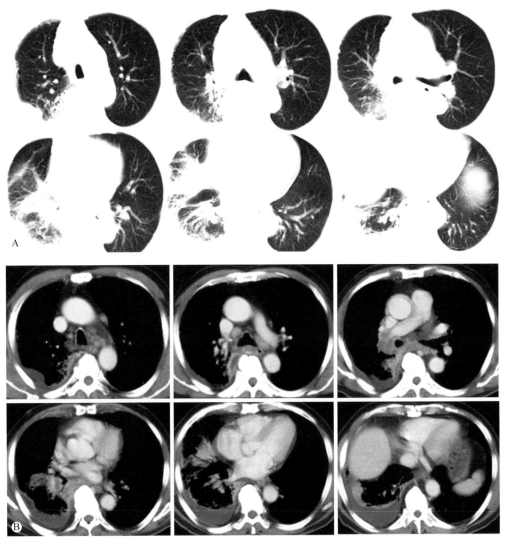

图 6-1-59　小细胞肺癌（6）

（10）鸭蹼状突起（图 6-1-60）、腊肠样尾巴（条状突起、沿管生长）（图 6-1-61）。

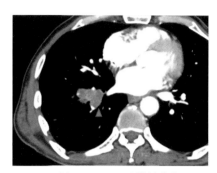

图 6-1-60　鸭蹼状突起

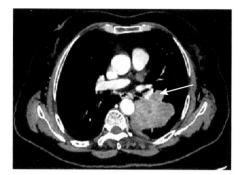

图 6-1-61 腊肠样尾巴

（11）左肺门与纵隔脂肪间隙消失（侵袭力超强的表现），但破坏力相对肺鳞癌弱，因为三管（支气管、肺动脉、肺静脉）依然存在。

病例 54（图 6-1-62）：患者，男性，69 岁，胸闷、咳嗽 2 个月。结果为小细胞肺癌。

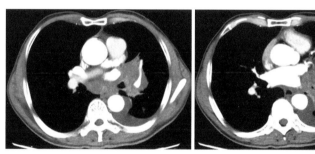

图 6-1-62　小细胞肺癌（7）

（12）轻度"沼泽地样"强化（图 6-1-63）（绝大多数呈稍均匀性、轻度强化，有小片状稍模糊的坏死，坏死没有肺鳞癌明显）。

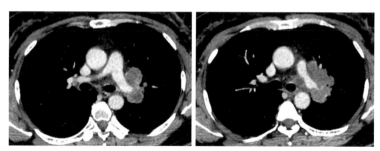

图 6-1-63　小细胞肺癌（8）

病例 55（图 6-1-64）：患者，女性，81 岁，咳嗽、咳痰 1 月余。结果为左下肺门小细胞肺癌。

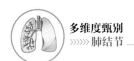
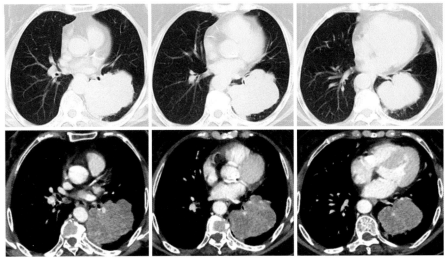

图 6-1-64　小细胞肺癌（9）

（13）肿瘤区呈针孔样支气管狭窄（很有特异性），远端支气管复出（图 6-1-65）。

（14）小细胞癌内部很少有支气管影，但周边有较多支气管（图 6-1-65）。

病例 56：患者，男性，69 岁，胸闷、咳嗽 2 个月。结果为小细胞肺癌。

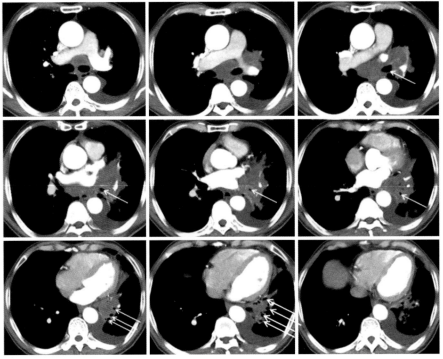

图 6-1-65　小细胞肺癌（10）

（15）小细胞肺癌同侧肺门及纵隔淋巴结转移常见，对侧淋巴结转移少见。

病例 57（图 6-1-66）：患者，男性，65 岁，痰中带血 1 周。右肺上叶单发病灶并同侧肺门及纵隔淋巴结转移。结果为小细胞肺癌。

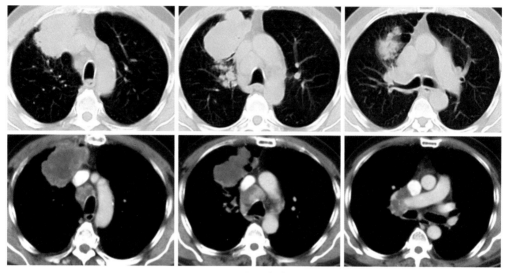

图 6-1-66　小细胞肺癌（11）

病例 58（图 6-1-67）：患者，男性，65 岁，咳嗽、咳痰 1 个月。右肺上叶小细胞肺癌并右肺门、纵隔多发淋巴结转移（肺部单发病灶并同侧肺门淋巴结转移及纵隔淋巴结转移，容易被误诊为肺鳞癌）。诊断为小细胞肺癌。

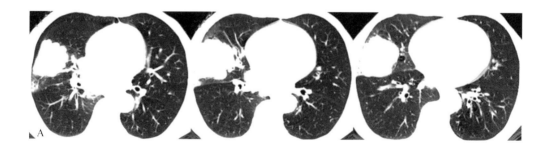

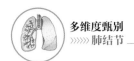

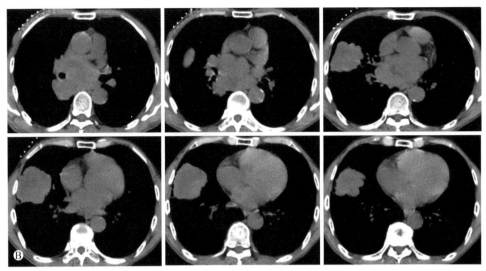

图 6-1-67　小细胞肺癌（12）

病例 59（图 6-1-68）：患者，男性，64 岁，咳嗽、咳痰 2 个月，声音嘶哑 10 天。肺部多发病灶 + 同侧肺门、纵隔淋巴结转移。诊断为小细胞肺癌。

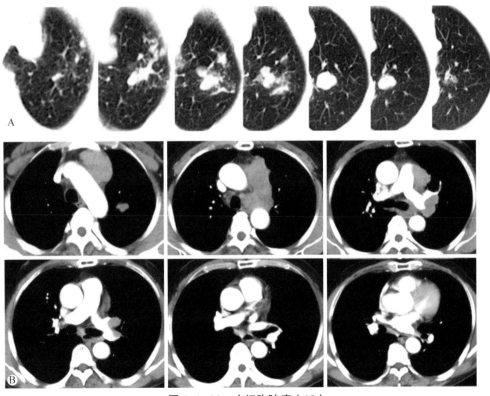

图 6-1-68　小细胞肺癌（13）

病例 60（图 6-1-69）：患者，男性，69 岁，咳嗽、咳痰、痰中带血，胸痛 20 天。左肺多发病灶并同侧肺门、纵隔淋巴结转移。诊断为小细胞肺癌。

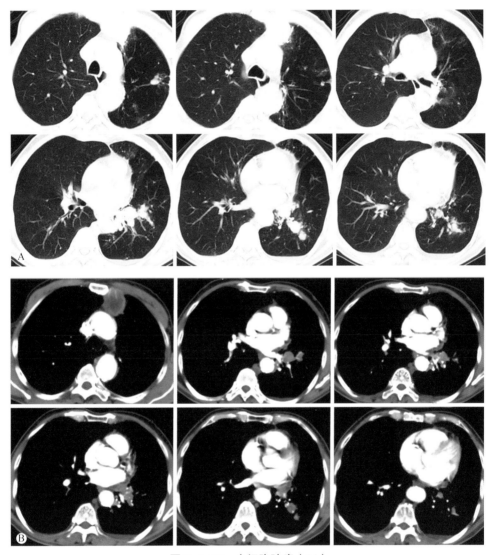

图 6-1-69　小细胞肺癌（14）

（16）小细胞肺癌如果单看肺窗，该病例容易被误诊为肉芽肿性炎，但是结合肺门多发淋巴结肿大，且无坏死，考虑为小细胞肺癌。

病例 61（图 6-1-70）：患者，男性，69 岁，体检发现右肺上叶多发斑片、斑点状密度增高影，伴右肺门多发淋巴结肿大。结果为小细胞肺癌。

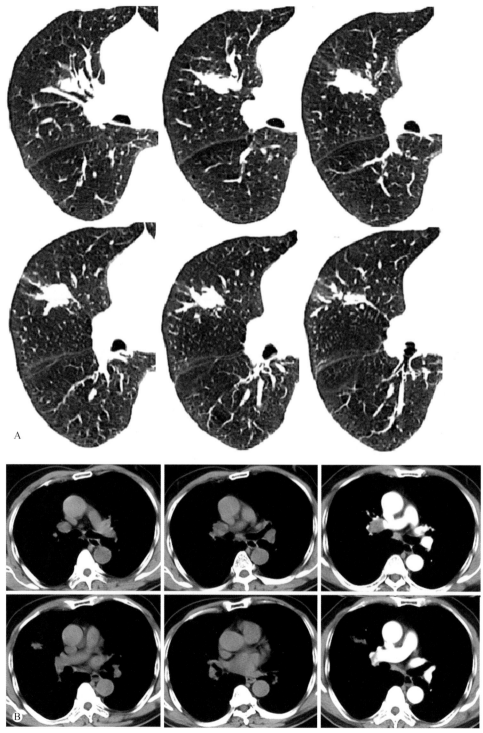

图 6-1-70　小细胞肺癌（15）

（17）（孤立性）周围型小细胞肺癌，容易被误诊为良性肿瘤（PSP）。

病例 62（图 6-1-71）：患者，男性，56 岁，体检发现左肺上叶占位 4 天。结果为（孤立性）周围型小细胞肺癌。

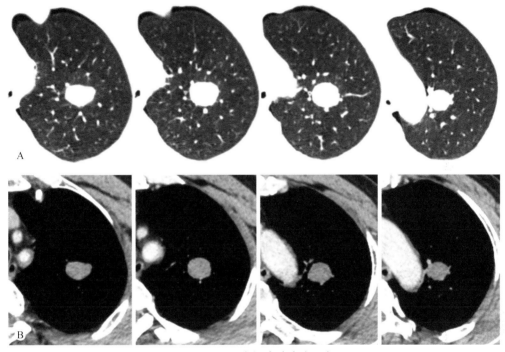

图 6-1-71　小细胞肺癌（16）

4. 小细胞肺癌与肺鳞癌的支气管差别

（1）近端支气管的差别：小细胞肺癌最后侵犯支气管黏膜，肺鳞癌最先侵犯支气管黏膜。

（2）内部支气管的差别：对于内部较大的支气管，小细胞肺癌截断不严重，肺鳞癌除周围可残留无关支气管外，其余均截断。

（3）远端支气管的差别：小细胞肺癌的远端支气管，比肺鳞癌更圆钝、更充实、走得更远；肺鳞癌是"沿壁厚"，潜行贴着黏膜上皮侵入远端支气管。

五、类癌与不典型类癌

1. 概述

肺或支气管类癌是一种神经内分泌肿瘤，占所有肺肿瘤的 1%～2%，占类癌总数的 25% 以上，其中 10%～20% 是不典型类癌。男性发病率略高，男女比例约 3.6∶1。平均

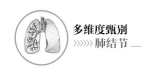

发病年龄为 45 岁，不典型类癌的发病年龄要比典型类癌平均大 10 岁。支气管类癌是儿童最常见的肺部原发性肿瘤，尤其多见于青春期后期，与吸烟或吸入其他致癌物质并没有相关性。60% ~ 70% 的类癌为中央型，多为典型类癌，早期表现为中央气道阻塞的症状和体征；周围型以不典型类癌居多。支气管类癌的预后主要取决于肿瘤的组织学特征，典型类癌预后较好，不典型类癌预后较差，5 年生存率分别是 87% 和 56%。

2. 临床表现

主要症状包括发热、咳嗽、咳痰、喘鸣、咯血和胸痛等。至少有 50% 的患者会出现咯血，反映出类癌的丰富血供。大约 25% 的患者临床无症状。绝大多数儿童的症状除了成年人所有的咳嗽、咯血和肺炎三联征以外，还容易出现喘鸣和肺膨胀不全。支气管类癌可以合成、储存和分泌多肽类激素和色氨酸，如 5- 羟色胺（5-HT）、促肾上腺皮质激素（ACTH）、生长抑素、缓激肽等，因此患者可出现由上述激素引起的相关症状。大约 2% 的患者出现库欣综合征；2% ~ 5% 的患者出现类癌综合征；15% 的患者支气管类癌会发生转移，常见转移部位是肝、骨骼、肾上腺和脑。

3. 病理特点

类癌起源于支气管、细支气管的上皮组织，也可以起源于上皮组织存在的嗜银细胞 Kulchitsky 细胞、神经上皮体、支气管上皮干细胞的多能造血干细胞。大多为单发，罕见多发。根据发生部位分为中央型类癌及周围型类癌，根据组织学分为典型类癌和不典型类癌，两者特征明显不同，但均由大小、形状一致的细胞排列成多个小巢或相互连接的小梁，并被血管间质和大量薄壁血管分隔。免疫组织化学染色显示肿瘤细胞内神经内分泌颗粒比较弥散，典型类癌中神经内分泌颗粒的百分比、分布和密度均较高。神经特异性烯醇化酶、嗜铬粒蛋白等神经内分泌标志物对神经内分泌肿瘤的诊断非常有价值。有丝分裂活性增加、细胞呈多形性现象较多（细胞核/质比高）、细胞质增加且结构不规则及肿瘤坏死区较大均提示不典型类癌。

4. 影像表现

典型类癌和不典型类癌的影像学特征非常相似，不能区分。影像学表现很大程度上取决于肿瘤的部位。尽管类癌的发病部位多变，但大约 80% 发生于中央主支气管、叶支气管或段支气管，且多位于气管支气管分叉处，在肺叶分布概率上没有特异性。影像学表现根据病变是中央型还是周围型而不同，与相应肺癌的表现相似。中央型类癌的表现包括支气管腔内结节、肺门周围肿块、支气管阻塞；周围型类癌表现为肺外周结节。

（1）中央型类癌

1）支气管腔内结节：绝大多数类癌最初为支气管腔内病灶，表现为类圆形或圆形结节，边界光滑、整齐。CT 显示病灶完全位于腔内，无腔外部分，大多数与支气管壁广基底连接。薄层 CT 有助于评价肿瘤和支气管的关系。随着肿瘤的生长，可沿管壁向外生长，甚至突破浆膜累及肺实质，向内则堵塞支气管而引起不同程度的狭窄。此时肿瘤腔外均有肿块，应当以腔外部分为主，腔内部分较小时容易被忽视。CT 可以准确地提供腔内和腔外部分的解剖位置、大小、累及范围等。

2）肺门周围肿块：中央型支气管类癌通常表现为肺门周围肿块，呈圆形或卵圆形，大小一般为 20 ~ 50 mm，边缘光整，可有轻度分叶，有时边界不规则或边缘不清楚。非球形的病灶多为长条形，且病灶长轴平行于邻近的支气管或肺动脉分支。

类癌为软组织密度，偏心性钙化常见，尤其是中央型类癌，至少 30% 的病灶在组织学分析中发现钙化或骨化。CT 显示这些钙化比常规 X 线片容易得多，表现为小点状或弥漫性钙化。对于一个边缘光整，位于中央气道并引起邻近支气管狭窄、变形或阻塞，同时伴有弥漫性或斑点状钙化的肿瘤高度提示类癌。

类癌富血供，很少发生空洞。CT 动态增强可出现 30 Hu 以上的明显强化，这有助于中央型类癌与阻塞性肺不张或邻近黏液栓塞的区分，而周围型类癌有时强化幅度可以接近血管结构。但并不是所有类癌均有强化，仅靠强化既不能鉴别，也不能排除类癌和支气管肺癌的诊断。典型类癌和不典型类癌均可有肺门和纵隔淋巴结肿大，可以是淋巴结反应性增生或转移所致，转移多见于不典型类癌。在极少数情况下，类癌可直接侵犯纵隔结构。

（2）周围型类癌

大约 20% 的支气管类癌发生在段支气管的远端，称为周围型类癌，表现为段支气管远端肺组织内的孤立性肺结节，通常呈圆形、卵圆形，边缘光滑或呈分叶状；经常可见钙化，增强后有明显强化；肺门或纵隔淋巴结转移少而且晚。少数周围型类癌可以完全与周围型肺癌表现一致而无法鉴别。据报道，不典型类癌多发生于肺外周，且直径大于典型类癌（平均直径分别为 36 mm 和 23 mm）。

（3）类癌（AC）特点

1）类癌主要往支气管内生长，大多数为中央型，容易形成"三阻"。

2）典型类癌为质地较均匀的类圆形肿块，一般无不规则突起。

3）典型类癌在支气管黏膜下，较少破坏支气管黏膜。

4）中青年女性多见。

（4）典型类癌（中央型）

1）年轻女性、中央型、类圆形、常阻塞支气管腔，富血供（图 6-1-72）。

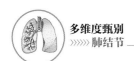

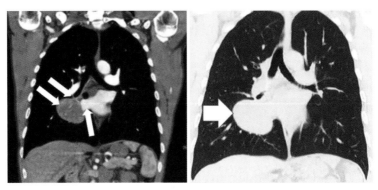

图 6-1-72　典型类癌（1）

2）支气管内圆形肿块伴阻塞性肺不张，富血供（图 6-1-73）。

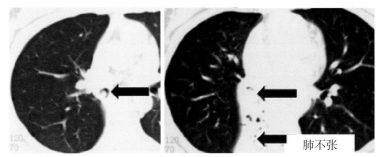

肺不张

图 6-1-73　典型类癌（2）

3）大部分位于肺门区、轻 – 中度强化。

病例 63（图 6-1-74）：患者，男性，70 岁，体检发现右肺下叶肺门旁圆形实性结节。结果为类癌。

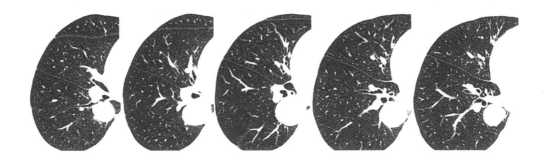

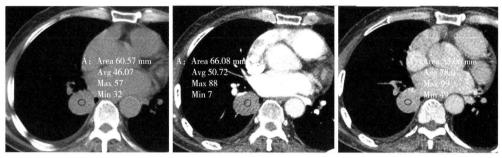

图 6-1-74　类癌（1）

病例 64（图 6-1-75）：患者，男性，72 岁，结果为巨大不典型类癌。

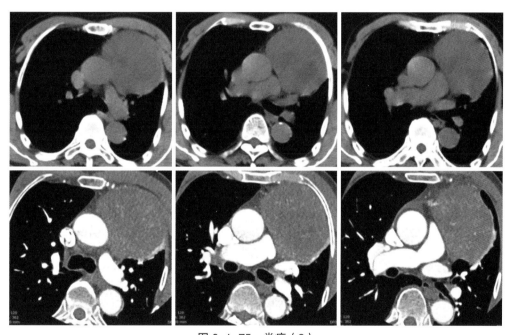

图 6-1-75　类癌（2）

类癌：中心簇状钙化（图 6-1-76）。

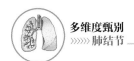
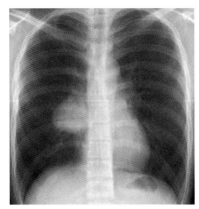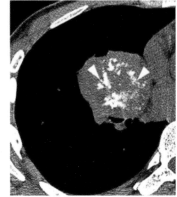

图 6-1-76　类癌（3）

（5）典型类癌与不典型类癌鉴别

1）典型类癌更圆一些，不典型类癌有突起或呈分叶结节状。

2）不典型类癌以周围型居多（图 6-1-77）。

3）典型类癌常阻塞大支气管，不典型类癌较少阻塞大支气管。

4）在病理上典型类癌细胞温和、不典型类癌有异型细胞，所以形状不太规则。

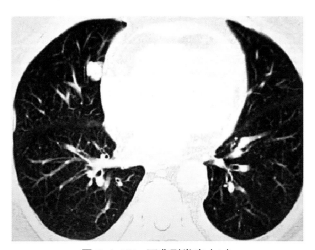

图 6-1-77　不典型类癌（1）

病例 65（图 6-1-78）：患者，男性，57 岁，体检发现右肺下叶实性结节。结果为不典型类癌，结节不太圆（白箭头示内缘有不规则突起）。

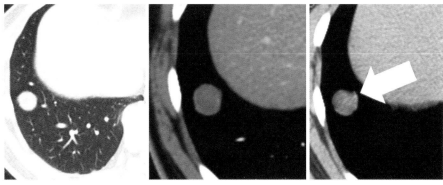

图 6-1-78　不典型类癌（2）

病例 66（图 6-1-79）：患者，女性，78 岁，体检发现右肺下叶团块影。结果为不典型类癌，分叶、表面欠光滑。

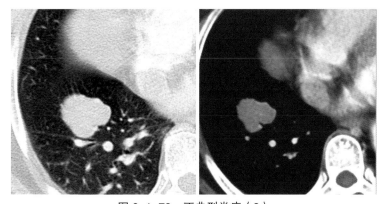

图 6-1-79　不典型类癌（3）

病例 67（图 6-1-80）：患者，女性，61 岁，体检发现左肺下叶空洞性结节（俯卧位扫描）。结果为不典型类癌，轻度分叶 + 毛刺 + 空洞（容易与周围型腺癌混淆）。

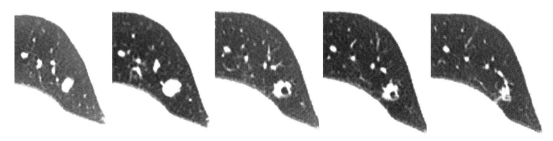

图 6-1-80　不典型类癌（4）

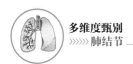

病例 68（图 6-1-81）：患者，男性，67 岁，体检发现左肺占位 1 天。病理为大细胞肺癌。

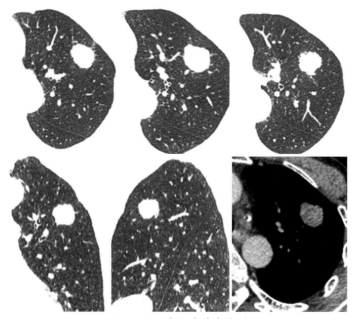

图 6-1-81　大细胞肺癌（1）

病例 69（图 6-1-82）：患者，男性，67 岁，痰中带血 3 天。病理为大细胞肺癌。

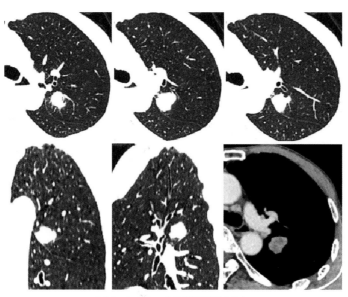

图 6-1-82　大细胞肺癌（2）

第二节　浸润性腺癌病理亚型的 CT 诊断

浸润性腺癌有 5 种生长方式：附壁生长型（高分化）、腺泡型（中分化）、乳头型（中分化）、微乳头型（低分化）、实体型（低分化）。（注：大多数病例生长方式是混合的，微乳头型及实体型最凶险）。

另外还有特殊类型腺癌，包括黏液腺癌和胶样腺癌（胶样腺癌实际属于黏液腺癌，只不过是里面含黏液 > 50% 的黏液腺癌叫作胶样腺癌）。

一、浸润性腺癌——附壁生长型

影像特征：肺内纯磨玻璃结节，几乎不见实性成分；肺部结节边界清楚，局部有细毛刺征，有血管进入病灶；总体密度较低，轮廓清楚（图 6-2-1）。

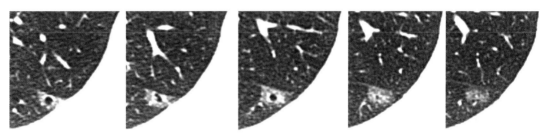

左肺下叶背段 pGGN，约 9.1 mm × 12.8 mm

图 6-2-1　浸润性腺癌（1）

二、浸润性腺癌——附壁生长型为主 + 少量腺泡型

影像特征：此类浸润性腺癌与单纯附壁生长型的区别是其纯磨玻璃结节内部出现实性成分，但较少，密度高的部分密度不均匀，相对较散在，再加上肺部结节边界清楚，为细毛刺状边缘，有血管进入，整体轮廓较为清晰（图 6-2-2）。

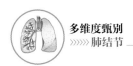
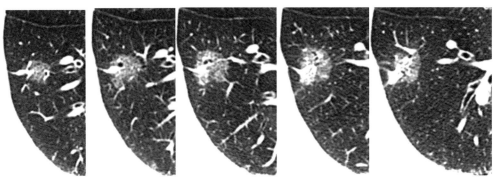

图 6-2-2　浸润性腺癌（2）

三、浸润性腺癌——腺泡型

影像特征：浸润性腺癌腺泡型的表现已经是较为典型的恶性征象，整体上是实性密度，但腺泡型腺癌的收缩力弱，胸膜凹陷或毛刺征少见，最主要的特点是密度不均的实性结节，边缘可略模糊，但整体病灶的轮廓比较清楚（图 6-2-3）。

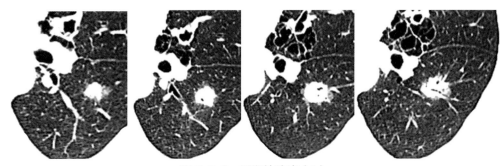

图 6-2-3　浸润性腺癌（3）

四、浸润性腺癌——附壁伴恶性度较高的实性成分

影像特征：浸润性腺癌的附壁生长型若伴有乳头型、微乳头型、实体型等成分时，则是典型的恶性特征。此例是附壁生长型占 60%，乳头型成分占 40%（图 6-2-4），其特点为磨玻璃成分（代表附壁生长部分），中央是实性成分（代表乳头生长部分），而且实性部分有收缩力（病灶向中间拉的趋势），密度高的部分其内部密度不大均匀，毛刺也是长短不一。也就是说，混合磨玻璃结节伴有实性部分的收缩力是其最显著的特点。

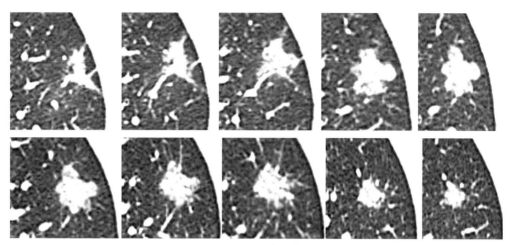

图 6-2-4　浸润性腺癌（4）

五、浸润性腺癌——黏液腺癌

影像特征：黏液腺癌表现为实性、乏收缩力、密度较均匀的实性结节，容易产生空洞。病灶的边界一般非常清楚，没有毛刺、磨玻璃、卫星灶等，但又乏收缩力。

黏液腺癌（胶样亚型）

病例 1（图 6-2-5）：患者，女性，23 岁，体检发现右肺结节 4 月余。术后病理为黏液腺癌（胶样亚型）。

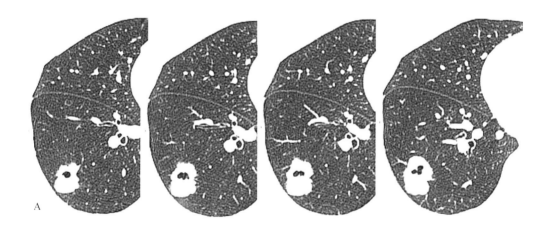

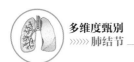

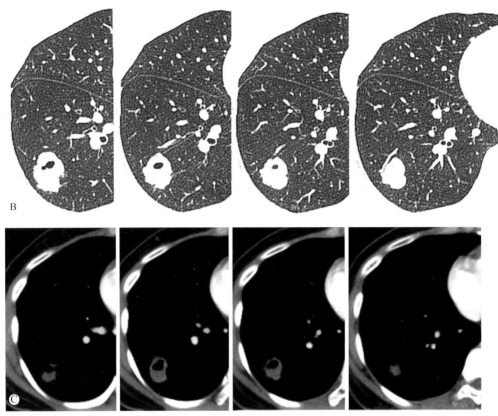

图 6-2-5　黏液腺癌（胶样亚型）

病例 2（6-2-6）：患者，女性，44 岁，体检发现左肺结节 2 年余，咳嗽、咳痰、胸闷 3 月余，肿瘤标志物 CA19-9 62.60 U/mL ↑（正常 0 ~ 39 U/mL）。术后病理为黏液腺癌。

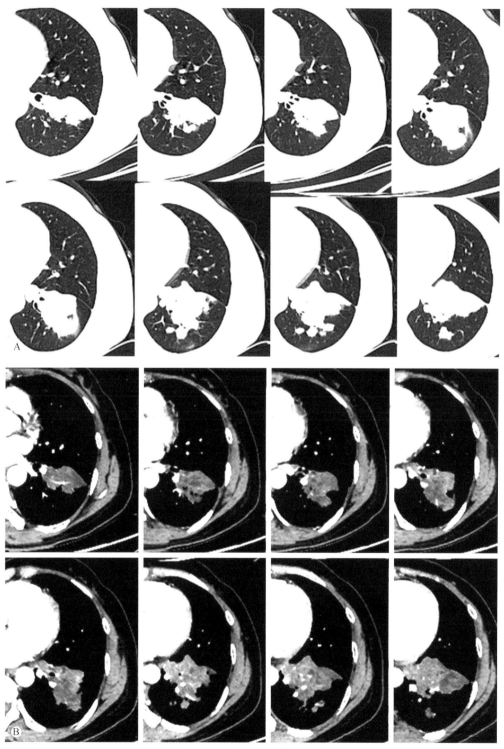

图 6-2-6　黏液腺癌（1）

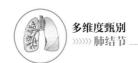

诊断思路：左肺下叶不规则肿块周围有飘散结节，病灶密度不均匀有黏液，增强扫描呈渐进性不均匀轻度强化，强化有血管造影征，但内部血管穿行无明显破坏，支持高中分化，黏液腺癌可能性大。（该病例来自中国医学影像联盟胸部群读片病例，由山东省立医院医学影像科杨世锋提供）

病例3（图6-2-7）：患者，女性，65岁，体检发现左肺下叶阴影。术后病理为黏液腺癌。

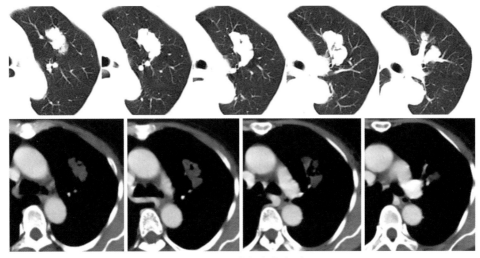

图6-2-7　黏液腺癌（2）

病例4（图6-2-8）：患者，男性，67岁，体检发现左肺下叶阴影。术后病理为（左肺下叶浸润性）黏液腺癌。

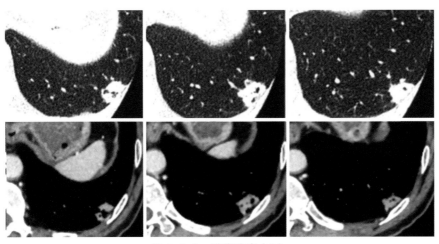

图6-2-8　黏液腺癌（3）

病例 5（图 6-2-9）：患者，男性，70 岁，右肺上叶实性结节，约 18.3 mm × 14.3 mm。术后病理为浸润性腺癌，黏液性 / 黏液腺癌。

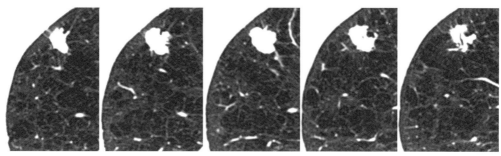

图 6-2-9　黏液腺癌（4）

（曾炳亮、张联合）

注：本章节部分病例来源于网络

第七章　常见肺结节的不典型CT表现

病例1（图7-1-1）：右肺下叶小的致密结节影，伴磨玻璃晕征，所谓的煎蛋征是原位腺癌的特征性表现。这种癌可呈实性、磨玻璃密度影或混合性。病理为原位腺癌（来自中国医学影像联盟胸部群读片病例）。

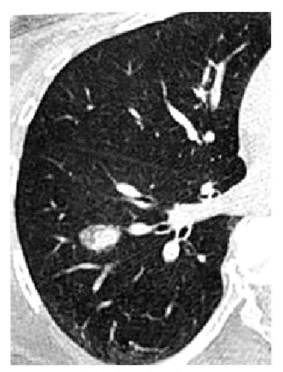

图 7-1-1　原位腺癌

病例2（图7-1-2）：患者，男性，82岁，食管癌术后3年，体检发现肺部结节。初步诊断考虑为转移瘤、错构瘤、炎性假瘤、硬化性肺细胞瘤，结果为肺鳞癌（来自中国医学影像联盟胸部群读片病例）。

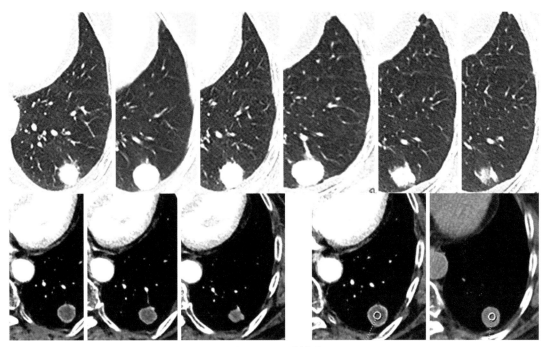

图 7-1-2　肺鳞癌

病例 3（图 7-1-3）：患者，男性，66 岁。无明显诱因咳嗽、咳痰 3 年，加重半年，无发热畏寒等不适。

诊断：鳞癌？腺癌？小细胞肺癌？类癌？错构瘤？炎性肉芽肿？隐球菌感染？硬化性肺细胞瘤？

诊断思路：老年男性，右肺卜叶与支气管走行一致的腊肠状肿块，边缘圆钝，局部突起，增强轻度强化缺乏分叶、毛刺、空泡与胸膜凹陷征等，有长尾巴，似乎看到肺门口有堵塞，优先考虑为小细胞癌，同鳞癌相鉴别。

病理：小细胞肺癌（来自中国医学影像联盟胸部群读片病例）。

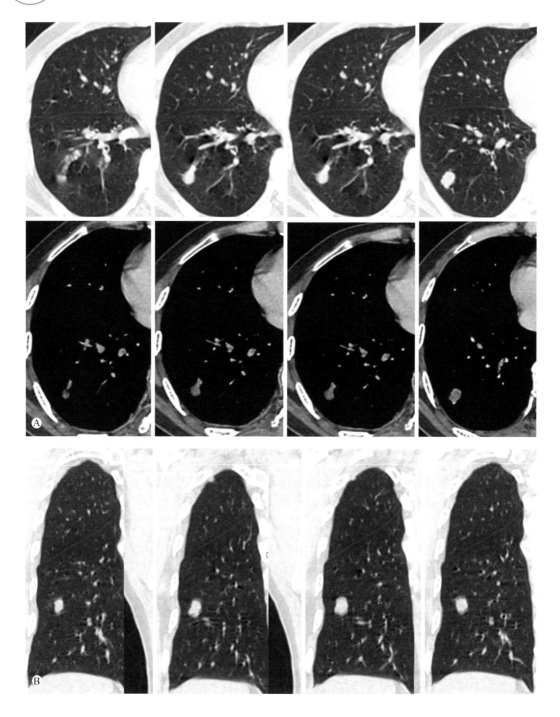

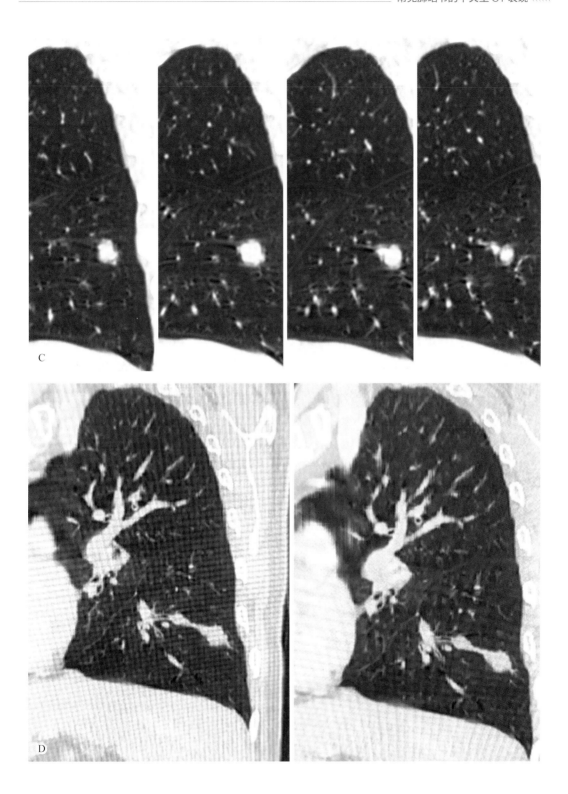

C

D

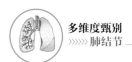

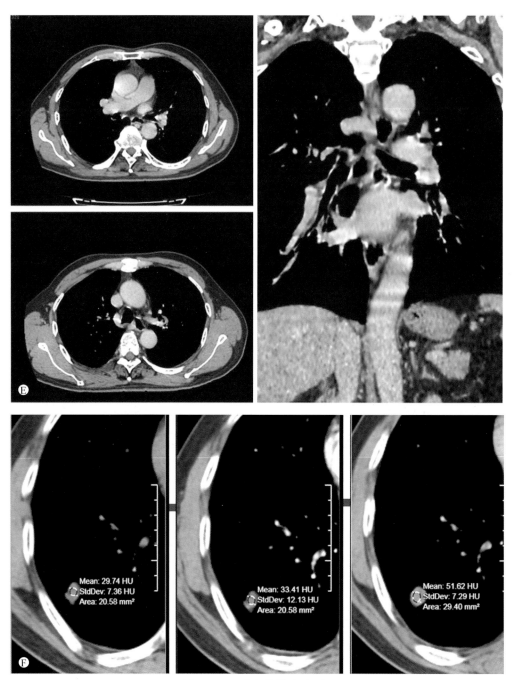

图 7-1-3　小细胞肺癌（1）

病例 4（图 7-1-4）：患者，女性，63 岁。间断性咯血 2 月余，用抗感染药物（具体不详）治疗后，略有好转。肺 CT 提示右肺上叶不规则高密度影，考虑为黏液栓。

动脉期 CT 值为 67 Hu；静脉期 CT 值为 88 Hu；延迟期 CT 值为 52 Hu。

诊断：鳞癌？腺癌？小细胞肺癌？黏液腺癌？炎性肉芽肿？支气管内曲霉菌感染？

诊断思路：老年女性，右肺门软组织密度影，沿支气管爬行，鸭蹼状指（趾）套征、局部支气管铸型，中度强化，伴右肺门淋巴结肿大，考虑为小细胞肺癌，可鉴别鳞癌、类癌及支气管内曲霉菌感染。

病理：小细胞肺癌（来自中国医学影像联盟胸部群读片病例）。

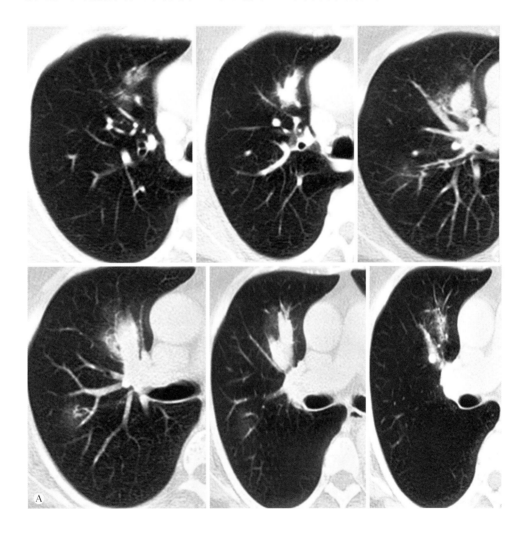

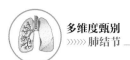
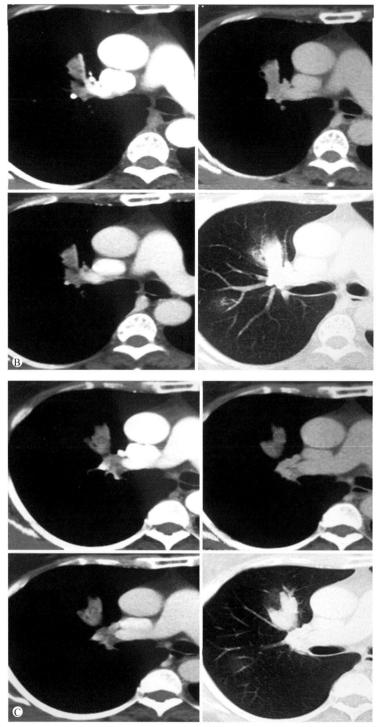

图 7-1-4　小细胞肺癌（2）

病例 5（图 7-1-5）：患者，男性，76 岁。咳嗽、咳痰伴痰中带血 3 个月。自行口服阿莫西林、左氧氟沙星等消炎药、止咳药后症状无明显缓解。

神经元特异性烯醇化酶（NSE）17.38 ng/mL ↑，血清胃泌素释放肽前体（ProGRP）351.25 pg/mL ↑。

诊断思路：可见右肺下叶外基底段有分叶状软组织肿块，肿块边界清楚、密度欠均匀，远心侧可见短细毛刺，相邻肺野可见斑片状高密度影，增强扫描呈渐进性不均匀强化，内可见血管穿行。本病例为老年男性患者，慢性病程，咳嗽、咳痰伴痰中带血，ProGRP > 150 pg/mL，达到 351.25 pg/mL，NSE 轻度升高，考虑为神经内分泌肿瘤，一般 NSE 值小细胞肺癌＞大细胞神经内分泌癌＞不典型类癌，可鉴别腺癌、淋巴上皮瘤样癌。

病理为小细胞神经内分泌肿瘤（小细胞肺癌）（来自中国医学影像联盟胸部群读片病例，贵黔国际总医院放射科王财洪提供）。

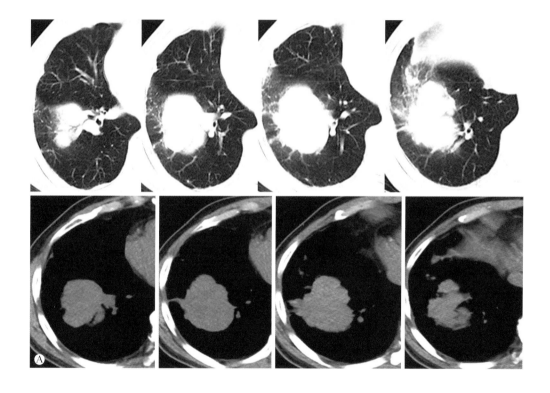

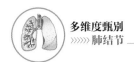

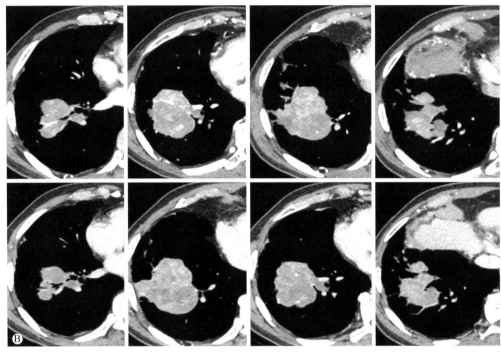

图 7-1-5　小细胞肺癌（3）

病例 6（图 7-1-6）：患者，男性，62 岁。活动后胸闷气短，伴有咳嗽，于当地医院行 CT 检查显示有肺部占位性病变。

CEA：22.96 ng/mL↑（正常＜5 ng/mL），CA125↑（正常＜35 U/mL），NSE：23.88 ng/mL↑（正常＜17 ng/mL），细胞角蛋白 19 片段↑（正常＜3.3 ng/mL）。

动脉期 CT 值为 50 Hu；静脉期 CT 值为 58 Hu；延迟期 CT 值为 56Hu。

诊断思路：本病例为老年男性，活动后胸闷气短伴咳嗽，左肺上叶肿块癌性强化（CT 值上升 20～40 Hu 称癌性强化，无平扫 CT 值，目测为癌性强化），肿块内出现边缘模糊的坏死区，支气管截断，纵隔内出现肿大淋巴结，影像诊断为肺癌。病理类型判断，病灶内出现灶状坏死有利于鳞癌诊断，老年男性也有利于此诊断，但支气管截断却无肺不张，不利于鳞癌诊断，肿块邻近胸膜广基增厚，有利于腺癌诊断，支气管截断、无明确肿物，可能是腺癌外侵所致，当然这个征象在小细胞肺癌中也可表现，但其坏死少见。肿瘤标志物 CEA 及 CA125 增高，细胞角蛋白 19 片段增高有利于鳞癌诊断，NSE 轻度增高意义不大。综合考虑病理类型为混合性肺癌，鳞腺癌可能性大。

免疫组化：CK7 阳性，napsinA 阳性，ttf-1 阳性，P63 阴性，P40 阴性，CK5/6 阴性。

（来自中国医学影像联盟胸部群读片病例，哈尔滨医科大学附属第二医院 CT 室研究生杨椿雪提供）。

补充说明：鳞癌，免疫组化三件套 P63、P40、CK5/6 阴性；腺癌，免疫组化三件套 CK7、napsinA、ttf-1 阳性；小细胞肺癌，免疫组化三件套 CD56、syn、cga 阳性。

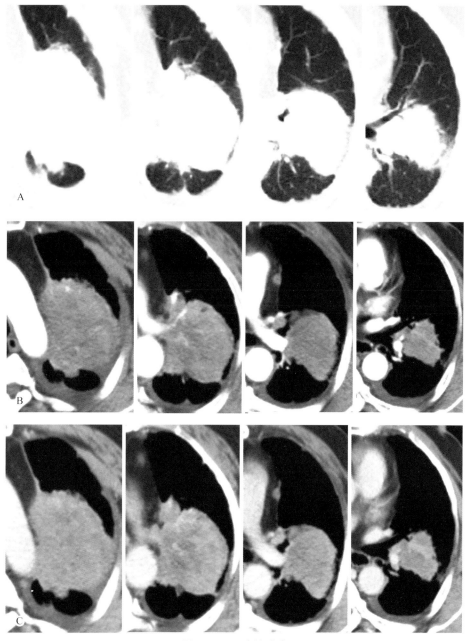

图 7-1-6　肺鳞腺癌

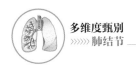

病例7（图7-1-7）：患者，女性，74岁，主诉吞咽不适半年。

诊断思路：左肺上叶前段不规则软组织密度肿块，密度欠均匀，坏死不彻底，略呈分叶状，边界清楚，可见粗细不匀、长短不一的毛刺，两肺可见弥漫细小结节影，中轴间质增厚伴串珠样小结节，增强扫描呈渐进性明显强化，考虑为腺癌，并鉴别机化性肺炎、结核。

穿刺病理为腺癌（中分化）（来自中国医学影像联盟胸部群读片病例）。

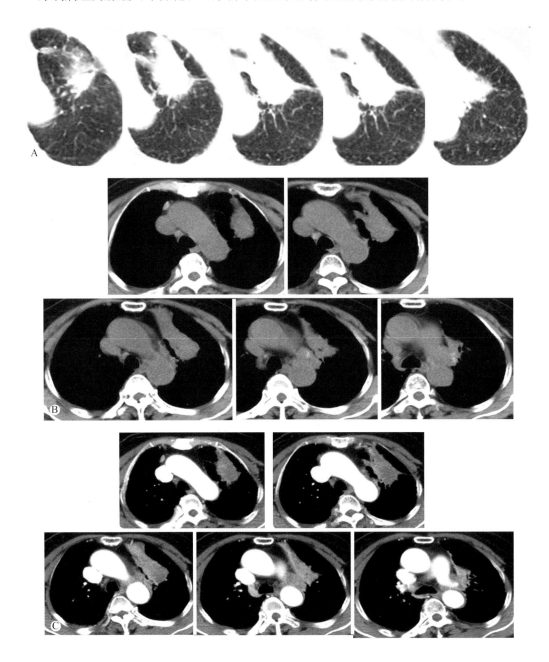

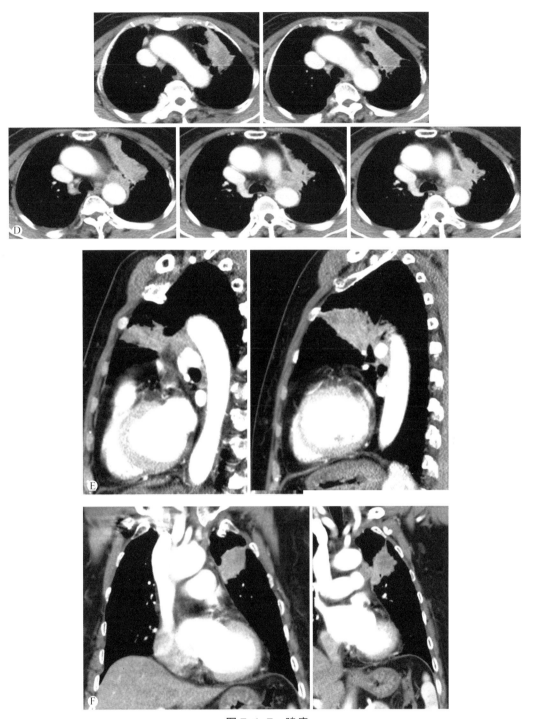

图 7-1-7　腺癌

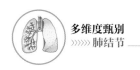

病例 8（图 7-1-8）：患者，女性，50 岁，痰中带血 10 月余。

诊断思路：左肺跨叶病变，主要在左上叶尖后段及下叶背段可见斑片状实变影，内有支气管充气征，边缘有磨玻璃密度影、晕征，临床有咯血病史，提示出血，初步考虑为感染性或血管炎病变，但上叶病变在纵隔窗内部可见一圆形肿块，密度均匀，边缘无毛刺、分叶、钙化、空泡等，明显持续均匀强化。整体观左肺病变如同煎蛋征，蛋白跨叶略多，可作为突破口。①腺癌，结节边缘光整，可排除；②淋巴瘤，肺炎实变型 MALT 淋巴瘤，无发热，与咯血病史不相符，但血管内淋巴瘤可引起咯血；③血管内皮细胞瘤，年龄、性别符合，因其具有侵袭性，多发结节常见，孤立结节罕见，可排除；④ PSP，可出血伴空气新月征，此例虽没有空气新月征，但周围的出血可用此病理机制解释，另外有一层面可见肺动脉进入肿块形成"尾征"，且以 PSP 女性多见，好发于 40 ~ 50 岁，要高度怀疑。综合考虑诊断倾向 PSP ＞肺血管内淋巴瘤＞上皮样血管内皮细胞瘤。

病理为 PSP（来自中国医学影像联盟胸部群读片病例）。

PSP 主要征象：①血管贴边征；②空气新月征；③以肺动脉为主征；④尾征、晕征、鸟巢征、煎蛋征（图 7-1-9 至图 7-1-11）；⑤钙化。

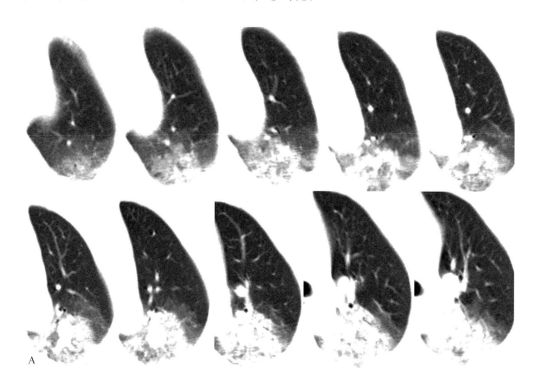

A

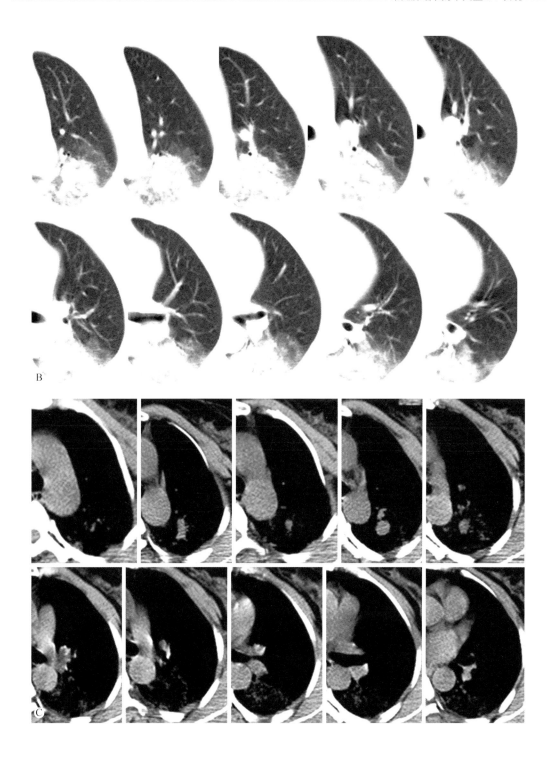

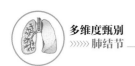
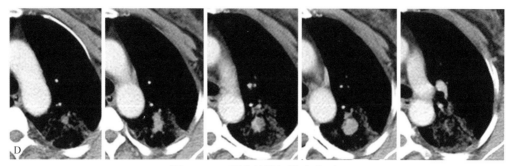

图 7-1-8 硬化性肺细胞瘤（1）

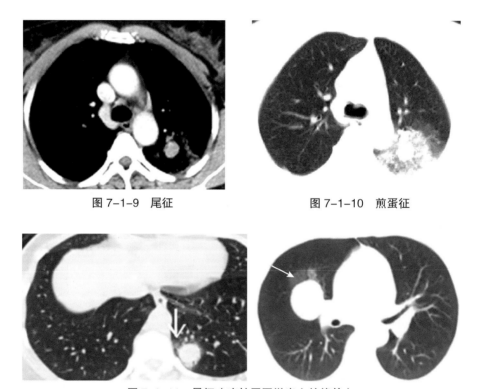

图 7-1-9 尾征　　　　　　　　图 7-1-10 煎蛋征

图 7-1-11 晕征（病灶周围微出血的缘故）

病例 9（图 7-1-12）：患者，女性，56 岁，咳嗽伴痰中带血 1 周余，咳白色黏液痰。

诊断思路：①簇状分布结节（腺癌结节小时可以围绕小气道呈簇状分布，结节大时会融合）；②边缘有晕征（提示出血，符合临床咯血病史，腺癌与 PSP 均可，PSP 出现空气新月征之前可先表现为出血）；③结节边缘散在钙化（不支持腺癌破坏组织内部小血管后形成的钙化，腺癌的钙化以病灶中心为主呈杂乱分布，此例边缘的结节状钙化更符合 PSP 肿瘤边缘的小血管破坏出血后钙盐沉积征象）；④结节肺门侧有棘状突起，形似小尾巴（由肿瘤对肺门血管的生长趋向性所致）；⑤延迟强化。最终诊断考虑为 PSP。

病理：PSP。

病例解析：①边缘性沙砾钙化是 PSP 的钙化特点，其组织学特征为沙砾体，PSP 肿瘤间质可发生骨化，肿块钙化发生率较结节钙化发生率高。组织学显示钙化灶旁胆固醇结晶，提示胆固醇结晶可能为钙化的来源；②尾征为肿瘤边缘的尾状突起，PSP 的尾状突起多位于病灶近端靠近肺门一侧，其发生与 PSP 对肺门血管有生长趋向性有关，尾征的出现可提示 PSP 诊断；③分叶状、簇状分布和多发等都是 PSP 的少见形态表现。若掌握常见病的不典型表现，诊断就非常容易；④囊性、囊实性、磨玻璃密度是 PSP 密度方面的不典型表现（来自中国医学影像联盟胸部群读片病例）。

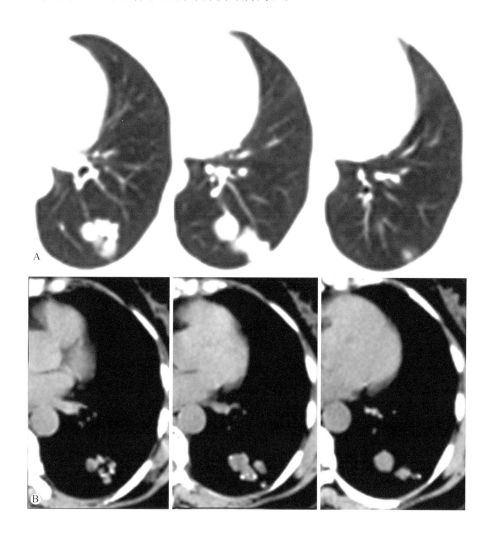

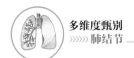

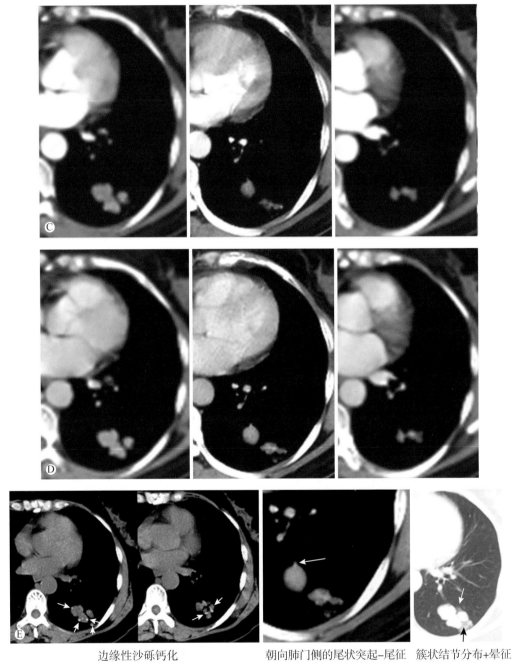

边缘性沙砾钙化　　　　朝向肺门侧的尾状突起-尾征　簇状结节分布+晕征

图 7-1-12　硬化性肺细胞瘤（2）

文献补充病例（1）（图 7-1-13）：硬化性肺细胞瘤。

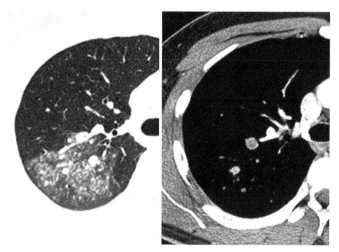

图 7-1-13　硬化性肺细胞瘤（3）

文献补充病例（2）（图 7-1-14）：硬化性肺细胞瘤。

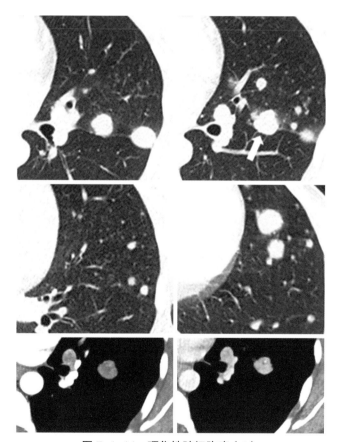

图 7-1-14　硬化性肺细胞瘤（4）

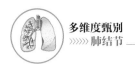

（文献补充病例来源于：MORIKAWA K，MISUMI S ，FUKUDA T，et al .Pulmonary sclerosing pneumocytoma presenting as slow-growing multiple nodules over a long period Radiology Case Reports，2019，14（5）：602-607.）

病例10（图7-1-15）：患者，男性，30岁，发现右上肺结节1年余。肿瘤标志物阴性。

诊断思路：①病灶的形态很有特点，横断面、重建冠矢状位都表现为多边形，此征象提示炎性病变；②内部密度不均匀，有支气管充气征，这个征象良恶性病变皆可表现，多结节堆积，提示鳞癌或良性病变，腺癌少见；③一年多病灶增大，出现新子灶，提示腺癌、真菌感染、结核；④诸多征象中，多边形征象最重要，也是主要征象或决定性征象，必须把真菌感染或结核放前面考虑；⑤肺结节存在一年多，结核基本不考虑，考虑为真菌感染，患者没有免疫力低下病史，最后考虑为隐球菌感染。

病理：（右上）肺慢性肉芽肿性炎，符合隐球菌感染征象（来自中国医学影像联盟胸部群读片病例）。

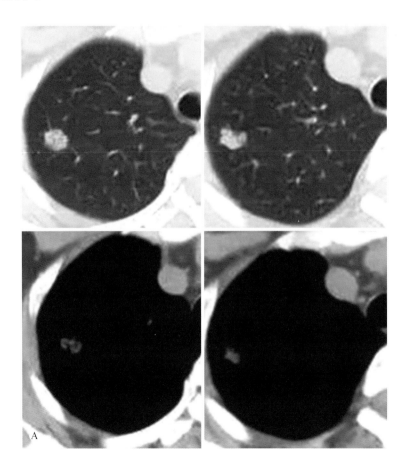

A

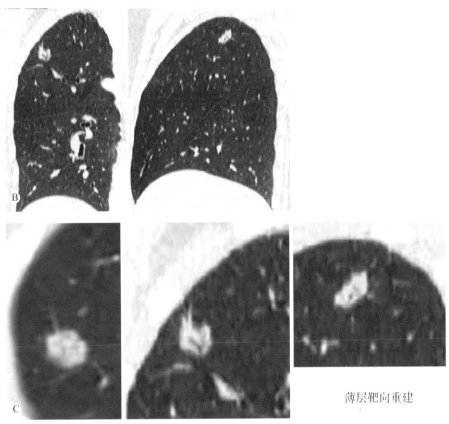

图 7-1-15　隐球菌感染（1）

病例 11（图 7-1-16）：患者，男性，35 岁，咳嗽半年，肿瘤标志物阴性。

诊断：腺癌？真菌感染？肉芽肿性炎？ IMT ？

病理：隐球菌感染（来自中国医学影像联盟胸部群读片病例）。

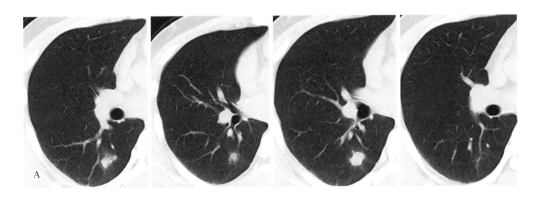

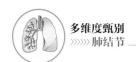
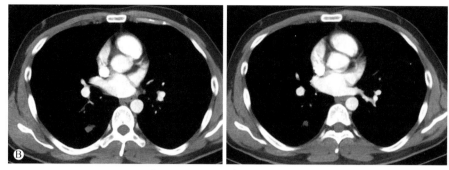

图 7-1-16　隐球菌感染（2）

病例 12（图 7-1-17）：患者，男性，37 岁，体检发现右肺下叶团块影。

诊断思路：年轻男性，体检发现右肺下叶胸膜下条片状软组织影伴晕征，周围可见子灶，呈"蘑菇兄弟"，增强扫描呈延迟不均匀中度强化，长轴与胸膜平行，近端支气管进入后堵塞，与胸膜广基底相连，胸膜下脂肪间隙显示不清。考虑为隐球菌感染。

病理：隐球菌感染（来自中国医学影像联盟胸部群读片病例：南丰县人民医院放射科张联合提供）。

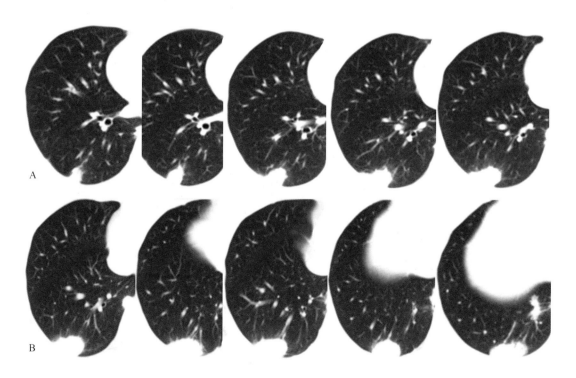

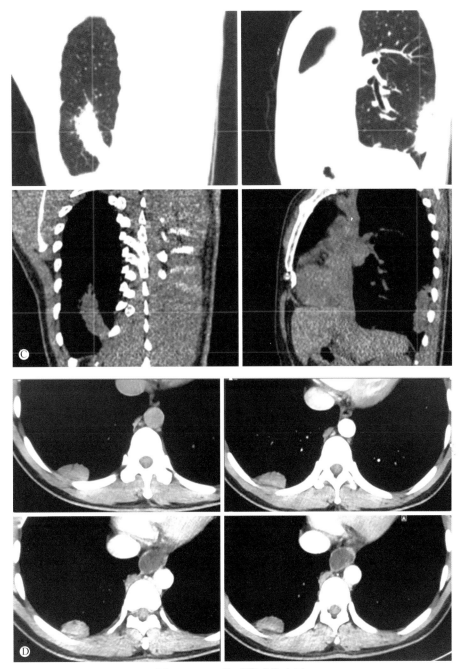

图 7-1-17　隐球菌感染（3）

病例 13（图 7-1-18）：患者，男性，48 岁，体检发现肺占位。

病理：肉芽肿性炎，内见多发坏死，提示肺结核（来自中国医学影像联盟胸部群读片病例）。

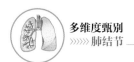

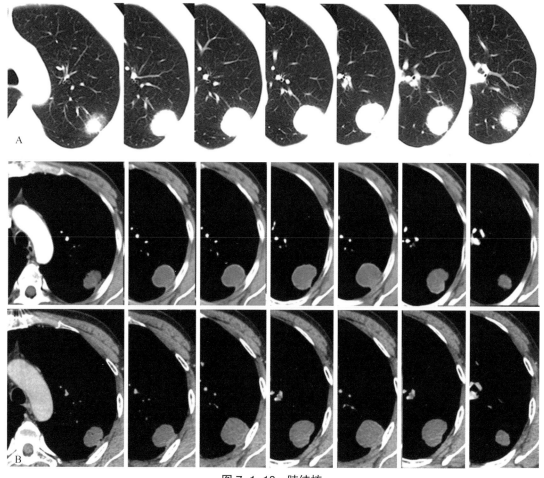

图 7-1-18　肺结核

病例 14（图 7-1-19）：患者，男性，40 岁，健康体检，既往体健。

右肺下叶 mGGN。

诊断思路：PET/CT 高摄取，炎症及肿瘤都可以，但病灶边缘模糊不清，内部支气管稍微扩张，内部血管增粗，病灶比较散，像腺泡结节，考虑炎症概率大于肿瘤概率。

诊断：考虑炎症可能性大，建议抗炎 2 周后复查。

结果：肺部炎症（来自中国医学影像联盟胸部群读片病例）。

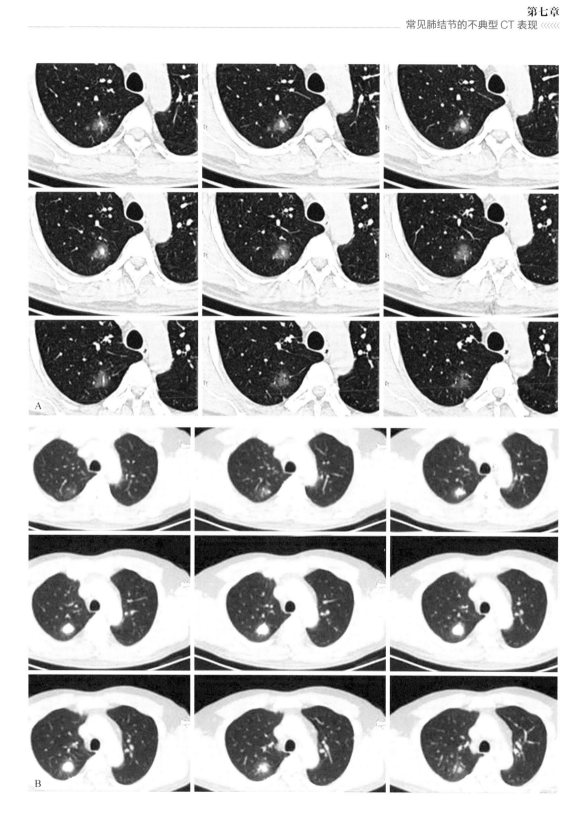

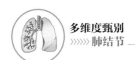

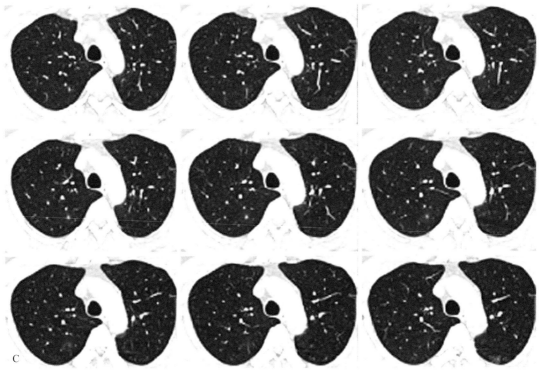

A. 炎症；B. PET/CT 高摄取，炎症；C. 抗炎 2 周后复查，病灶基本已被吸收。

图 7-1-19　肺部炎症（见彩插）

（曾炳亮、张联合、周会明）

第八章 囊腔型肺癌的影像表现

一、概述

囊腔型肺癌（含气薄壁囊腔型肺癌）：是一种在影像学上少见的以薄壁囊腔为特点的肺癌类型，占肺癌的1%~4%。腺癌多见，鳞癌少见。

囊腔直径＞5 mm，囊壁厚度＜4 mm的囊壁占1/2环周以上。早期表现不典型，很容易被误诊。发生机制和定义尚无统一定论。囊腔型肺癌的可能发生机制：肿瘤坏死液化排出形成薄壁空洞肺癌；小细支气管壁肺癌的活瓣作用使肺泡破裂融合；肺癌细胞沿肺泡附壁生长和活瓣机制发生囊腔环形增厚；原有肺大疱、肺气囊、肺囊肿的囊壁恶变，形成囊腔和结节。

病例1（图8-1-1）：患者，男性，57岁。咳嗽、咳痰1个月，CT发现左肺下叶囊腔型病变，抗炎1个月后复查无变化。术后病理为浸润性腺癌。

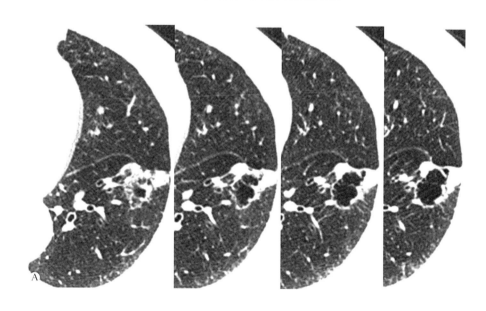

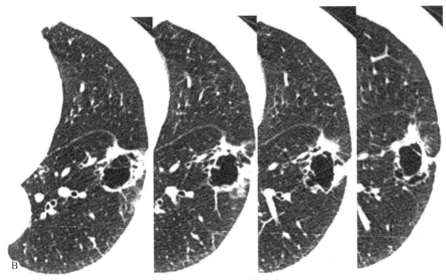

图 8-1-1　浸润性腺癌

空洞型肺癌和囊腔型肺癌的影像比较见图 8-1-2，图 8-1-2A，空洞型肺癌比较常见，影像表现典型，容易诊断。图 8-1-2B，囊腔型肺癌比较少见，影像表现不典型，容易被误诊。

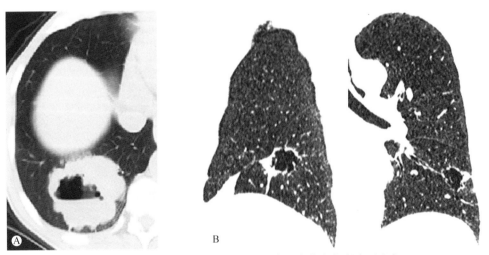

A. 坏死囊变的空洞型肺癌；B. 以薄壁囊腔为特点的囊腔型肺癌

图 8-1-2　空洞型肺癌和囊腔型肺癌

二、分型

囊腔型肺癌的分型尚未统一，主要有 Daisuke 分型和 Mascalchi 分型。

1. Daisuke 分型——大疱型肺癌

主要按肿瘤生长方向进行分型（图 8-1-3），其 CT 表现见图 8-1-4。

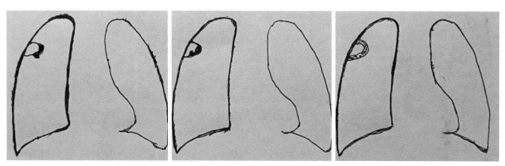

Ⅰ型：肿瘤向外生长　　Ⅱ型：肿瘤向内生长　　Ⅲ型：肿瘤沿大疱壁生长

图 8-1-3　囊腔型肺癌的分型（3）

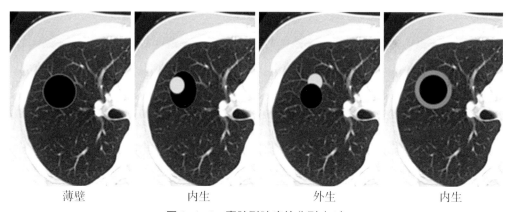

薄壁　　　　　　内生　　　　　　外生　　　　　　内生

图 8-1-4　囊腔型肺癌的分型（4）

2. Mascalchi 分型

Mascalchi 分型主要分为 4 型，包括囊外结节型，囊内结节型，环形增厚型，多发囊腔、结节混合型（图 8-1-5）。

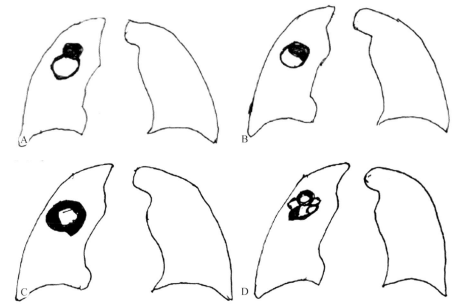

A. Ⅰ型：囊外结节型；B. Ⅱ型：囊内结节型；C. Ⅲ型：环形增厚型；D. Ⅳ型：多发囊腔、结节混合型

图 8-1-5　Mascalchi 分型

（1）Ⅰ型又称囊外结节型（鼻涕泡征），具体特征：①囊壁厚薄不一，有壁结节向囊外突出；②结节大小不一，密度分为实性结节和GGO结节；③较大结节，形态不规则，多数可见分叶、毛刺、胸膜牵拉、血管聚拢等恶性征象（为45%～78%）。④较小结节伴发的恶性征象不多，诊断困难（图8-1-6）。

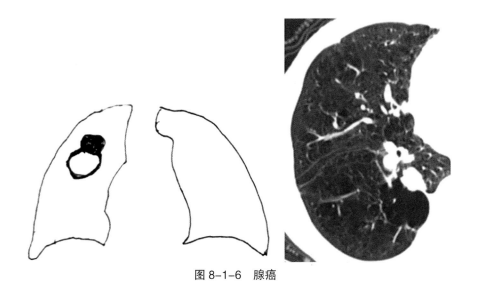

图 8-1-6　腺癌

病例2（图8-1-7）：患者，男性，80岁，反复胸闷气促10年余，病理为浸润性腺癌。

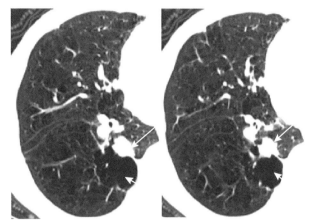

囊腔型病变——囊外结节型（鼻涕泡征）

图 8-1-7　浸润性腺癌（1）

囊外GGO结节：囊腔型结节伴分隔、磨玻璃影，分隔厚薄不均，并可见壁结节，内见血管穿行。

病例3（图8-1-8）：患者，男性，55岁，体检发现左肺下叶囊腔型病变，术后病理为浸润性腺癌。

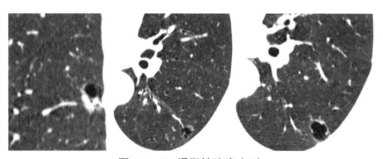

图 8-1-8　浸润性腺癌（2）

病例4（图8-1-9）：患者，男性，90岁，体检发现右肺上叶囊腔型病变，术后病理为浸润性腺癌。

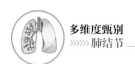

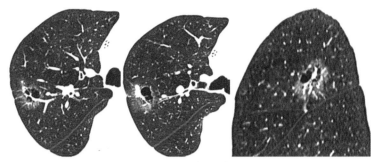

图 8-1-9　浸润性腺癌（3）

病例 5（图 8-1-10）：mGGN 伴多发空泡/囊泡→IAC。

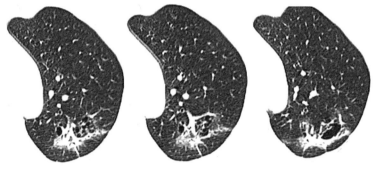

图 8-1-10　IAC

（2）Ⅱ型（图 8-1-11）又称囊内结节型。囊壁内实性结节，结节表面凹凸不平。

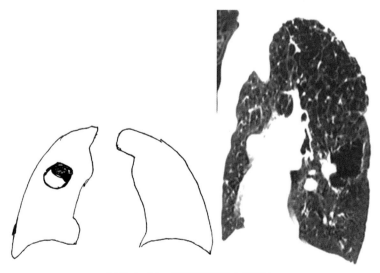

图 8-1-11　囊腔型肺癌（鳞癌）

病例6（8-1-12）：患者，男性，48岁，咳嗽、咳痰3月余。囊内结节，囊腔内、外壁不均匀性增厚，囊壁不光整、厚薄不均，呈不均匀性中度强化，无明显毛刺；囊腔内未见明显分隔。术后病理为中分化鳞癌。

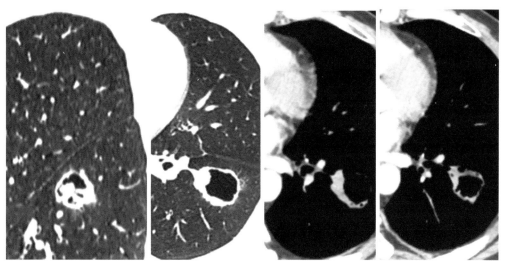

图 8-1-12　中分化鳞癌

（3）Ⅲ型（图8-1-13）又称环形增厚型，可分为囊壁增厚光滑型和囊壁增厚毛糙型。

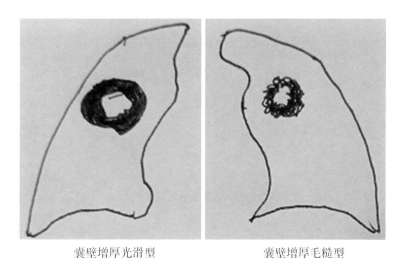

囊壁增厚光滑型　　　　　　　　囊壁增厚毛糙型

图 8-1-13　Ⅲ型：环形增厚型

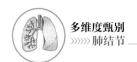

囊壁增厚光滑型（图 8-1-14、图 8-1-15）特点：外缘光整内壁光滑；囊壁较薄厚薄
一致，囊腔张力较大；恶性征象较少，早期诊断困难。

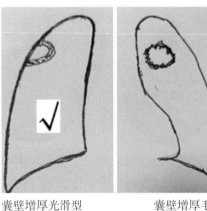
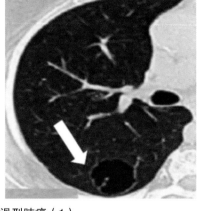

囊壁增厚光滑型　　　　　　　囊壁增厚毛糙型

图 8-1-14　囊壁增厚光滑型肺癌（1）

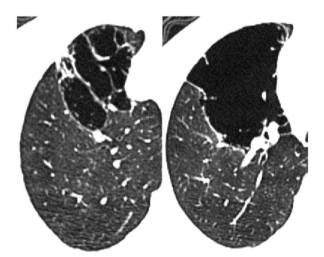

囊壁稍增厚且光滑，厚薄比较均匀，恶性征象不明显，定性诊断困难。

图 8-1-15　囊壁增厚光滑型肺癌（2）

囊壁增厚毛糙型（图 8-1-16）特点：外缘毛糙，囊壁内侧面不光滑；囊壁略厚，囊
腔张力不大；分叶、毛刺、胸膜牵拉、血管聚拢等。

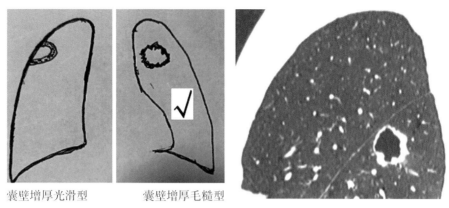

囊壁增厚光滑型　　　　　囊壁增厚毛糙型

图 8-1-16　囊壁增厚毛糙型肺癌

（4）Ⅳ型（图 8-1-17）又称多发囊腔、结节混合型/多房分隔型/蜂窝型肺癌。具体特征：①囊腔形态不规则分叶状外观；囊壁厚薄不一。②囊内可见粗细不等的分隔、多个小囊腔；可合并小结节。③囊外可见多个恶性征象。

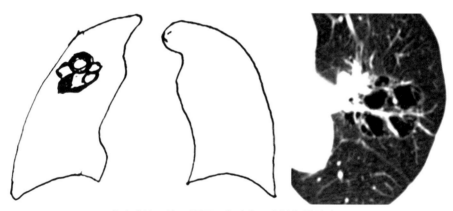

囊壁毛糙、偏心增厚，术后病理为浸润性腺癌。

图 8-1-17　浸润性腺癌（4）

病例 7（图 8-1-18）：患者，男性，66 岁，体检发现右肺中叶囊腔型病变，术后病理为浸润性腺癌。

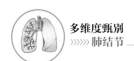
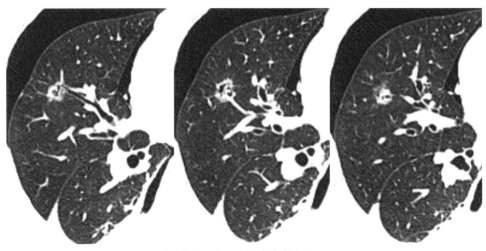

图 8-1-18　浸润性腺癌（5）

　　病例8（图8-1-19）：多发囊腔、结节混合型/多房分隔型/蜂窝型肺癌；纤维分隔、血管穿行。术后病理为腺癌。

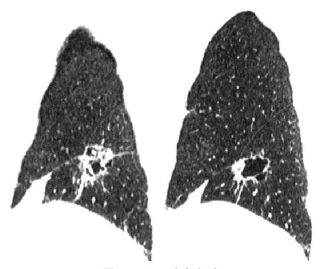

图 8-1-19　腺癌（1）

　　病例9（图8-1-20）：患者，男性，66岁，体检发现右肺上叶巨大囊腔型病变。病理为浸润性腺癌。

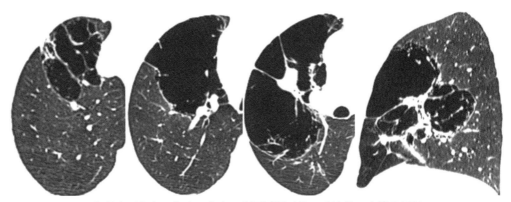

巨大囊腔型病变：分叶、多房、分隔厚薄不均、壁结节、血管穿行征。

8-1-20　浸润性腺癌（6）

典型的薄壁空腔肺癌，也是"假大空"。尽管洞壁非常薄，但实际局部有增厚，且空腔内有分隔，所以对局部增厚或出现分隔的薄壁空洞，必须高度警惕肺癌的诊断。

单房、薄壁、壁尚均匀，囊内未见分隔，恶性征象不明显，诊断困难。

病例10（8-1-21）：患者，女性，46岁，体检发现左肺上叶单房囊性病变。术后病理为腺癌。

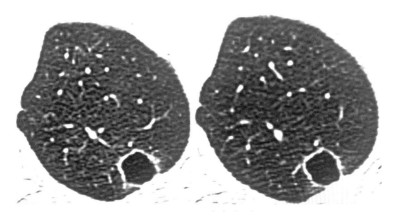

图 8-1-21　腺癌（2）

多房、薄壁，囊内见分隔、恶性征象不明显，诊断困难。

病例11（图8-1-22）：患者，女性，67岁，体检发现右肺多房囊性病变。术后病理为腺癌。

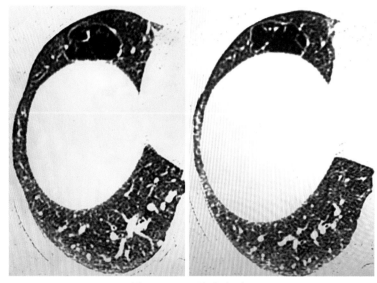

图 8-1-22　腺癌（3）

　　囊腔型肺癌的演变规律：囊腔代表肿瘤生长的早期阶段；囊壁逐渐增厚。薄壁→囊壁增厚→GGO →实性。经过有效治疗的厚壁囊性肺癌，可变为薄壁光滑的囊性肺癌。

　　图 8-1-23 示 2009 年壁非常薄，内有分隔，需密切关注；2010 年气体吸收，内出现实性成分，虽然体积缩小，但恶性度增高。

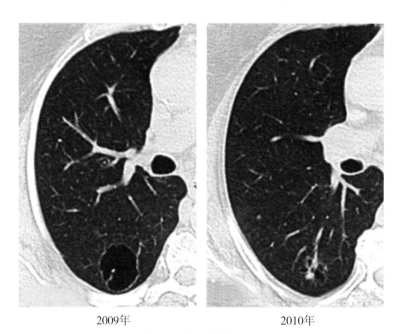

　　　　　　2009年　　　　　　　　　　　　　　2010年

图 8-1-23　腺癌（4）

　　囊腔型肺癌影像诊断要点：①囊腔形态不规则和囊壁毛糙。②囊壁不规则增厚合并结节分叶毛刺等恶性征象。③壁光滑型囊性肺癌很少见，很容易被误诊。④对形态表现不典型病变应定期随诊。⑤随访过程出现囊壁不规则增厚、壁结节增大时应及时终止随访，及时手术。⑥PET/CT适用于囊壁或实性结节＞8 mm的病灶；对薄壁型、GGO结节型肺癌价值不大。

（张联合、周会明、李宗梁）

第九章　肺部肉芽肿性炎的 CT 表现

肉芽肿性炎（granulomatous inflammation）是一种以肉芽肿形成为主要特征的慢性增生性炎症。表现为肺结节样的肉芽肿性炎，种类繁多，主要有以下疾病。

（1）感染性肉芽肿性炎（占 85% ~ 93%）：肺结核，约占 50%（北方多见）；隐球菌感染，占 15% ~ 30%（南方多见）；其他感染性肉芽肿（约占 20%），除隐球菌感染外的真菌感染普通炎性结节，如由细菌、病毒等导致的。

除了结核和隐球菌感染，其他感染都不太像肉芽肿，因为这类结节肉芽肿的成分通常比较少；肉芽肿的特征通常不显著；除肉芽肿成分外，其他成分类似普通感染；CT 形态上接近普通炎症伴机化。

（2）非感染性肉芽肿性炎（约 < 5%）：肺结节；肉芽肿性多血管炎（GPA）；类风湿肺结节（PRN）。

（3）异物入侵、肺尘埃沉着症等，表现为肉芽肿的很少，约 < 1%。

肺炎性结节分类：①细菌性，炎性结节、炎性肉芽肿；②结核性，结核球、硬结灶、纤维灶；③真菌性，隐球菌感染、曲霉菌感染；④病毒性，肺内淋巴结。

肺炎性结节临床诊断难点：①发病率高，临床症状轻或无；②实验室检查阳性率低；③影像诊断中的良恶性征象重叠；④ PET/CT 假阳性率高；⑤穿刺活检有一定的假阴性可能。

准确判断肺炎性结节的临床意义重大。

一、肺结核

1. 结核性肉芽肿的病理过程时相
（1）初期：以类脂性肺炎为特征的改变，渗出与破坏期。
（2）中期：逐渐形成不规则的包裹，进入肉芽肿期。
（3）后期：形成类圆形包裹的肉芽肿，内部为干酪样坏死（凝固性坏死）。
2. 结核的不同形态与病理关系
（1）大多数转归为类圆形结核结节。
（2）少数转归为粗树状形态。
（3）营养与免疫状况有较大影响。

3. 结核的卫星灶

（1）卫星灶大多是在同一次感染中，相近部位较小的病灶不能完全被吸收。

（2）卫星灶也是一样的肉芽肿，符合结核肉芽肿的 3 层结构（里面为干酪样坏死核心区、中间为肉芽肿层、外周为纤维层含淋巴细胞），小的卫星灶符合 2 层结构（缺少干酪样坏死核心区，其余存在）。

（3）卫星灶可以与主瘤体相贴，形成"芋头"样形态。

4. 结核的坏死与钙化

（1）最初的坏死较稀薄（因为渗出），后期水分吸收，脂质和蛋白聚集（干酪样），胆固醇结晶形成。

（2）钙化生成于干酪样坏死区的周边，是离子、小分子长期交换的结果，大致需要 1 ~ 3 年，是弱酸性物质与钙离子的结合沉淀。

病例 1（图 9-1-1）：患者，男性，67 岁，体检发现肺部阴影 1 天。

左肺上叶尖后段团块影（结核好发部分），呈轻微分叶、少许毛刺，邻近胸膜轻度牵拉（收缩力弱），周围多发卫星病灶，内见小空洞，未见强化（肺结核特点）。

CT 值，平扫 33.76 Hu、动脉期 38.13 Hu，静脉期 34.07 Hu，提示病灶未见强化。

影像诊断：肺结核可能性大。

穿刺病理：肉芽肿性炎（浸润型肺结核）。

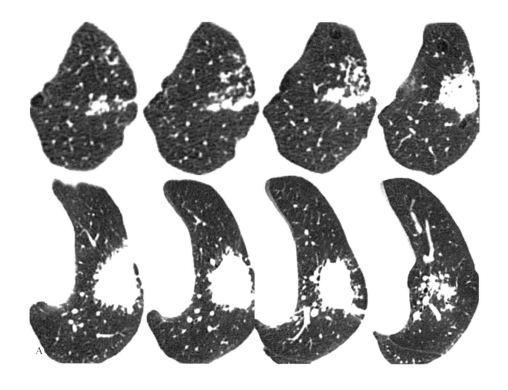

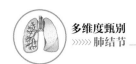

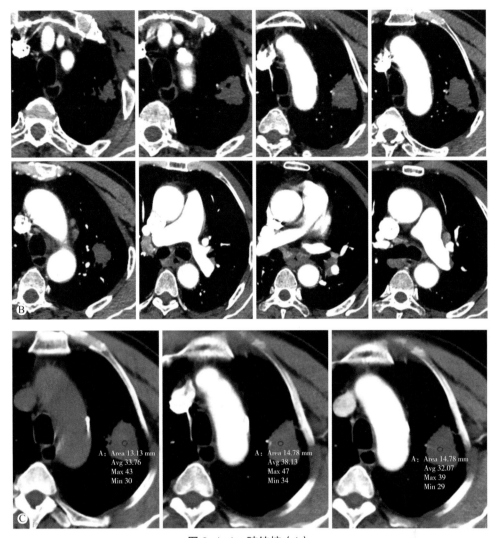

图 9-1-1　肺结核（1）

病例 2（图 9-1-2）：患者，男性，49 岁。发现肺部阴影 6 个月，左侧胸痛半个月。

左肺上叶尖后段团块影（结核好发部分），呈深分叶、多发毛刺，邻近胸膜明显牵拉（收缩力强，具有腺癌特点），周围多发卫星病灶，未见强化（肺结核特点）。

CT 值：平扫 38.67 Hu，动脉期 37.76 Hu，静脉期 39.40 Hu，提示病灶未见强化（肺结核特点）。

影像诊断：肺结核可能性大，该病灶具有腺癌特点，收缩力强。

穿刺病理：肉芽肿性炎（肺结核）。

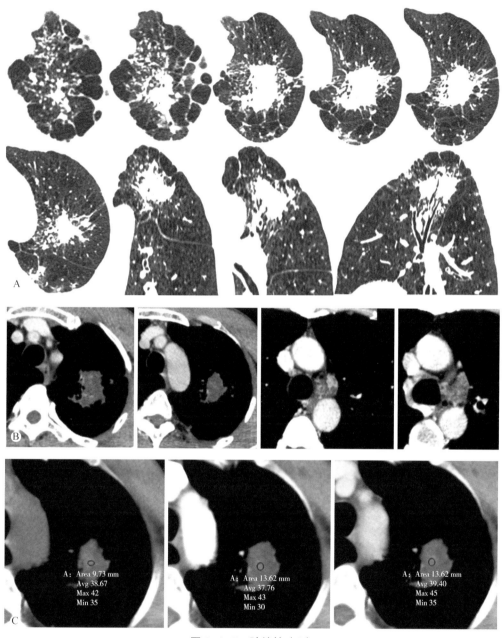

图 9-1-2　肺结核（2）

病例 3（图 9-1-3）：患者，男性，51 岁，体检发现左肺下叶背段实性结节伴周围少许粟粒状卫星病灶。

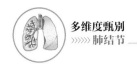

左肺下叶背段（结核好发部位），实性结节（收缩力不强）伴少许卫星病灶（肺结核典型征象）。

CT值：平扫15.56 Hu，动脉期17.11 Hu，静脉期14.00 Hu，无强化（肺结核典型征象）。

穿刺病理：肉芽肿性炎（肺结核）。

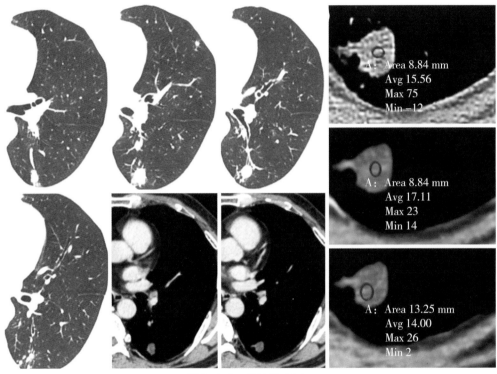

图9-1-3　肺结核（3）

病例4（图9-1-4）：患者，男性，32岁，体检发现左肺上叶尖后段结节影伴周围少量微小结节、粟粒影伴部分钙化。

左肺上叶尖后段结节影（结核好发部分），呈轻微分叶、少许清秀毛刺，邻近胸膜轻度牵拉（收缩力弱），周围多发卫星病灶，病灶内可见散在点状钙化（肺结核特点）。

影像诊断：陈旧性肺结核球。

穿刺病理：肉芽肿性炎（肺结核球）。

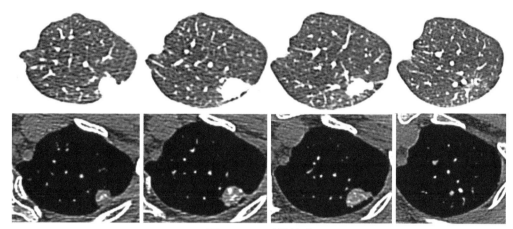

图 9-1-4　肺结核球

病例5（图9-1-5）：患者，男性，23岁，体检发现右肺上叶1枚实性小结节及纵隔、右肺门多发淋巴结肿大。

诊断：肉芽肿性炎？结核？小细胞肺癌？鳞癌？

MDT 讨论后决定在超声支气管镜下行支气管针吸活检术。针吸活检术后病理为肉芽肿性炎（倾向结核）。抗结核诊断性治疗后3个月复查病灶明显缩小、吸收。

2022年3月22日CT复查较2021年12月2日CT：病灶明显吸收、变小，最终诊断为结核。

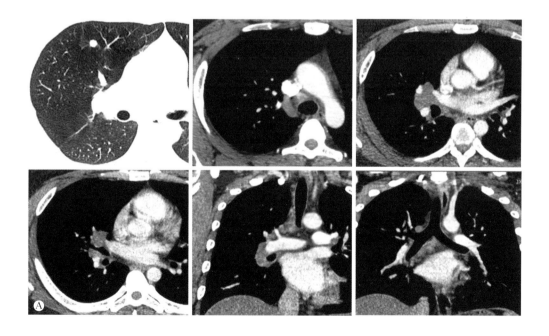

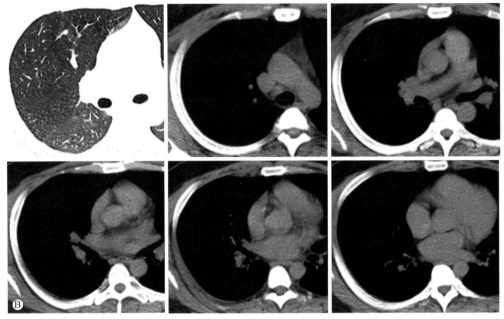

A. 2021 年 12 月 2 日 CT；B. 2022 年 12 月 2 日 CT。

图 9-1-5　肺结核（4）

二、隐球菌感染

1. 隐球菌感染的病理特点

（1）隐球菌感染，呈类圆形结节，内部大部分都是坏死区。

（2）一般 10% ~ 20% 的隐球菌感染病例可见坏死，且为干酪样坏死，与肺结核坏死相似，比较集中，呈圆形，可出现圆形或"8"字形空洞。

（3）隐球菌感染破坏力中等，对血管的影响类似于支气管，细血管被破坏，粗血管残留。

（4）普通人隐球菌感染也有时相：初期的隐球菌感染周围有晕征，晕从多变少，或包裹，或吸收，结节实性区可迅速变大；后期（慢性期）的隐球菌感染周围无明显晕征，边界较清楚。

（5）卫星灶与"蘑菇兄弟"：在 CT 上的卫星灶（蘑菇兄弟）对隐球菌感染诊断价值高。在 CT 上诊断隐球菌感染时，建议找卫星灶，卫星灶可以在遥远的地方；可以是遥远地方的微小结节（小蘑菇兄弟）；隐球菌感染的卫星灶经常非常"隐"，但发现率非常高，高达 60% 以上。隐球菌感染的卫星灶通常比较远，而结核卫星灶很近。

（6）周围毛刺、边缘形态：隐球菌感染包裹会使结节变圆；结节多缺乏明显的分叶征；没有坏死的局限化，结节只是凑合在一起，常呈方形征；毛刺可以进入晕区；周围的晕被吸收后，会留下不规则边，外面常残留丝状条索；隐球菌感染收缩力较弱。

2. 隐球菌感染的 CT 特点

（1）分叶不明显，有轻微的"方形征"（刀切征 / 平底锅征）。

（2）毛刺较短、较软。

（3）坏死空洞常为一个，有时多个，呈"鬼脸征"。

（4）结节周围可见晕征，毛刺可伸入晕区内。

（5）收缩力弱，结节内支气管影减少。

（6）实性区相对腺癌更密实，一旦实变，里面就会没空气，胸膜牵拉线（小叶间隔）拉得不太紧。

病例 6（图 9-1-6）：患者，女性，42 岁，有自身免疫性肝病 7 年，准备肝移植。

病灶特点：实性结节 + 卫星灶 + 轻度分叶 + 局部方形征 + 单发空洞 + 短软毛刺。

穿刺病理：肉芽肿性炎，考虑为隐球菌感染。

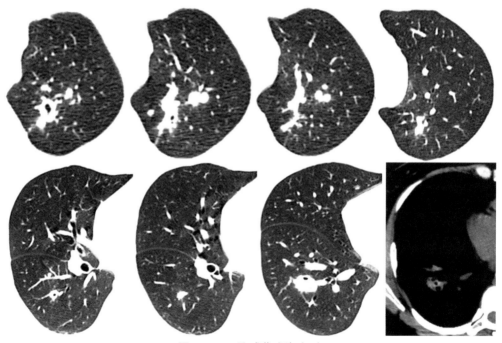

图 9-1-6　隐球菌感染（1）

病例 7（图 9-1-7）：患者，男性，34 岁，咳嗽 1 周余，无基础疾病史。

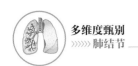

病灶特点：实性结节＋卫星灶＋轻度分叶＋局部方形征＋卫星灶单发空洞＋短软毛刺＋轻微胸膜牵拉。

穿刺活检：肉芽肿性炎，考虑为隐球菌感染。

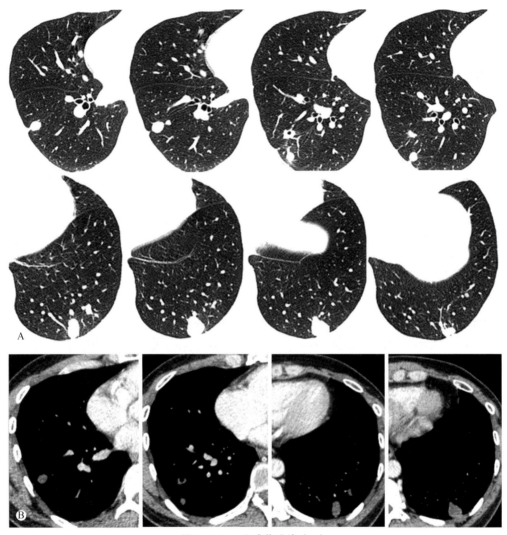

图 9-1-7　隐球菌感染（2）

病例 8（图 9-1-8）：患者，男性，54 岁，体检发现肺结节半个月，既往有肾移植病史。

病灶特点：多边形实性结节＋微小卫星灶＋局部刀切征＋细长软毛刺＋胸膜未见牵拉（收缩力弱）。

结合病史，考虑为肉芽肿性炎（真菌待排）。

穿刺病理：隐球菌感染。

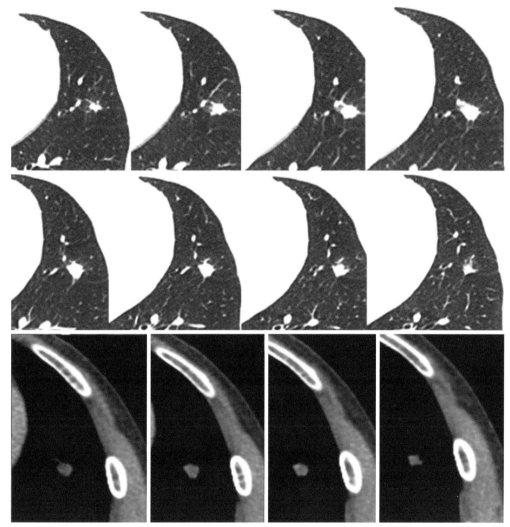

图 9-1-8　隐球菌感染（3）

病例 9（图 9-1-9）：患者，男性，38 岁，全身反复红疹半年，外院诊断皮肌炎，激素治疗 9 个月。

2020 年 3 月 18 日 CT 示：左上肺结节（24.9 mm × 14.3 mm）伴空洞形成，两肺门及纵隔可见多发肿大淋巴结影并部分坏死。

2020 年 7 月 9 日 CT 平扫 + 增强：左上肺结节较前明显增大、变密实，空洞消失，病灶中央见坏死区，左肺下叶后基底段新出现一团块影。两肺门及纵隔淋巴结肿大并部分坏死与 2020 年 3 月 18 日相仿。

术后病理：肉芽肿性炎（隐球菌感染）。

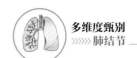

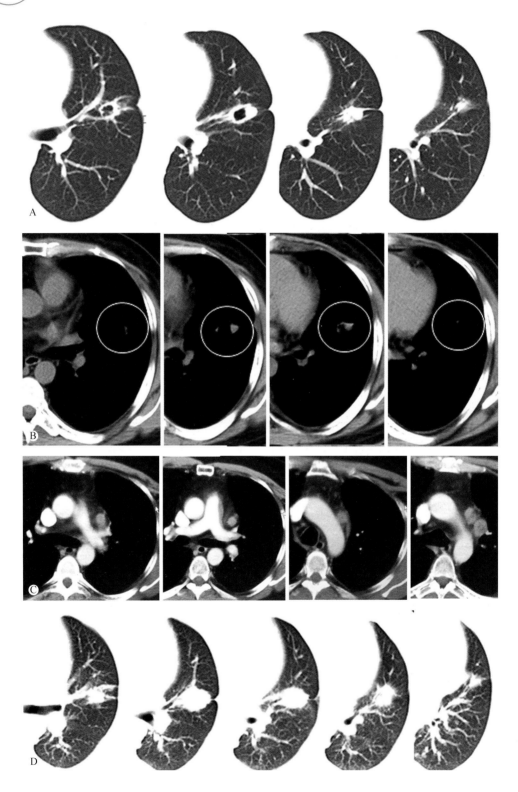

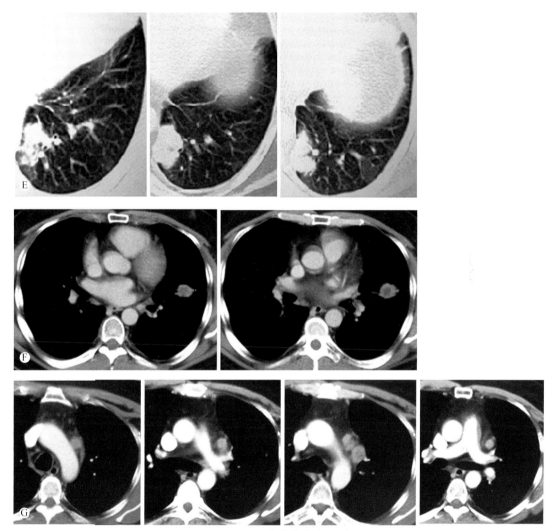

图 9-1-9　隐球菌感染（4）

病例 10（图 9-1-10）：患者，女性，56 岁，咳嗽（干咳）1 周。

左肺下叶实性结节伴周围淡晕征、浅分叶、多发细长毛刺；两肺可见散在实性结节，边缘光滑。

分析思路：实性结节 + 模糊晕征 + 浅分叶 + 细长软毛刺 + 遥远的"蘑菇兄弟"，考虑隐球菌感染可能性大，肺癌待排。

穿刺病理：肉芽肿性炎（隐球菌感染）。

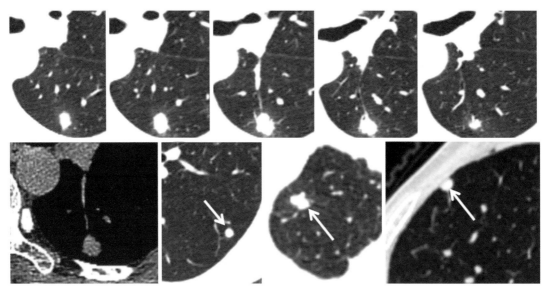

图 9-1-10　隐球菌感染（5）

病例 11（图 9-1-11）：患者，男性，54 岁，体检发现左上肺结节灶半个月。

该病例为典型的肉芽肿性炎：多边形实性结节 + 纵横比＜ 1+ 细长软毛刺 + 微弱收缩力 + 结节内坏死（纵隔窗）。

穿刺病理：肉芽肿性炎（隐球菌感染或结核）。

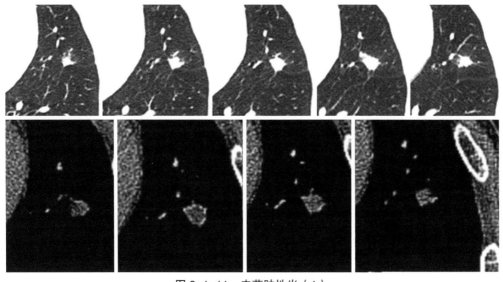

图 9-1-11　肉芽肿性炎（1）

病例 12（图 9-1-12）：患者，男性，54 岁，体检发现左上肺结节灶半个月。

实性结节、形态不规则、纵横比＜1、细长毛刺、中等僵硬伴胸膜 V 形牵拉（有一定收缩力），结节周围可见少量条片状磨玻璃影，呈轻度不均匀强化，考虑为肉芽肿性炎，需鉴别腺癌。

病理：肉芽肿性炎（结核或隐球菌感染或其他，病理未说明）。

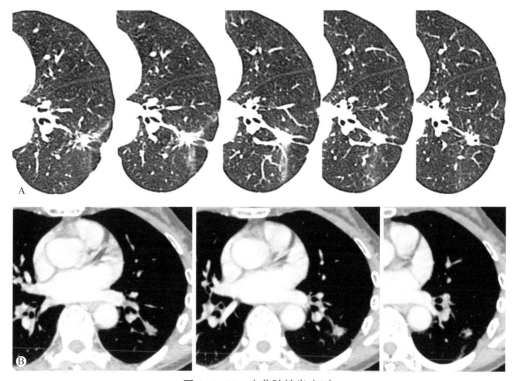

图 9-1-12　肉芽肿性炎（2）

病例 13（图 9-1-13）：患者，男性，59 岁，体检发现右肺上叶实性结节。

该结节很容易被误诊为浸润性腺癌。

分析思路：深分叶状实性结节，纵横比明显＜1（主要征象），另外病灶邻近胸膜，但胸膜只有轻微牵拉，说明该结节收缩力不强。如果是腺癌，胸膜牵拉会更明显。

病理：肉芽肿性炎（结核或隐球菌感染或其他，病理未说明）。

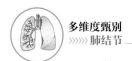

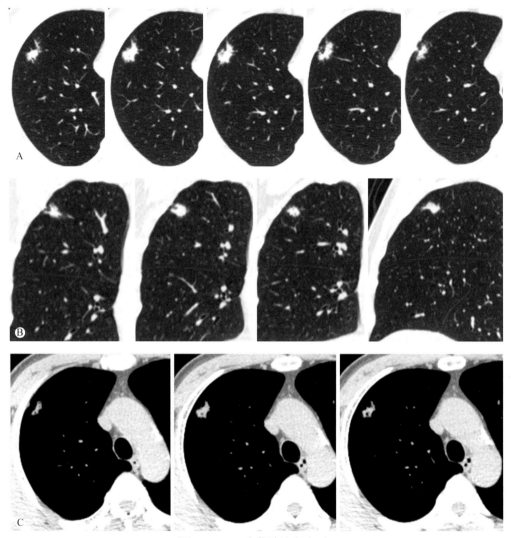

图 9-1-13　肉芽肿性炎（3）

病例 14（图 9-1-14）：患者，男性，70 岁，体检发现右肺中叶实性结节 2 个月后复查。

诊断思路：实性结节呈多边形，纵横比＜1（纵隔窗明显），多发细长松软毛刺，邻近胸膜轻微牵拉（收缩力弱），轻度不均匀强化。

术后病理：肉芽肿性炎（隐球菌感染）。

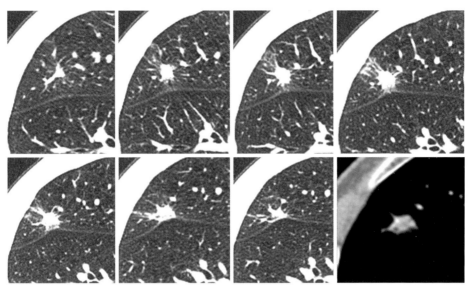

图 9-1-14　隐球菌感染（4）

三、曲霉菌感染

病例 15（图 9-1-15）：患者，女性，41 岁，系统性红斑狼疮患者，空洞内结节及磨玻璃影，结果为肉芽肿性炎（曲霉菌感染）。

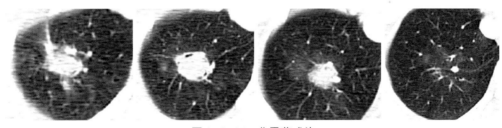

图 9-1-15　曲霉菌感染

四、炎性肌纤维母细胞瘤（炎性假瘤，慢性炎症伴机化）

1. 普通炎症的病理基础

本范围的炎症：普通感染后形成的结节与肿块，不包括肉芽肿性炎。

（1）肺泡内炎症充填是病理基础。

（2）在炎症转归过程中会产生多发、不规则的纤维化。

（3）间质炎症细胞浸润，慢性期逐渐减少，纤维组织增多。

（4）炎症多缺乏清楚的边界，密度逐渐降低，不像腺癌有截然的界线，当然慢性炎症也有明确界线。

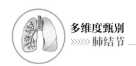

（5）炎症经常以支气管为中心，对支气管有一定的破坏力，但对肺动脉破坏较轻。

（6）慢性炎症没有特异性，以淋巴细胞和纤维细胞为主。

（7）普通炎症有初期和慢性期的差别，在影像上形态不一样。炎症如果难以消退，会形成纤维组织增生、间质炎症并长期存留，纤维组织最终胶原化，还可以钙化，也就是说慢性期的炎症不容易消退，可以长期存在。

（8）慢性炎症机化特点：纤维组织增生，特别是 Masson 小体，其形态特点是位于肺泡腔、肺泡管或小支气管腔内的疏松纤维化小球或小团。

（9）病理上只看到纤维组织增生、淋巴组织增生，基本上考虑为慢性炎症。

2.（结节/团块型）慢性炎症/炎性假瘤的 CT 表现

（1）慢性炎症结节，缺乏膨胀特征，血供不多，像块石头，常有卫星灶。

（2）卫星灶大多是因为最初炎症的多灶性；初期炎症的卫星灶通常比较模糊，与主病灶性质相接近；慢性期的卫星灶有时在较远的地方，或炎症难以消退的地方；慢性炎症结节的卫星灶，可以很小。

（3）进入慢性期的磨玻璃结节，做 VR 重建，可见显著的凹凸不平，呈现"喀斯特地貌"样改变；VR 重建呈"熔岩地貌"样改变。

（4）表现为孤立结节/肿块：边缘不整齐，凹凸或毛稍多；整体膨胀不明显，或仅有一侧膨隆；"直边征""U 形征"多。慢性期残留脓腔呈椭圆形，常位于中央、大小常不到肿块的 1/3，包裹厚度通常在 10 mm 以上；胸膜炎症改变常不明显。

（5）炎性结节伴机化，可见支气管进入伴周围磨玻璃影，常见卫星灶。

（6）炎症的毛刺通常细长、软（病理上为间质的线状增厚）；腺癌的毛刺通常短粗、硬，呈放射状。

（7）肺部炎性结节/肿块的时相：最初的炎症以渗出为主，表现为明显的模糊影，几周内大多数炎症结节消失或明显缩小；进入慢性期的结节/肿块，磨玻璃影多消失，剩下实性团块或结节，其边缘属于吸收边缘，大多数接近于"石头"形态。总之，炎症的生长过程，总有一个阶段与肿瘤类似。

（8）炎性结节支气管一般无明显截断；胸膜面宽基底，收缩力不如浸润性腺癌，病灶周围一般没有腺癌的 GGO 附壁生长的特征（注意与结节周围模糊晕征相区别）；多无湖泊样坏死；胸膜面 VR 重建，呈圆洞样改变，可见胸膜下炎症改变。

（9）炎症后期影像上多见"方形征""三角形征""U 形征""尖桃征""刀切征""平底锅征""扁平征""楔形征"等征象。

（10）关于炎性假瘤与炎性肌纤维母细胞瘤：炎性假瘤是已弃用的名词，偶尔使用，与临床解释需要有关；通常所说的炎性假瘤，是局限机化的慢性炎症，整体形态有膨隆特点，与肿瘤相似。而炎性肌纤维母细胞瘤，是个罕见的病种，估计在肺肿瘤中的占比少于 0.1%。

（11）关于机化性肺炎的概念：机化性肺炎是个宽泛的概念，包括病理上有机化特征的一大类病变，临床呼吸科遇到一些隐源性机化性肺炎经激素治疗后好转，因此有特定的诊断需求。对局限性机化性肺炎，建议使用"慢性炎症伴机化"，不易误解。

3. 表现为 pGGN 和 mGGN 的结节

（1）有 10%～20% 的炎性结节表现为 pGGN 和 mGGN，在影像上很多时候与肿瘤是无法鉴别的，诊断上要谨慎。

（2）对于 pGGN 来说，要随访 6 个月；实性成分 > 5 mm 的 mGGN 和实性结节，为缩短确诊时间，可以进行短期抗炎后复查；高危结节要多结合实验室检查，必要时行 PET/CT 检查或穿刺活检。

（3）部分炎性结节（如结核、隐球菌感染、曲霉菌感染等）有影像特征和实验室阳性结果，要相互结合，相互印证。

病例 16（图 9-1-16）：患者，男性，74 岁，消瘦 1 月余，发热 2 天。

CT 值：平扫 38 Hu；动脉期 77 Hu；静脉期 84 Hu。

患者为老年男性，消瘦，右肺上叶有不规则形软组织肿块影，多发毛刺，病灶收缩局部可见"月牙铲征"，胸膜明显牵拉，呈"V 形喇叭口样"改变，邻近支气管受压变窄，该病灶表现为极强的收缩力，初步判断为浸润性腺癌。但该病灶呈类三角形，可见"尖桃征""刀切征"，毛刺为松软毛刺，增强扫描呈持续性、均匀性、重度强化，病灶破坏力比较弱（病灶内血管仍存在）。考虑炎性假瘤可能，浸润性腺癌待排除。

术后病理：炎性假瘤（慢性炎症伴机化）。

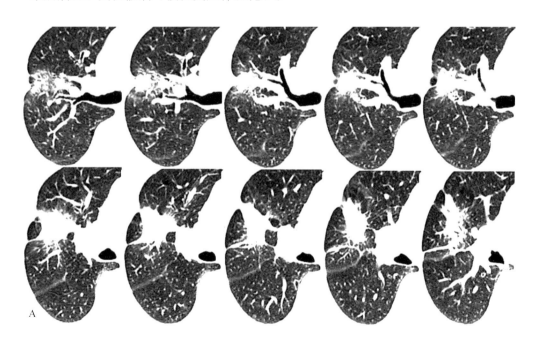

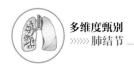
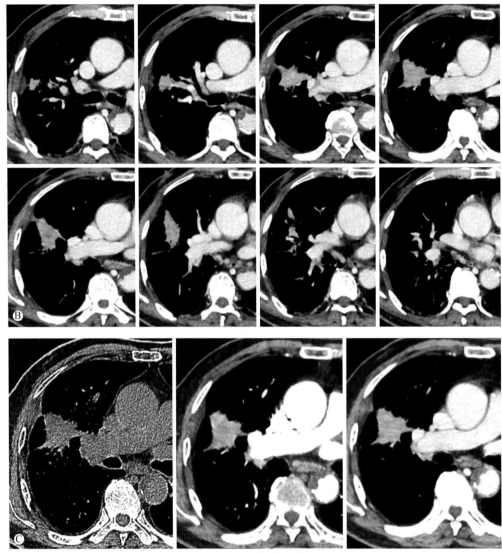

图 9-1-16　炎性假瘤（1）

病例 17（图 9-1-17）：患者，男性，66 岁，咳嗽 3 月余，反复咯血 10 天。

右肺上叶后段见一不规则团块影，形态不规则，呈多边形，病灶前缘见"刀切征"，境界尚清，密度不均匀，内见斑片状液化坏死低密度影（脓肿形成），周围可见散在斑片状、斑点状密度增高影，境界不清。考虑为炎性病变，抗炎近 20 天后病灶无明显变化。

手术切除病理：炎性假瘤（慢性炎症伴机化）。

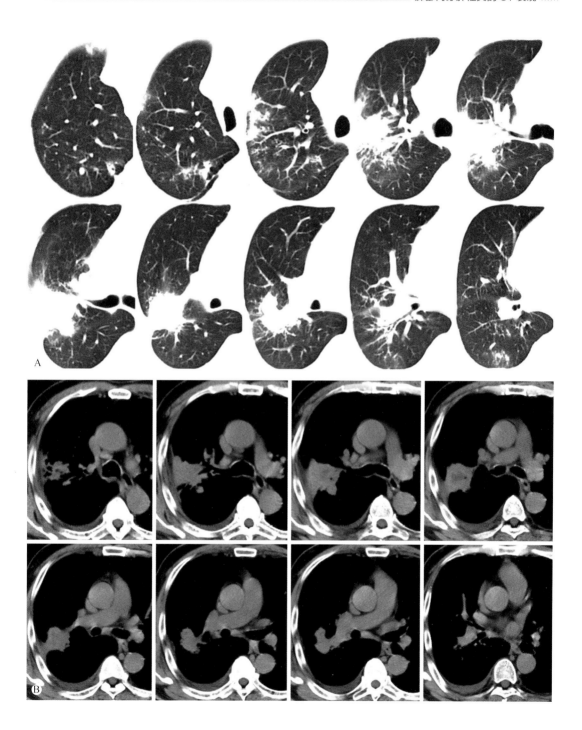

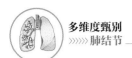
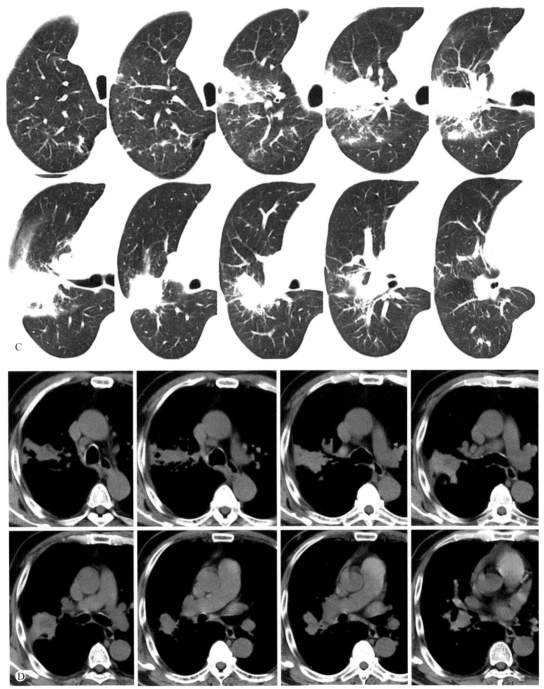

A. 炎性假瘤；B. 初诊 CT；C. 炎性假瘤；D. 复查 CT。

图 9-1-17　炎性假瘤（2）

病例 18（图 9-1-18）：患者，男性，50 岁，咳嗽、咳痰 2 个月。

左肺下叶可见不规则团块影，形态不规则，境界尚清，密度不均匀，内见斑片状液化坏死低密度影及少许气液平面（脓肿形成），周围可见散在斑片状、斑点状密度增高影，境界不清。考虑为炎性病变，抗炎 2 个月后病灶进展。

手术切除病理：炎性假瘤（慢性炎症伴机化）。

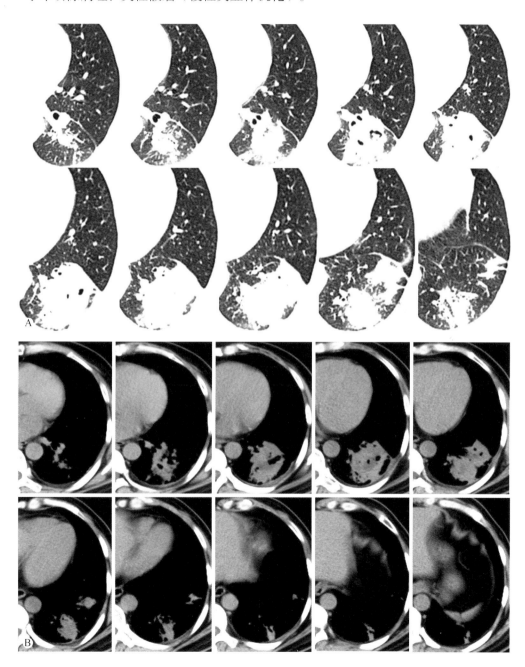

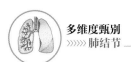
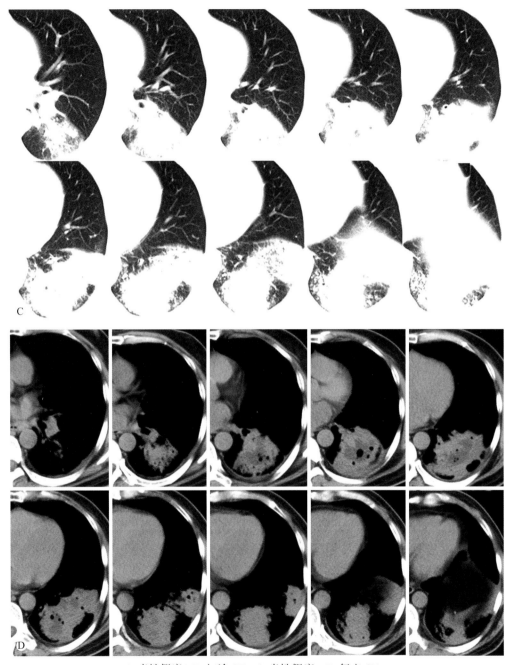

A. 炎性假瘤；B. 初诊 CT；C. 炎性假瘤；D. 复查 CT。

图 9-1-18　炎性假瘤（3）

4.总结炎性结节影像特点

（1）周围：模糊、细长软毛刺。

（2）远处：卫星灶或远处炎症。

（3）内部：破坏力弱，增强扫描可见病灶内血管仍存在，强化明显，病灶内常见液化（单腔脓肿残留）、钙化。

（4）边缘：不整齐，凹凸或毛稍多；整体膨胀不明显，或仅有一侧膨隆；"直边征""U 形征"多。

五、肺结节病

肺结节病的特点如下。

（1）肺结节病好发于亚洲人群及黑人女性，实际发病率可能被显著低估，发病原因不明。

（2）肺结节病为非坏死性肉芽肿性炎，而肺结核、隐球菌感染属于坏死性肉芽肿，且肺结节病肉芽肿成团。

（3）肺结节病的时相：初期病变为肺泡炎，累及间质；中期肺纹理增粗及网状结节主干（肉芽肿）沿淋巴道分布；后期除结节外，有肺间质纤维化。

（4）肺结节病常为双侧，呈肺门对称性、不融合的肿大淋巴结。

病例 19（图 9-1-19）：患者，女性，45 岁，体检发现右肺上叶呈簇状分布粟粒结节影，纵隔及两肺门多发对称性淋巴结肿大。超声支气管镜下穿刺活检病理：肉芽肿性炎（肺结节病）。

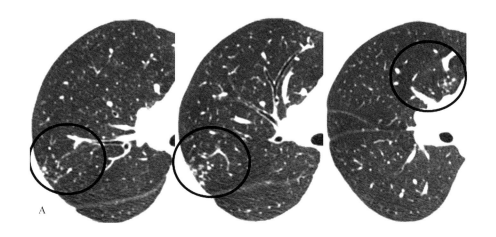

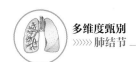
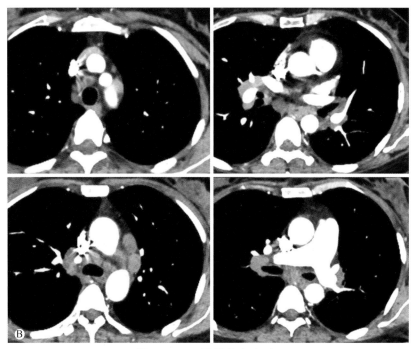

图 9-1-19　肺结节病（1）

病例 20（图 9-1-20）：患者，男性，46 岁，体检发现肺结节 10 月余，复查，结果为肉芽肿性炎（肺结节病复查）。

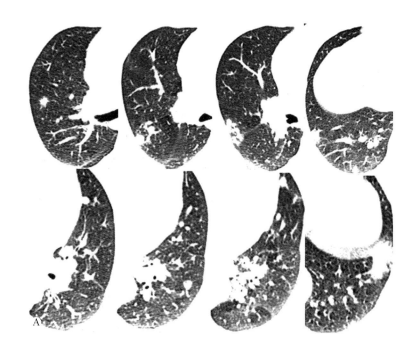

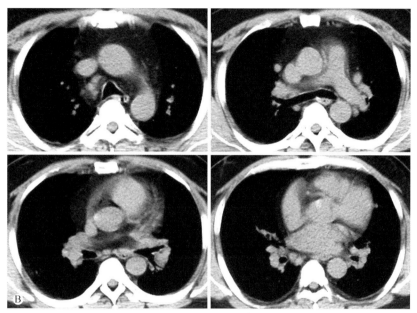

A. 两肺多发大小不等实性结节影；B. 两肺门及纵隔多发对称性淋巴结肿大。

图 9-1-20　肺结节病复查

病例 21（图 9-1-21）：患者，女性，50 岁，反复四肢关节疼痛 2 年余。
CT 示右肺中叶少许实性微小结节伴纵隔、肺门多发对称性分布肿大淋巴结。
在超声支气管镜下行支气管针吸活检术，术后病理为肉芽肿性炎（肺结节病）。

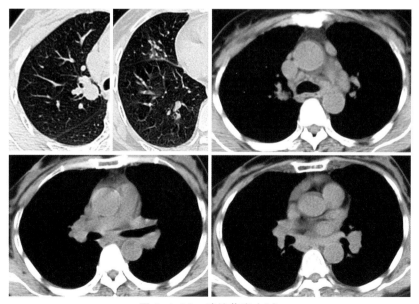

图 9-1-21　肺结节病（2）

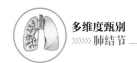

六、肉芽肿性多血管炎

1. 肉芽肿性多血管炎病理特征

（1）坏死：地图样坏死及中性粒细胞微脓肿，坏死区细胞碎片多；可形成空洞。

（2）肉芽肿：栅栏状排列的组织细胞和多核巨噬细胞，伴有较多中性粒细胞（早期）及淋巴细胞（后期）。

（3）血管炎：多为中小肺血管受累，也有少见的变异类型（如以毛细血管及支气管受累为主）。

2. 肉芽肿性多血管炎特点

（1）为自身免疫性疾病，存在三联征，包括肺、上呼吸道（鼻腔、鼻窦）、肾损害。

（2）与抗中性粒细胞胞浆抗体（ANCA）相关，损害中性粒细胞及血管内皮细胞。

（3）早期病灶被大量中性粒细胞浸润，并不断坏死，逐渐形成结构复杂的坏死灶和包裹灶。

3. 肉芽肿性多血管炎 CT 表现

（1）两肺多发散在分布/大小不等的结节、肿块影且伴空洞形成。

（2）两肺多发或弥漫磨玻璃影和实变影，在胸膜下或沿着支气管血管束分布。

（3）CT 增强扫描：结节及实变影中央低密度，气管支气管狭窄，胸膜增厚或少量胸腔积液。

病例 22（图 9-1-22）：患者，女性，52 岁，反复发热、咳嗽 5 年余，加重 20 余天。

患者诉 4 年前无明显诱因出现发热，伴咳嗽、咳痰，咳白色黏液样痰，伴眼睑充血，于外院就诊，予以对症治疗后好转出院，具体不详，后仍反复发热、咳嗽、咳痰，于另一家医院就诊，诊断为 ANCA 相关性血管炎，予以激素 6 片/日，逐渐减量至半片/日，后出现多关节疼痛，遂于门诊就诊，查 ANCA 阳性，PR3-ab 69.81 U/mL，予以泼尼松、环磷酰胺治疗，后定期门诊复查。用药期间患者无发热、咳嗽、咳痰、关节疼痛等不适，半个月前患者受凉后出现咳嗽、咳痰，咳少许白色黏液样痰，偶有关节酸痛，活动后易气促，无畏寒、发热。复查，肌酐 108 umol/L，C- 反应蛋白 98.90 mg/L，红细胞沉降率 91 mm/h，抗蛋白酶 3 抗体 118.00 U/mL。两肺多发散在分布实性结节，结节坏死伴部分空洞形成。

病理诊断：肉芽肿性多血管炎。

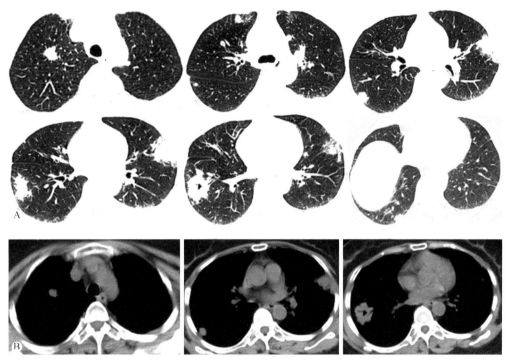

图 9-1-22　肉芽肿性多血管炎（1）

病例 23（图 9-1-23）：患者，男性，51 岁，头昏、左侧眼睑下垂、复视、视物模糊 1 月余，伴咳嗽、咳痰、发热。既往有肾小球肾炎，cANCA、PR3 弱阳性，诊断为系统性血管炎、血管炎性肾损害、慢性肾衰竭。

两肺多发大小不等的实性结节，散在分布，结节坏死伴多发空洞形成。

病理：肉芽肿性多血管炎。

病例 24（图 9-1-24）：患者，女性，45 岁，咳嗽、咳痰，咯血 1 周；既往有副鼻窦炎，肾病综合征，ANCA 阳性。

两肺多发大小不等的实性结节，散在分布，结节内多发空洞形成。

病理：肉芽肿性多血管炎。

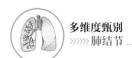
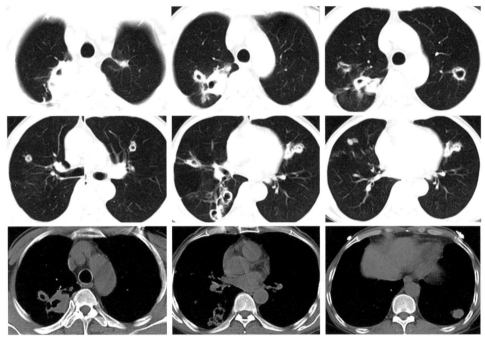

图 9-1-23 肉芽肿性多血管炎（2）

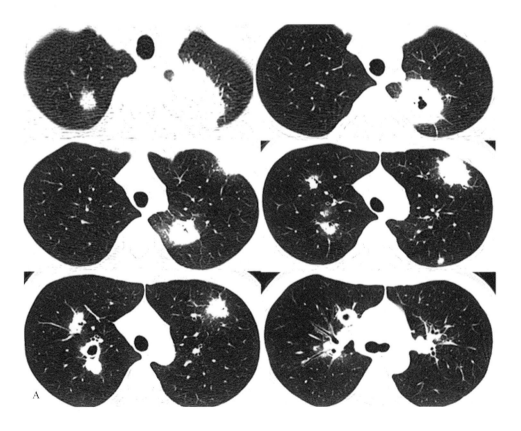

A

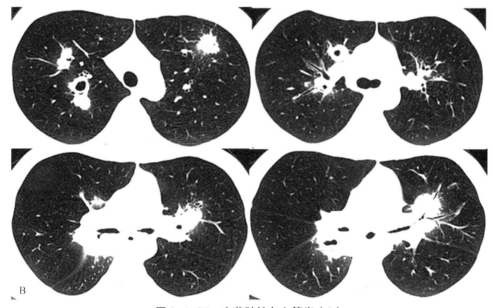

图 9-1-24　肉芽肿性多血管炎（3）

分析为什么不考虑结核？原因：①结核一般不会形成肿块，若有肿块，要警惕其他疾病。②这些结节都比较独立，结核病灶特点是播散，一般不可能周围没有播散病灶。③结核结节一般以小结节为主，结核结节一般不大。④结核的强化一般比较弱，然而这些结节强化比较强。⑤肉芽肿性多血管炎侵犯气管、支气管，容易导致支气管狭窄，见图 9-1-24。⑥患者鼻窦 CT 提示鼻窦炎 + 肾病综合征病史 +ANCA 阳性，提示 GPA 的诊断。

总结：年轻人双肺人小不等的结节、空洞、肿块、支气管狭窄、鼻窦炎、肾病、ANCA 阳性，要考虑为肉芽肿性多血管炎。

七、类风湿肺结节

类风湿性关节炎（rheumatoid arthritis，RA）：是一种累及全身系统的炎症性结缔组织疾病，尽管 RA 最主要的表现是关节对称性虫蚀样骨质破坏，但也存在大量关节外表现。

RA 发病率和死亡率较高，尽管 RA 相关死亡最主要的原因是心脏病，但 RA 相关性肺部疾病也是主要病因，其占死亡率的 10% ~ 20%；60% ~ 80% 的 RA 患者肺部并发症是无症状的；RA 可累及胸部所有部位，包括肺、气道、胸膜及脉管系统；此外，用于治疗 RA 的免疫抑制剂可诱发肺部感染和药物相关性肺疾病。

RA 相关性肺部疾病一般发生于 RA 诊断后 5 年内，20% 左右的患者肺部疾病可发生于关节疾病之前。因此定期评估 RA 患者的肺部疾病情况至关重要。

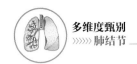

类风湿肺结节（pulmonary rheumatoid nodules，PRN），又称为坏死性结节，是类风湿关节炎的一种罕见肺部受累表现，文献检出率不足 0.4% ~ 1%，但也有文献报道 RA 患者 PRN 的检出率高达 49%；PRN 常见于男性类风湿因子阳性者、吸烟者，以及有或无皮下类风湿结节者。

临床表现：PRN 通常无症状，临床表现也可先于关节炎，往往与皮下结节同时出现和消失；PRN 的临床病程变化很大，结节可先于 RA 的临床表现，也可同时出现，病灶可增大，亦可自发消退，或在老结节消退时出现新发病灶。

组织病理：类风湿（坏死性）结节的大小范围从 1 mm 到 50 mm 不等或更大，可以是孤立的，也可以是多发的；类风湿结节主要分布于肺周围，且境界清晰；结节可呈空洞样表现，壁厚，随着疾病好转，空洞壁最终变薄；可能与胸腔积液有关。周围型空洞型结节可导致气胸或支气管胸膜瘘。

在组织学上，典型的类风湿结节包含 3 种不同的组织学改变：①中央纤维蛋白样坏死；②周围栅栏状上皮细胞和淋巴细胞；③浆细胞和成纤维细胞。

影像学表现（HRCT）：①单发或多发圆形或不规则环形结节，以多发常见，直径从 1 mm 到 70 mm 不等；②结节边缘毛糙或光整，边界清晰或模糊；③常位于肺周围胸膜下区或小叶间隔旁；④高达 50% 结节表现为空洞病灶，多为厚壁空洞，可导致胸腔积液、咯血、气胸和支气管胸膜瘘等并发症；⑤结节钙化罕见；⑥部分患者可合并肺部 RA 相关性间质性肺病（RA-ILD）表现，如普通型间质性肺炎、非特异性间质性肺炎等；⑦部分可伴有纵隔、肺门淋巴结肿大，PET/CT 提示 FDG 高摄取。

对于首次发现肺部多发实性或空洞结节，特别是伴有 ILD 表现的患者，在排除其他疾病时，应考虑有 RA-PRN 可能，而对于 RA 患者肺部发现单发或多发实性或空洞结节时，应高度怀疑 PRN 的可能性。

病例 25（图 9-1-25）：患者，男性，65 岁，反复双侧腕关节、掌指关节肿痛 3 年，反复头晕、胸闷 1 年余，诊断为类风湿结节。

两肺胸膜/斜裂胸膜下见实性小结节影，境界清楚。

诊断：类风湿结节。

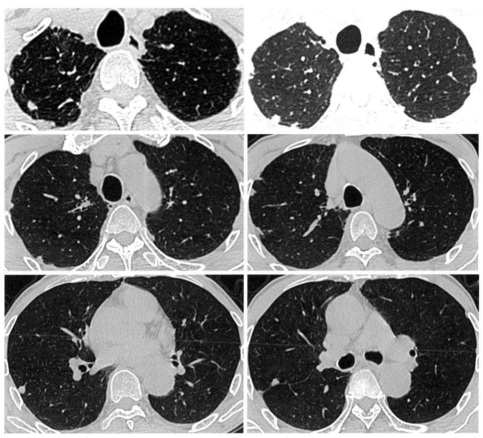

图 9-1-25 类风湿结节

（张联合、方军、周会明）
注：本章节部分内容来源于网络

第十章　MRI 在肺结节诊断中的应用

第一节　MRI 辅助诊断肺结节

肺癌是目前发病率和死亡率最高的恶性肿瘤，其诊断和治疗始终是人们关注的焦点。近年来，随着 MRI 各种快速成像序列的开发应用，肺 MRI 的成像质量较以往有了较大的提升，为肺部 MRI 的广泛使用提供了较好的平台。MRI 的多序列、多参数特点及较高的组织分辨率性能在神经、腹部均有了较大的发挥舞台。

肺结节见于多种良恶性病变，如肺结核、真菌感染及肺腺癌等，缺乏典型表现的结节其鉴别诊断存在一定的难度。MRI 功能成像如 DWI、体素内不相干运动（intravoxel incoherent motion，IVIM）成像、弥散峰度成像（diffusion kurtosis imaging，DKI）和动态增强磁共振成像（dynamic contrast enhanced MRI，DCE-MRI）等，通过定性、定量评估，为疾病的鉴别诊断、分期分型、疗效评估提供参考。

MRI 对检出肺实性小结节有较高的灵敏度和特异度，但对部分亚实性肺结节和纯磨玻璃肺结节，MRI 的显示能力有限，其检出率与实性成分百分比密切相关。

恶性肿瘤由于细胞密度高、增殖细胞体积大及细胞外空间减少，水分子扩散受限，DWI 呈高信号，表观扩散系数（apparent diffusion coefficient，ADC）降低。Meta 分析显示 DWI 的 ADC 值鉴别良恶性病变的灵敏度和特异度分别为 80%～88%、89%～93%。肺癌的 ADC 值显著低于良性病变。尽管 ADC 值可具有一定的鉴别诊断价值，但由于磁敏感效应、病变内部坏死等因素的影响，测量的准确率和重复性减低。有研究发现，直径 ≤ 20 mm 的结节，ADC 值的变异系数较高，但对于直径 ≥ 22 mm 的结节，ADC 值的可重复性较高。

DCE-MRI 能连续、快速地获取注射对比剂前后的图像，将病变的形态学特征与灌注、渗透信息相结合。恶性结节的最大信号强化率（maximum enhancement，ME）、早期峰值（early peak，EP）、初始斜率（initial slope，IS）及第 4 分钟最大强化值均高于良性病变，其中当 EP > 15%、ME > 40% 时，检出恶性病变的特异度达 100%。当第 4 分钟最大增强率 ≤ 65% 时，鉴别活性炎性结节与肺癌的灵敏度和特异度可达 93% 和 100%。EP、ME 及清除率对肺癌和富血供的良性结节也具有较高的鉴别诊断价值。ME 和强化斜率能进一步诊断高、低生物学活性的良性病变，为选择干预治疗或随访提供临床依据。

一、MRI 在胸部病变诊断中的优缺点

优点：多种成像技术；组织特异性高；评估肿瘤细胞分型、分化程度具有潜在能力；易区分肿瘤、肺不张、炎症；无辐射损伤（图 10-1-1）。

缺点：对实性、部分实性 GGN 显示好，对纯 GGN 显示较差；对支气管气象、肺泡征、钙化、< 5 mm 的病灶显示能力差；成像时间长。

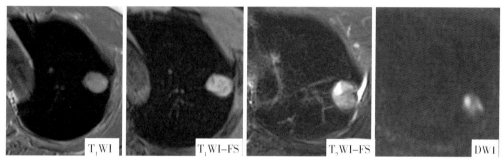

图 10-1-1　MRI 多参数成像

（1）MRI 软组织分辨率高，增强扫描更能反映病灶的强化方式（图 10-1-2）。

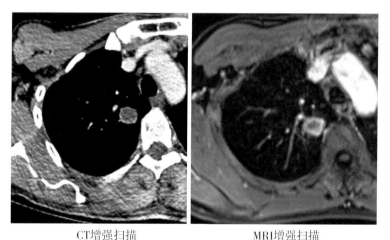

CT增强扫描　　　　　　　　MRI增强扫描

图 10-1-2　CT 增强扫描与 MRI 增强扫描对比

（2）MRI 能清晰地显示病灶内部组织成分及胸膜凹陷征（图 10-1-3、图 10-1-4）。

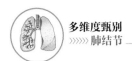

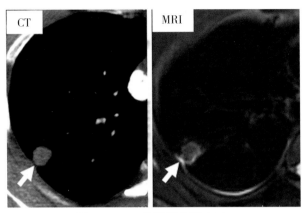

图 10-1-3　胸膜凹陷征（1）

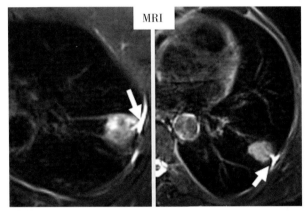

图 10-1-4　胸膜凹陷征（2）

（3）DWI 呈高信号，提示恶性结节（图 10-1-5）。

A

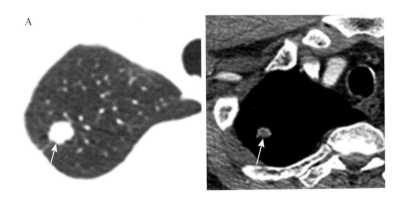

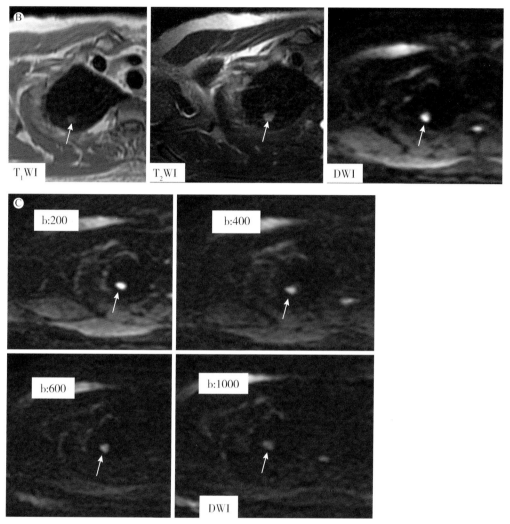

A.CT 右上肺结节；B. MRI 右上肺结节；C. DWI 不同 b 值对结节的显示。

图 10-1-5　不同影像检查对肺结节的显示

（4）图像呈渐进性强化特点，提示炎症。LAVA 序列的 TIC 曲线为典型的炎症增强曲线（图 10-1-6）。

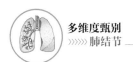

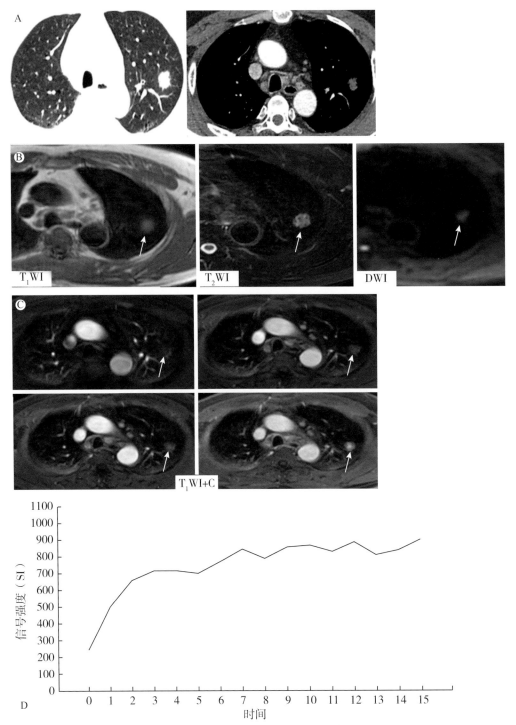

A. CT 平扫左上肺结节；B. MRI 平扫左上肺结节；C. MRI 增强扫描左上肺结节；D.LAVA 序列的 TIC 曲线。

图 10-1-6

二、MRI 在肺结节中的诊断价值

病例 1（图 10-1-7）：患者，女性，51 岁，体检发现肺上结节。抗炎后，过了 1 个月复查病灶完全吸收，最后证实为炎症。

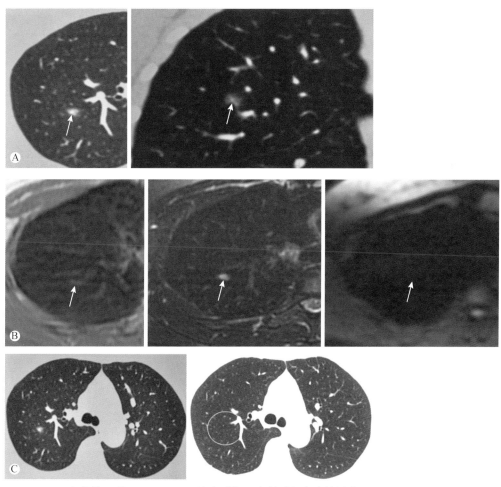

1 个月前 CT 片；   消炎 2 周，1 个月后复查病灶消失。

A. 右上肺结节；B. DWI 未显示病灶；C. 复查对比病灶消失。

图 10-1-7　肺结节（1）

病例 2（图 10-1-8）：患者，女性，53 岁，体检发现肺部结节。MRI 未见病灶显示，提示 MRI "漏掉"的往往是良性病变。

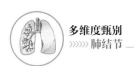
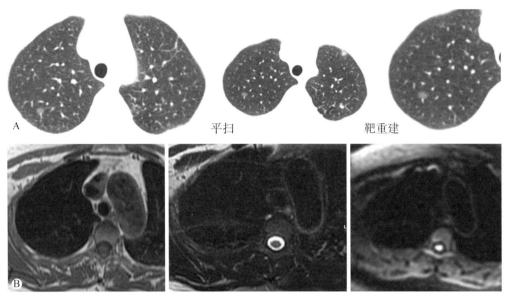

A.右上肺结节；B.MRI 未见病灶显示。

图 10-1-8　肺结节（2）

病例 3（图 10-1-9）：患者，男性，58 岁，咳嗽 10 余天，病理为肉芽肿性炎。

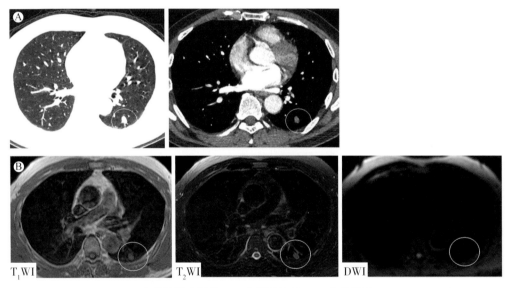

A.肉芽肿性炎图像；B.肉芽肿性炎 DWI 未见显示。

图 10-1-9　肉芽肿性炎（1）

病例4（图10-1-10）：患者，男性，49岁，咳嗽、咳痰1周。MRI提示干酪样坏死并环形强化，病理为结核球。

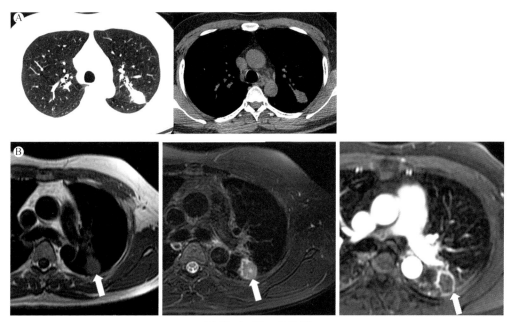

图 10-1-10　结核球

病例5（图10-1-11）：患者，女性，65岁，体检发现实性结节。DWI未见病灶显示。病理结果为硬化性血管瘤。

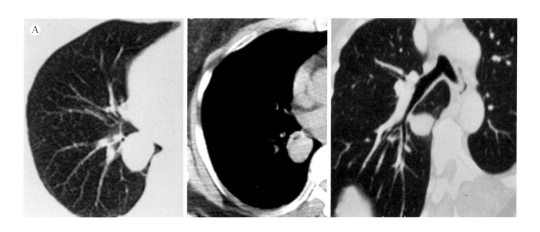

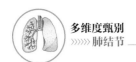
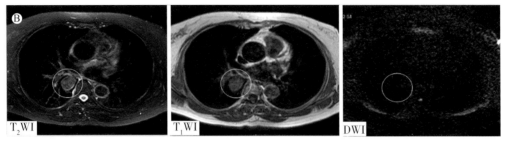

图 10-1-11　硬化性血管瘤

　　病例 6（图 10-1-12）：患者，男性，56 岁，咳嗽、咯血、胸痛 1 月余。DWI 可以区分肿块与肺不张的分界，多 b 值 DWI，b 值越高，DWI 信号越低。结果为鳞状细胞癌。

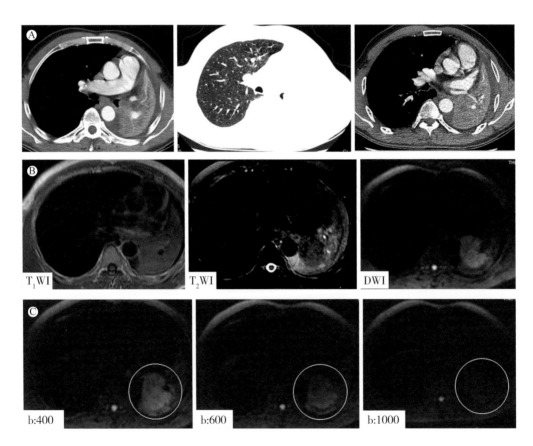

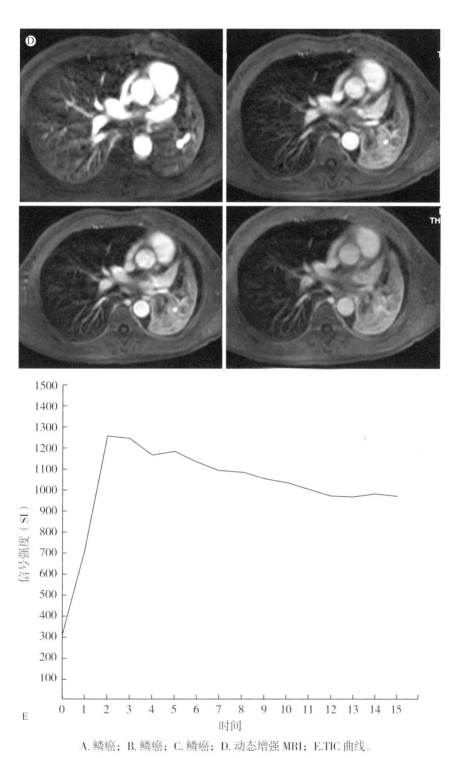

A. 鳞癌；B. 鳞癌；C. 鳞癌；D. 动态增强 MRI；E.TIC 曲线。

图 10-1-12　鳞癌

病例 7（图 10-1-13）：患者，男性，57 岁，体检发现左肺下叶实性结节。DWI 提示明显高亮信号。术后病理为低分化腺癌。

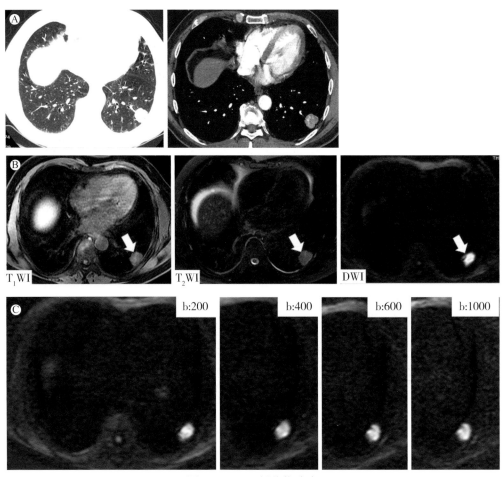

图 10-1-13　低分化腺癌

病例 8（图 10-1-14）：患者，男性，53 岁，咳嗽，痰中带血半个月，诊断为慢性炎症。

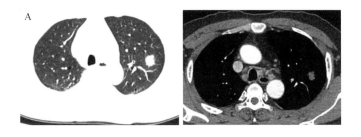

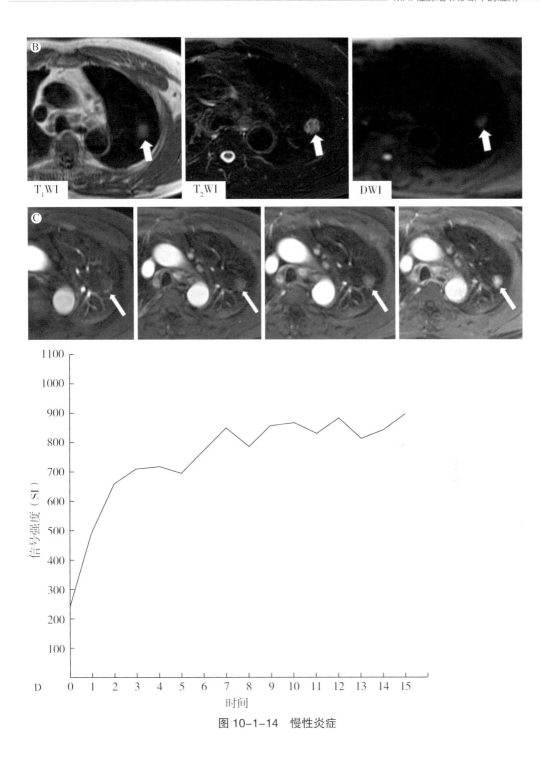

图 10-1-14 慢性炎症

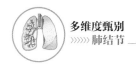

病例 9（图 10-1-15）：患者，女性，66 岁，咳嗽，痰中带血 1 个月。T$_2$WI，左肺尖结节灶，呈稍高信号，有毛刺；T$_1$WI，呈稍低信号；LAVA＋C，不均匀强化伴早期病灶周边结节样强化；LAVA 序列的 TIC 曲线为 A 型曲线。术后病理为肺高分化腺癌。

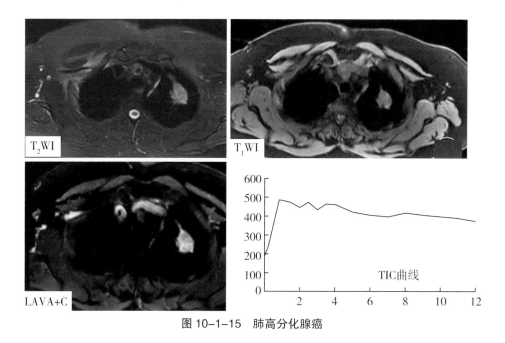

图 10-1-15　肺高分化腺癌

病例 10（图 10-1-16）：患者，女性，49 岁，体检 CT 提示左肺上叶实性结节，CT 提示浸润性腺癌可能。T$_2$WI，左肺尖结节影，呈稍高信号，有毛刺；T$_1$WI，呈稍低信号；DWI 呈高亮信号；LAVA＋C，不均匀强化伴早期病灶周边结节样强化。病理为浸润性腺癌。

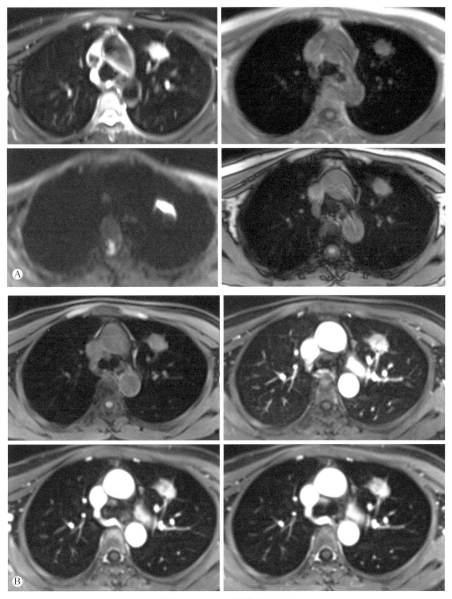

图 10-1-16　浸润性腺癌

三、MRI 在肺结节应用中的不足和展望

既往研究发现，MRI 检出直径 ≥ 5 mm 实性结节的灵敏度和特异度较高，对肺结节的筛检和随访具有重要意义，可以作为 CT 筛查的可替代检查工具，但是对部分亚实性结节和纯磨玻璃结节，MRI 检出能力有限。由于受运动、磁敏感伪影的影响，MRI 显示小结节

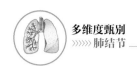

的大小、边缘与 CT 检查存在一定差异。并且由于 MRI 检查时间长、费用昂贵，如何优化检查序列，以及制订合理的筛查、随访方案仍然需要进一步探讨。

MRI 诊断肺结节具有独特的优势，其功能成像方法有助于良恶性病变的诊断、组织学分类、肿瘤治疗效果评估和预后预测，从而指导临床治疗。随着放射组学和放射基因组学的研究和发展，MRI 新技术，如 DKI、IVIM 成像、动脉自旋标记（arterial spin labeling，ASL）等能提供更多灵敏的影像标志物，将图像特征与基因表达、蛋白质水平等联系起来，促进精准化医疗的进展。

四、小结

多排 CT 密度分辨率高，是肺结节诊断的"金标准"，尤其是肺低剂量 CT 成为体检、筛查的重要手段。PET-CT 反映病灶糖代谢的活跃程度，定性诊断的敏感度和特异度较高，但存在假阳性和假阴性。

MRI 多参数成像、组织特异性高，是鉴别诊断的重要方法，MRI 平扫往往"漏掉"的都是良性结节。

第二节　不典型肺结核球与周围型小肺癌 MRI 鉴别诊断价值

一、肺结核球定义及诊断现状

肺结核球是继发性肺结核的一种特殊类型，病理本质是干酪样坏死物被纤维组织包围，从而形成的球形病灶。典型影像学表现为（尖后段、背段）结节 + 钙化 + 卫星灶，诊断较容易。不典型表现仅为肺内的孤立性结节，易误诊；需与周围型肺癌及其他炎性肉芽肿相鉴别。需行高场 MRI 检查，增加对不典型结核球的诊断信心。推荐扫描序列为平扫（包括高 b 值 DWI）+ 增强（延迟半小时以上）。

（1）典型肺结核球（图 10-2-1）：（尖后段、背段）结节 + 钙化 + 卫星灶，CT 诊断容易。

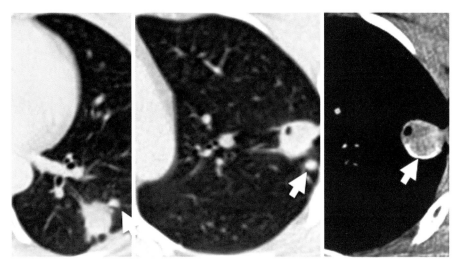

图 10-2-1　典型肺结核球

（2）不典型肺结核球（图 10-2-2）：位置不典型、无钙化及卫星灶，仅表现为孤立性肺结节，CT 易误诊；需与周围型肺癌及其他炎性肉芽肿相鉴别。

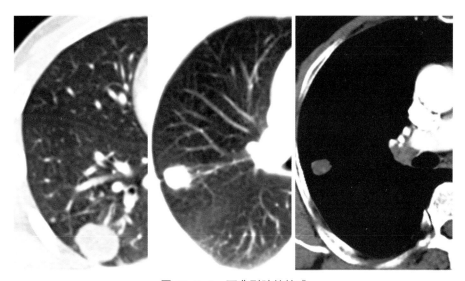

图 10-2-2　不典型肺结核球

（3）周围型小肺癌（SPLC）（图 10-2-3）：发生于肺段以下支气管且直径 ≤ 30 mm 的肺癌。肺癌直径在 30 mm 以内时，其侵袭及转移能力相对较弱，> 30 mm 时其侵袭及增殖转移能力可能明显增强。早期发现、诊断和治疗 SPLC，可提高患者 5 年生存率。

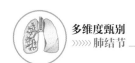
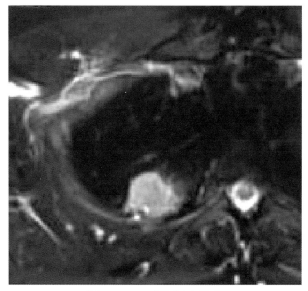

图 10-2-3　周围型小肺癌

二、不典型肺结核球与周围型小肺癌 MRI 表现及其鉴别

1. 病理及信号特点

（1）肺结核球病理及信号特点

1）早期（图 10-2-4）：结核性肉芽肿，时间短。信号表现为 T_1WI 呈稍低信号，T_2WI 呈高信号。

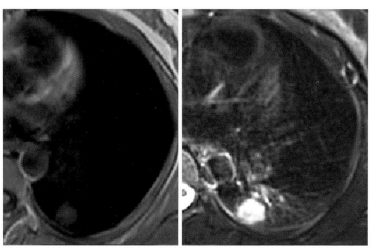

图 10-2-4　肺结核球（1）

2）中期（图 10-2-5）：中心出现干酪样物质（含类脂质），边缘有较多炎性细胞及包膜。信号表现为 T_1WI 呈稍高信号，T_2WI 呈外高内低信号。

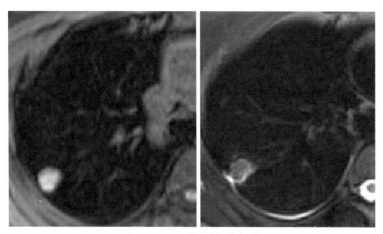

图 10-2-5　肺结核球（2）

3）后期（图 10-2-6、图 10-2-7）：干酪样物质被周围增生的纤维组织所包裹；可伴少许新生血管形成。信号表现为 T_1WI 呈稍低信号，T_2WI 呈外低内高信号。

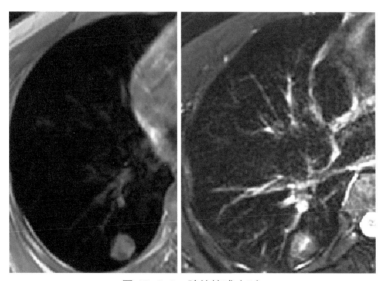

图 10-2-6　肺结核球（3）

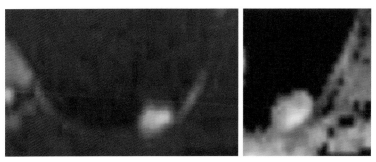

DWI 呈等/高信号，ADC 呈等/低信号。

图 10-2-7　肺结核球（3）

（2）周围型小肺癌病理及信号特点

与组织学类型及肿瘤内部水的含量、蛋白质状态等相关，T_1WI 呈稍低或低等混杂信号，T_2WI 呈高信号；DWI 常受限，呈高信号（图 10-2-8）。

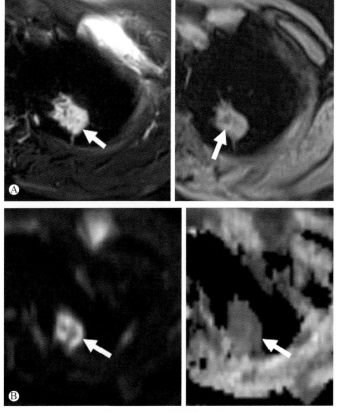

图 10-2-8　周围型小肺癌

2.血供及强化特点

（1）肺结核球血供及强化特点（图 10-2-9）

1）中央：干酪样坏死、液化灶、无血供。

2）周围：肉芽肿、纤维及炎症反应、毛细血管供血、强化程度较弱。

3）强化方式：整体无强化、边缘薄环形强化。

4）强化程度：延迟扫描薄环形强化更明显，极少数在肉芽肿期可出现明显均匀强化。

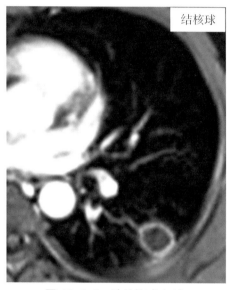

图 10-2-9　肺结核球（4）

（2）肺癌血供及强化特点（图 10-2-10）

随着肿瘤浸润，肺泡毛细血管受压，肺动静脉血流减慢、退化，不参与供血，而支气管动脉血供逐渐增强上升为主导地位，同时肺癌形成大量新的肿瘤血管，新生毛细血管因其基底膜欠完整、通透性大，造影剂二乙烯三胺五乙酸钆（Gd-DTPA）更易进入肿瘤及血管外间质。

1）强化方式：均匀或不均匀强化。

2）强化程度：中度及中度以上强化，持续时间较长。

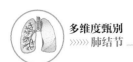
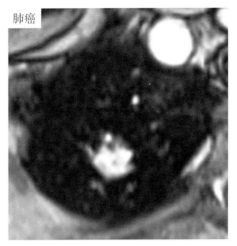

图 10-2-10　肺癌

三、病例

病例 1（图 10-2-11）：患者，女性，46 岁，因眼疾住院，胸片发现肺部结节。病理为肺结核。

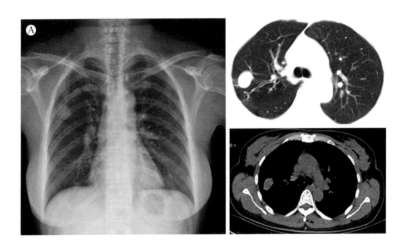

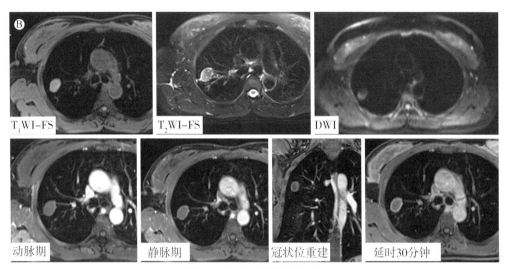

图 10-2-11　肺结核（1）

　　病例 2（图 10-2-12）：患者，女性，47 岁，鼻塞、声音嘶哑 8 月余，伴胸闷 10 天。术后病理为肉芽肿性炎，倾向肺结核。

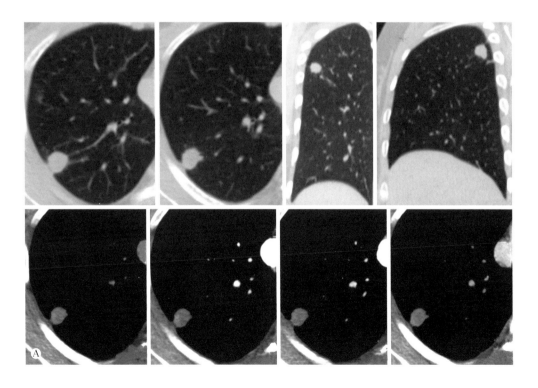

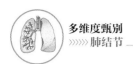

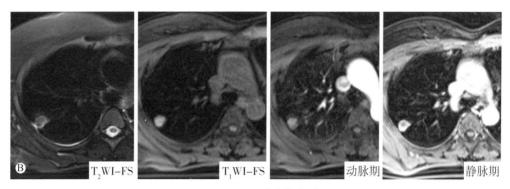

$T_2WI\text{-}FS$　　　　$T_1WI\text{-}FS$　　　　动脉期　　　　静脉期

图 10-2-12　肺结核（2）

病例3（图10-2-13）：患者，男性，64岁，体检发现右肺结节，原有肺结核病史。术后病理为（右上肺）结核瘤。

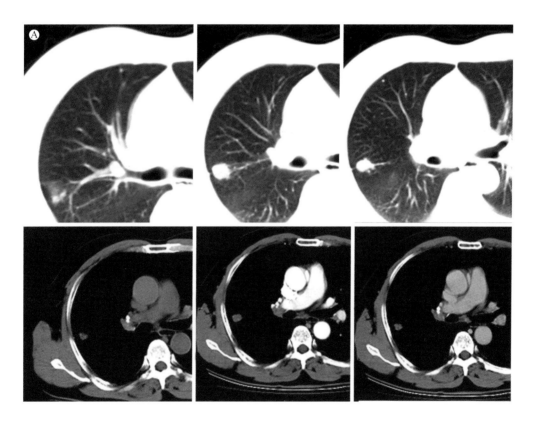

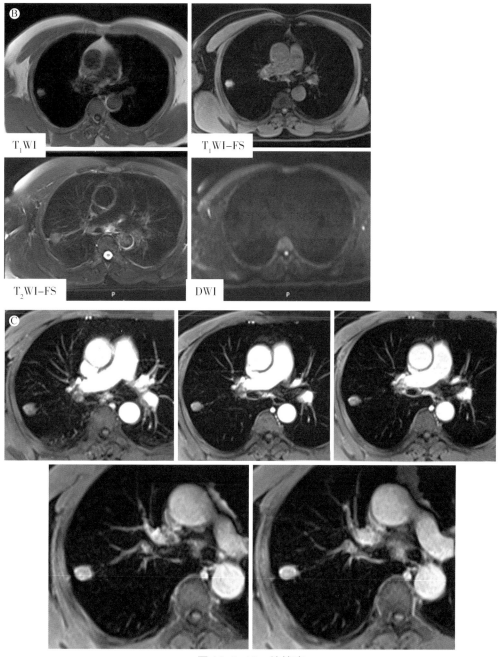

图 10-2-13　结核瘤

病例 4（图 10-2-14）：患者，男性，48 岁，咳嗽 1 月余。穿刺病理结果为肺结核。

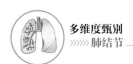
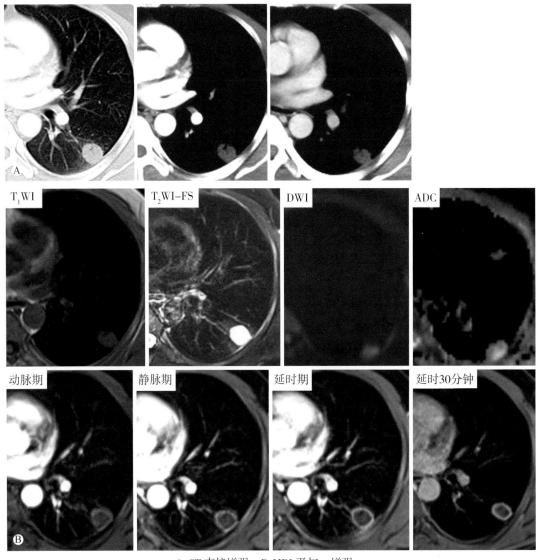

A. CT 直接增强；B. MRI 平扫 + 增强。

图 10-2-14　肺结核（3）

病例 5（图 10-2-15）：患者，女性，39 岁，咳嗽 2 月余；实验室检查，CA125 93.46 U/mL ↑（0 ~ 35U/mL），血红蛋白 91 g/L（13 ~ 151g/L）。结节明显不均匀强化，考虑肺癌或肺结核。CT 引导下经皮肺穿刺活检示（左肺穿刺物）镜下肺泡结构尚规则，仅局灶见两个多核巨细胞聚集，呈不典型肉芽肿结构，未见明显坏死，间质散在炎细胞浸润。特殊染色示抗酸、六胺银、PAS 阴性。抗结核治疗 6 个月，结节完全吸收。诊断为肺结核。

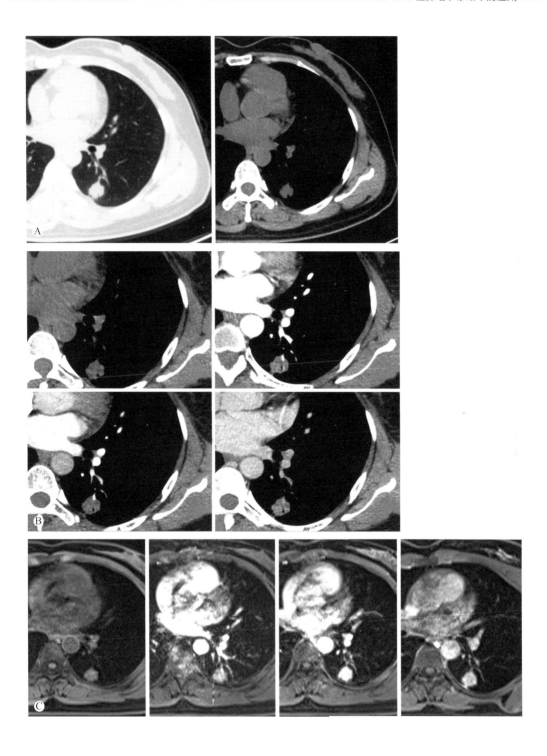

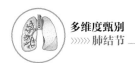
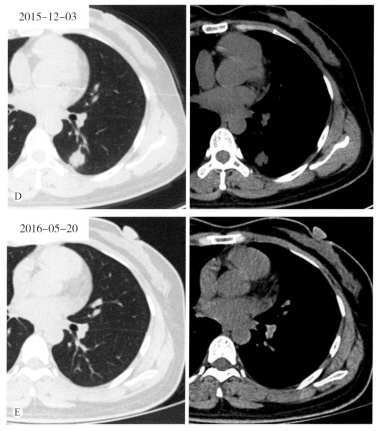

2015-12-03

D

2016-05-20

E

图 10-2-15　肺结核（4）

　　病例 6（图 10-2-16）：患者，男性，46 岁，体检发现右肺尖结节。送检右上肺叶，130 mm × 80 mm × 30 mm，沿支气管多切面切开，距支气管断端 30 mm 处见一灰白结节性肿块，大小为 20 mm × 20 mm × 20 mm，切面灰白质中，与周围肺组织分界不清。免疫组化示 EGFR（2+）、ALK（1A4）（1+）、P53（90% 中 +）、Ki-67（80%+）。

　　病理诊断：（右上肺叶）浸润性腺癌，脉管内见癌栓（以附壁生长型为主，约有 5% 为乳头亚型）。

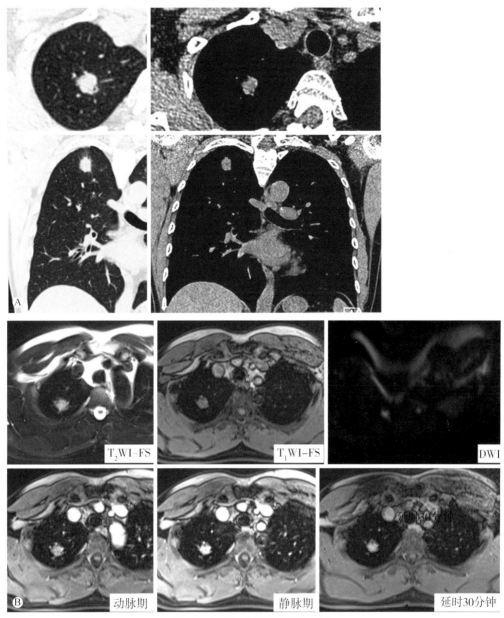

图 10-2-16　浸润性腺癌（1）

病例7（图10-2-17）：患者，女性，52岁，痰中带血1月余。病理诊断为（右上肺叶）浸润性腺癌（70%腺泡为主型+30%附壁生长型为亚型），侵犯透明软骨。

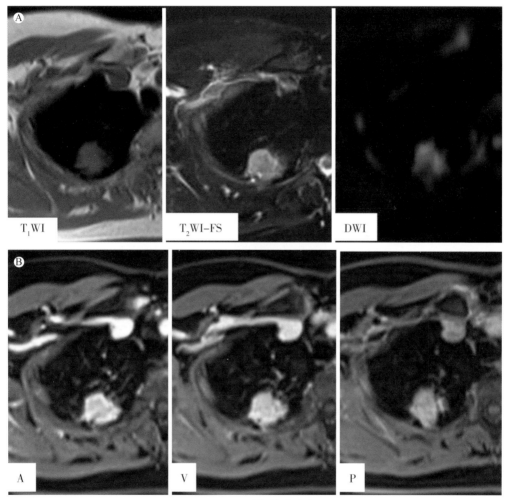

图 10-2-17 浸润性腺癌（2）

病例8（图10-2-18）：患者，男性，66岁，发热，检查发现肺部阴影1月余。术后病理为（右肺上叶）浸润性腺癌（附壁生长型为主型）。

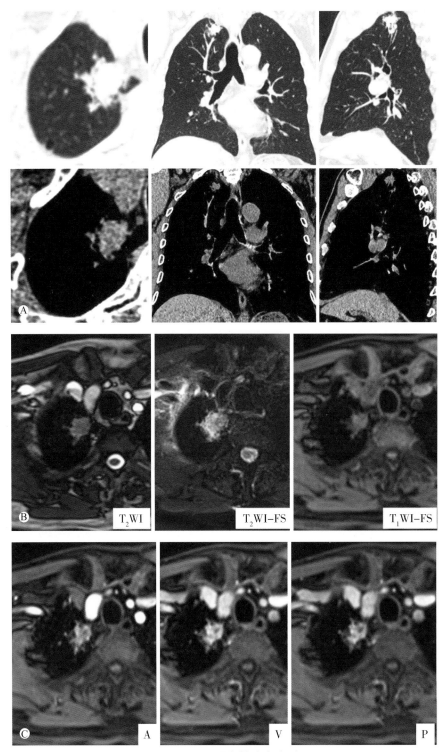

图 10-2-18　浸润性腺癌（3）

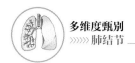
四、总结

（1）MRI 具有软组织分辨率高、多参数成像、无辐射损伤等优点。

（2）MRI 显示病变（结节）内部组成成分的能力强，能较好地区分肺结核球的坏死和周围型小肺癌的软组织成分。

（3）肺结核球因干酪样坏死，T_1WI 信号偏高、T_2WI 信号低、弥散通常不受限，增强扫描呈薄壁环形强化或无强化。

（4）周围型小肺癌的 T_1WI 呈中等信号、T_2WI 呈较高信号、弥散通常受限，增强扫描呈较明显的均匀或不均匀强化。

（5）肺结核球呈薄壁环形强化是其特异性征象（重视增强延迟扫描，推荐延迟时间 ≥ 30 分钟）。

（丁爱民、周会明、李宗梁）

第十一章 PET/CT 在肺结节诊断中的应用

肺部结节的疾病种类较多,如原发性肺癌、转移癌、肺结核、肺真菌感染和肺炎性假瘤等,其中恶性肺结节以肺癌居多,它是严重威胁人类生命最常见的恶性肿瘤,其临床分期与预后密切相关,但早期确诊率较低,75% 以上的患者确诊时已发生局部或全身转移,因此早期鉴别肺结节的良恶性,对预后至关重要。氟代脱氧葡萄糖(^{18}F-FDG)PET/CT 不仅可以提供肺结节解剖学和形态学信息,还能反映其细胞代谢情况,在肺结节良恶性病变的诊断和鉴别诊断上具有重要的价值,敏感度和特异度很高,在临床中已得到广泛应用。

一、^{18}F-FDG PET/CT 的肿瘤显像原理

进行 ^{18}F-FDG PET/CT 检查需要注射一种葡萄糖类似物,即 ^{18}F-FDG,^{18}F-FDG 通过细胞膜葡萄糖转运蛋白(GLUT1 ~ 4)进入细胞后,在己糖激酶的作用下被磷酸化形成 ^{18}F-FDG-6- 磷酸。与葡萄糖 -6- 磷酸不同,^{18}F-FDG-6- 磷酸的 2 位羟基被 ^{18}F 取代,不能被进一步代谢,也难以返回细胞外,从而滞留在细胞内。^{18}F-FDG 在细胞内的滞留量与其葡萄糖代谢率成正比,恶性肿瘤细胞对葡萄糖的消耗量通常较良性病变高,且会摄取更多的 ^{18}F-FDG,因此大量的 ^{18}F-FDG 滞留在细胞内,在 ^{18}F-FDG PET/CT 显像时就呈现为异常放射性浓聚影。通常用标准摄取值(standard uptake value,SUV)表示病灶对 ^{18}F-FDG 的摄取程度(图 11-1-1)。

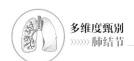
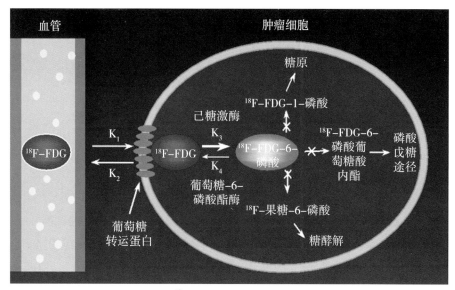

图 11-1-1　^{18}F-FDG PET/CT 的肿瘤显像原理

二、恶性肺结节的 ^{18}F-FDG PET/CT 表现

肺癌等恶性肺结节具有高增殖、高糖酵解代谢率，需要消耗大量的葡萄糖作为能量供给，且肿瘤细胞膜葡萄糖转运蛋白活性增高，这将大大促进葡萄糖类似物 ^{18}F-FDG 进入细胞内，在 PET/CT 图像上表现为局灶性的浓聚灶，即高代谢。通常肿瘤细胞对 ^{18}F-FDG 的摄取量与其恶性程度成正比，恶性肺结节的最大标准摄取值（maximum standard uptake value，SUVmax）多大于 2.5，而肺部良性结节 ^{18}F-FDG 摄取量常为轻中度增高，部分甚至无 ^{18}F-FDG 摄取。

病例 1（图 11-1-2）：患者，男性，45 岁，左肺上叶尖后段结节影，大小约为 13 mm × 12 mm，边缘见细小毛刺，代谢明显增高，SUVmax 为 9.8，术后病理为浸润性肺腺癌。

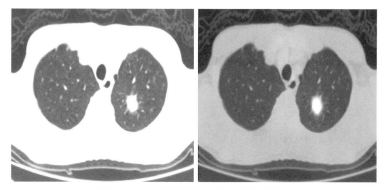

图 11-1-2　浸润性肺腺癌（见彩插）

病例 2（图 11-1-3）：患者，男性，42 岁，咯血 1 周。术后病理为右肺上叶后段结核球合并周围陈旧性肺结核，未见明显 ^{18}F-FDG 摄取。

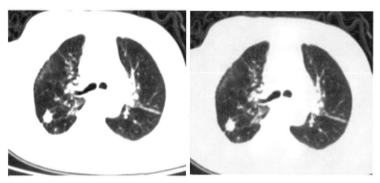

图 11-1-3　肺结核（见彩插）

病例 3（图 11-1-4）：患者，男性，62 岁，咳嗽、咳痰、咯血 3 天，1 个月前也曾咯血 1 次。术后病理为右肺上叶肺鳞癌合并阻塞性炎症，右肺上叶肺门旁鳞癌（粗箭头）^{18}F-FDG 摄取明显增高，SUVmax 为 7.6，其外缘为阻塞性炎症（细箭头），^{18}F-FDG 摄取轻度增高，SUVmax 为 2.8，代谢差别明显。

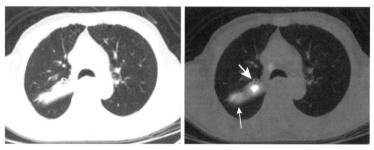

图 11-1-4　肺鳞癌（见彩插）

三、不同密度、不同大小的肺结节 ^{18}F-FDG 摄取差异

1. 不同密度的肺结节 ^{18}F-FDG 摄取差异

根据肺结节的密度不同，分为 pGGN、mGGN 和实性结节，不同密度的肺结节对 ^{18}F-FDG 的摄取程度不一样，SUVmax 也存在差异。在通常情况下，pGGN 密度较淡，多轻微或无 ^{18}F-FDG 摄取，mGGN 中的实性成分 ^{18}F-FDG 呈轻中度摄取，而实性结节中恶性病变 ^{18}F-FDG 摄取多增高。随着磨玻璃成分的减少、实性成分的增加，对 ^{18}F-FDG 的摄取程度也在增加，随之恶性的可能性也越大。

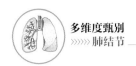

对原发性肺腺癌、AIS（图11-1-5）、MIA（图11-1-6）属 IA 期肺腺癌，细胞密度较低，生长缓慢，常表现为 pGGN 或实性成分较少的 mGGN，^{18}F-FDG 摄取多较低，甚至是无摄取。而 IAC（图11-1-7）肿瘤体积较大，细胞浸润明显，增殖速度较快，多表现为 mGGN 和实性结节，其 ^{18}F-FDG 的摄取明显高于 AIS 及 MIA（中位 SUV，2.0 vs 1.1；$P=0.008$），SUVmax 2.0 是判别 IAC 的最佳界值。Hu 等认为 ^{18}F-FDG PET/CT 对体积较小，尤其是不存在实性结构 GGN 的检出率较低。在 GGN 中，良性结节 ^{18}F-FDG 摄取常略高于恶性，其中炎性病变多表现为广泛且均匀摄取增高，而恶性多表现为不均匀摄取增高。CHuN 等报道的 68 个肺 GGN 病灶中，良恶性病变的 SUVmax 分别为（2.00±1.18）和（1.26±0.71）。

病例4（图11-1-5）：患者，女性，35 岁，体检发现肺结节。术后病理为 AIS，右肺尖纯磨玻璃结节，^{18}F-FDG 摄取轻微增高，SUVmax 为 1.3。

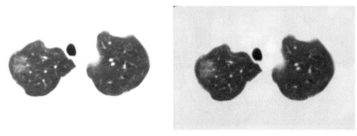

图 11-1-5　AIS（见彩插）

病例5（图11-1-6）：患者，男性，38 岁，体检发现肺结节 3 个月后复查。术后病理为 MIA，左肺尖混合磨玻璃结节，实性成分 ^{18}F-FDG 摄取增高，SUVmax 为 3.2。

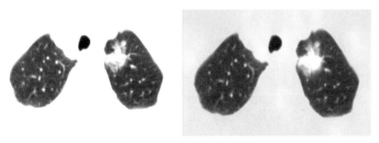

图 11-1-6　MIA（见彩插）

病例6（图11-1-7）：患者，男性，65 岁，咳嗽、咳痰、咯血 3 天。术后病理为 IAC，右肺中叶实性结节，^{18}F-FDG 摄取明显增高，SUVmax 为 8.9。

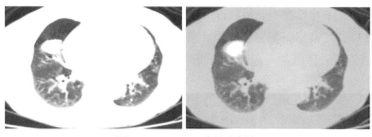

图 11-1-7　IAC（见彩插）

2. 不同大小的肺结节 ^{18}F-FDG 摄取差异

大小不同的肺结节对 ^{18}F-FDG 的摄取程度不一样，SUVmax 也存在差异。目前，PET/CT 的空间分辨率为 4 ~ 7 mm，< 8 mm 的肺结节 PET/CT 的敏感性较差，体积越小，容积效应对 SUV 的影响越大，尤其是 5 mm 以下的结节常由于部分容积效应不能很好地显示，检出率较低，常呈阴性表现（图 11-1-8）。而 > 8 mm 的肺结节 PET/CT 表现较高的敏感性和特异性，有研究显示对于 < 12 mm 的肺实性结节，以 SUVmax ≥ 1.85（图 11-1-9）作为鉴别结节良恶性的阈值，而 > 16 mm 的肺实性结节，以 SUVmax ≥ 3.6 作为鉴别结节良恶性的阈值，具有较高的准确率。对于 GGN，SUVmax 值与其实性成分的直径显著相关，实性成分越多，SUVmax 可能越大。

病例 7（图 11-1-8）：患者，男性，49 岁，咳嗽、咳痰 1 个月。左肺占位并两肺弥漫性结节样病灶，但弥漫性病灶均较小，直径 2 ~ 5mm，^{18}F-FDG 无明显摄取，PET/CT 呈阴性表现。术后病理为左肺癌并两弥漫性转移。

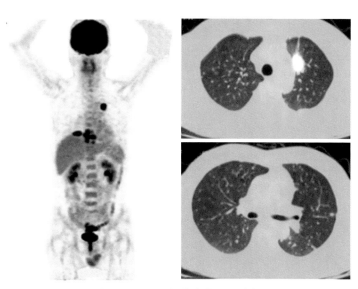

图 11-1-8　左肺癌（见彩插）

病例 8（图 11-1-9）：患者，男性，62 岁，体检发现肺结节 3 个月。左肺下叶后侧基底段小结节，大小约为 9 mm × 8 mm，^{18}F-FDG 摄取轻度增高，SUVmax 为 2.2。术后病理为肺腺癌。

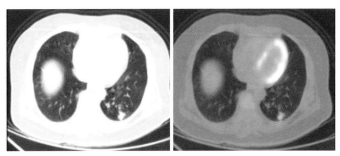

图 11-1-9　肺腺癌（1）（见彩插）

3. 不同病理类型的肺结节 ^{18}F-FDG 摄取差异

肺癌对 ^{18}F-FDG 的摄取与其病理类型有一定关系，如大部分肺鳞状细胞癌 ^{18}F-FDG 摄取常高于肺腺癌，原因可能是鳞状细胞癌以癌巢分布为主，其异形细胞的密度可能高于以腺管样结构为主的腺癌，细胞增殖快、倍增时间短也是相关因素。而类癌、黏液腺癌等 ^{18}F-FDG 的摄取较低，甚至无摄取。

四、恶性肺结节 PET/CT 显像存在的假阳性与假阴性

^{18}F-FDG 是目前 PET/CT 检查最常用的显像剂，但 ^{18}F-FDG 是非特异性显像剂，任何组织和病变均可不同程度地摄取，虽然恶性结节 ^{18}F-FDG 摄取较为明显，但部分炎性结节、良性肿瘤等病变也可较多地摄取 ^{18}F-FDG 呈高代谢而导致假阳性，有时难以鉴别。如肺结核、隐球菌感染、结节病、朗格汉斯细胞组织细胞增生症中的肺结节等具有增生性的结节，因含有大量的中性粒细胞、淋巴细胞、类上皮细胞及朗格汉斯细胞等而导致对 ^{18}F-FDG 的摄取增高。炎性肌纤维母细胞瘤主要以肌纤维母细胞、浆细胞等组成而导致 ^{18}F-FDG 高摄取，形态特征与恶性肿瘤相似。部分肺炎因病灶吸收不完全或炎性病灶机化后纤维组织增生呈"假性"肿瘤表现。有些良性肿瘤如硬化性肺细胞瘤、腺瘤等也可以表现高代谢。

有些原位癌、微浸润性肺腺癌、类癌及一些分化程度高的腺癌肿瘤细胞，由于其生长较为缓慢、葡萄糖代谢率低、FDG 浓聚较少等因素导致 ^{18}F-FDG 的摄取减低并出现假阴性。黏液腺癌实体部分由密集排列的富含黏液蛋白的肿瘤细胞组成，中央纤维化，肺泡腔充满黏液蛋白，其对 ^{18}F-FDG 摄取比非黏液腺癌低。

病例 9（图 11-1-10）：患者，男性，75 岁，咳嗽、胸痛 1 周。左肺上叶见不规则斑块影，边缘欠规整，大小约 29 mm × 26 mm，^{18}F-FDG 摄取增高，SUVmax 为 10.4；周围

见小结节卫星病灶。穿刺活检病理为结核性肉芽肿。

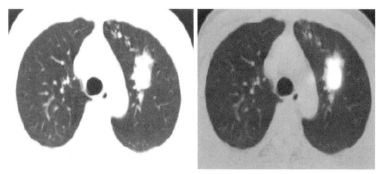

图 11-1-10　结核性肉芽肿（见彩插）

病例 10（图 11-1-11）：患者，男性，62 岁，间歇性咳嗽 1 月余。左肺下叶球形病灶，直径约为 32mm，^{18}F-FDG 摄取增高，SUVmax 为 3.6。结果为左肺下叶球形肺炎。抗炎 1 个月后病灶完全消失。

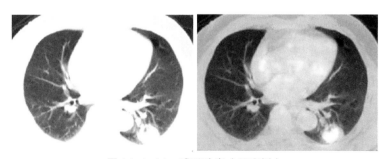

图 11-1-11　球形肺炎（见彩插）

病例 11（图 11-1-12）：患者，女性，40 岁，咳嗽。左肺下叶背段可见结节影，大小约 18 mm × 19 mm，^{18}F-FDG 摄取增高，SUVmax 为 11.1，周围可见磨玻璃密度影。术后病理为隐球菌感染。

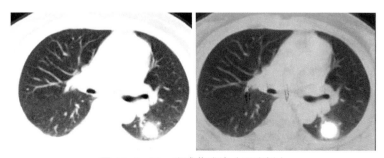

图 11-1-12　隐球菌感染（见彩插）

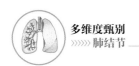

病例12（图11-1-13）：患者，男性，45岁，体检发现肺结节。^{18}F-FDG摄取增高，SUVmax为6.5，边缘欠光滑。结果为左肺上叶舌段炎性肌纤维母细胞瘤。

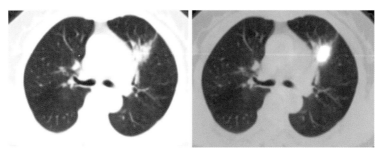

图11-1-13　炎性肌纤维母细胞瘤（见彩插）

病例13（图11-1-14）：患者，男性，28岁，体检发现肺结节。左肺上叶前段可见结节影，^{18}F-FDG摄取增高，SUVmax为6.4，边缘光滑。结果为硬化性肺细胞瘤。

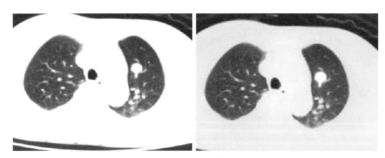

图11-1-14　硬化性肺细胞瘤（见彩插）

病例14（图11-1-15）：患者，女性，45岁，体检发现肺结节。因其内富含黏液蛋白，^{18}F-FDG摄取仅轻微增高，SUVmax为1.6。结果为右肺下叶背段黏液腺癌。

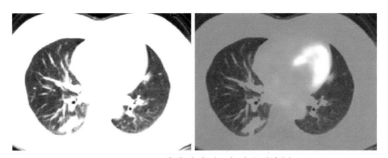

图11-1-15　黏液腺癌（1）（见彩插）

病例15（图11-1-16）：患者，男性，65 岁，体检发现肺结节。因其内富含黏液蛋白，^{18}F-FDG 摄取仅轻微增高，SUVmax 为 1.62。结果为右肺下叶背段黏液腺癌。

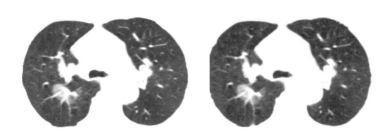

图 11-1-16　黏液腺癌（2）（见彩插）

五、恶性肺结节 PET/CT 假阳性与假阴性的应对策略

^{18}F-FDG PET/CT 在恶性肺结节诊断中存在假阳性和假阴性，所以 ^{18}F-FDG 高摄取不完全等于恶性结节，低 ^{18}F-FDG 摄取也不能完全排除恶性结节。^{18}F-FDG PET/CT 的假阴性率一般 < 10%，但假阳性率有时可以达到 20% ~ 25%，单纯根据 ^{18}F-FDG 摄取对肺结节的良恶性鉴别依然存在一定困难，认真分析肺结节的 CT（包括 HRCT、薄层 CT、CT 增强等）等形态学特征极其重要，还需结合病史、实验室检查等临床资料，穿刺活检或手术切除后病理依旧是诊断的"金标准"。

当然，对于实性结节，PET/CT 双时相延迟显像可以帮助鉴别部分肺结节的良恶性。所谓 PET/CT 双时相延迟显像是在注射药物 1 小时常规显像后再间隔 1 ~ 2 小时行肺部延迟显像，对比两次显像后结节的代谢变化情况。因为恶性结节在放射性药物注射后 4 小时 ^{18}F-FDG 摄取量达到峰值，而良性肿瘤和炎性病变等在注射药物半小时后达到峰值，所以随着时间进展，良性病变的 SUV 值降低或小范围提高，而恶性病变 SUV 值则较明显提高，其滞留指数（ΔSUVmax%）常 > 10%。

对 < 8 mm 的肺小结节，因为受容积效应的影响，PET 图像上表现的恶性程度可能低于实际的恶性程度，因此不能仅依靠 SUVmax 判断结节性质，还应充分考虑肺结节的大小及 SUV，并结合肺结节的部位、边缘、血管、密度等形态学表现综合判断。

对于 ^{18}F-FDG 摄取不明显的非实性结节，联合 HRCT 或随访动态观察可有效减少假阴性病例。HRCT 可清楚显示肺结节的内部及边缘特征，如分叶征、空泡征、毛刺征、胸膜牵拉征及支气管血管集束征等代表恶性征象的形态学表现。在动态观察中若 mGGN 的实

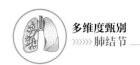

性部分超过结节总体积的 50%，或原纯磨玻璃结节出现实性成分，应高度怀疑病变可能为恶性。

病例 16（图 11-1-17）：患者，男性，56 岁，体检发现结节。

左肺下叶结节（图 11-1-17A）为常规显像，^{18}F-FDG 摄取无明显增高，SUVmax 为 1.1；2 小时延迟显像后（图 11-1-17B）^{18}F-FDG 摄取增高，SUVmax 增加到 2.4，SUVmax 增幅 50%。

右肺下叶（图 11-1-17C）为常规显像，^{18}F-FDG 摄取增高，SUVmax 为 3.8；2 小时延迟显像后（图 11-1-17D）^{18}F-FDG 摄取降低，SUV 仅为轻度增高，SUVmax 为 2.1。

结果：左肺下叶术后病理为腺癌；右肺下叶术后病理为结核性肉芽肿。

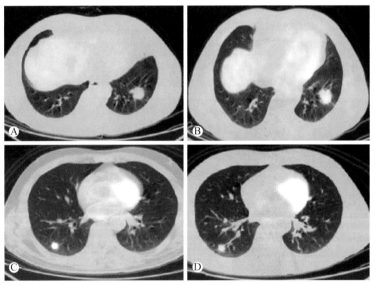

图 11-1-17　术后病理（见彩插）

病例 17（图 11-1-18）：患者，女性，48 岁，咳嗽、咳痰、咯血 1 个月。左肺上叶紧贴斜裂见混合磨玻璃结节，虽然 ^{18}F-FDG 无明显摄取，但薄层 CT 显示实性成分超过结节总体积的 50%，且具有胸膜凹陷等恶性特征，因此仍需考虑恶性。术后病理为浸润性肺腺癌。

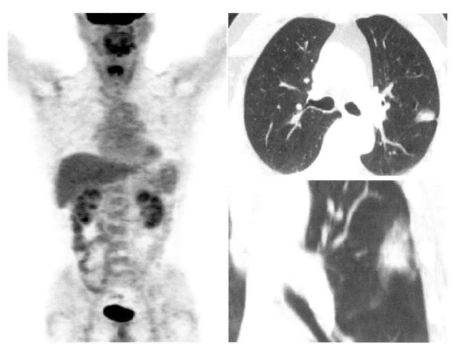

图 11-1-18　浸润性肺腺癌（见彩插）

六、2020 美国国家综合癌症网络（NCCN）指南中肺结节 PET/CT 检查选择的建议

对于偶发肺结节临床怀疑为肺癌时，在风险评估的放射性因素中，除分析结节大小、形状、密度和相关的实性异常（如瘢痕、炎性改变）外，还需注意 PET 显像时肺结节对 ^{18}F-FDG 的亲和性。若肺结节的 ^{18}F-FDG 亲和性增加，即代谢增高时，则肺结节恶性病变的风险加大。

对于胸部 CT 偶然发现的单发或多发肺实性结节，不管其是低危还是高危，若结节 > 8 mm，在随访观察中考虑 3 个月后行 PET/CT 检查；而对 < 8 mm 结节则并不推荐 PET/CT 检查，只需 6 ~ 12 个月 CT 复查；对亚实性结节，若实性成分 > 6 mm，可考虑 PET/CT 检查。

病例 18（图 11-1-19）：患者，男性，65 岁，体检发现肺结节。右肺下叶背段小结节，大小约 10 mm × 8 mm，^{18}F-FDG 摄取增高，SUVmax 为 4.6。术后病理为低分化肺腺癌。^{18}F-FDG PET/CT 对 > 8 mm 的结节较敏感。

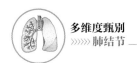
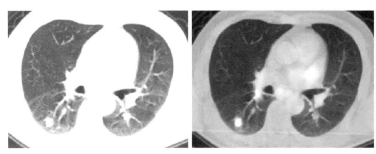

图 11-1-19　肺腺癌（2）（见彩插）

病例19（图11-1-20）：患者，男性，66岁，体检发现肺结节。右肺下叶背段小结节，大小约 11 mm × 9 mm，^{18}F-FDG 无明显摄取。术后病理为错构瘤。^{18}F-FDG PET/CT 对＞ 8 mm 的结节具有较高的敏感性预测值＞ 90%。

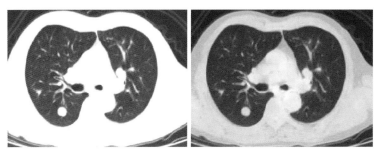

图 11-1-20　错构瘤（见彩插）

七、^{18}F-FDG PET/CT 在肺结节良恶性病变鉴别诊断中的优势

《核医学与分子影像临床应用指南》指出，在肺部良恶性结节鉴别诊断中，不推荐 PET/CT 用于肺磨玻璃结节的定性诊断，但推荐 ^{18}F-FDG PET/CT 用于≥ 8 mm 肺部分实性结节的鉴别诊断，而对≥ 8 mm 肺实性结节或肿块的鉴别诊断则强烈推荐 ^{18}F-FDG PET/CT 检查。虽然 ^{18}F-FDG PET/CT 在肺结节鉴别诊断中存在较高的假阳性，但其仍然得到了强烈的推荐。因为 ^{18}F-FDG PET/CT 在下述方面具有优势。

1. ^{18}F-FDG PET/CT 对肺结节的阴性预测值较高

^{18}F-FDG PET/CT 在肺结节的定性诊断中虽然存在较高的假阳性，文献报道可以达 20% ~ 25%，但根据 CT 形态学特点并结合实验室检查、临床病史可以区分部分假阳性。PET/CT 扫描对 C 型结节（直径超过 20 mm 的结节）定性的准确率超过 90%。^{18}F-FDG PET/CT 的假阴性率较低，除上述特殊病理类型（原位癌、类癌、黏液性腺癌等）的肺癌外，假阴性率常低于 10%。Hochhegger B 等研究显示肺内结节采用 ^{18}F-FDG PET/CT 检查对良恶性鉴别诊断的阴性预测值为 93.75%。

2. PET/CT 容易显示隐蔽的肺小结节

部分肺小结节位置较为隐蔽，如肺尖、肋膈角区、肺门或纵隔，因结节较小，形态上仅表现为局部隆起，与邻近软组织样的血管密度相仿，有时不容易被发现，可能造成遗漏，定性也较为困难，但部分在 PET/CT 上呈 ^{18}F-FDG 高摄取而容易被发现。

病例 20（图 11-1-21）：患者，女性，45 岁，咳嗽、咯血 3 天。右肺下叶肺门旁结节影，肺部 CT 仅见肺门稍大，结节显示不明显，容易漏诊，但 PET/CT 见结节 ^{18}F-FDG 摄取显著增高，SUVmax 为 11.6。术后病理为鳞癌。

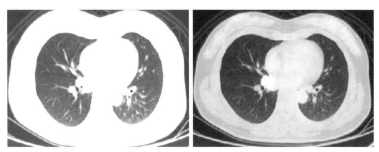

图 11-1-21　鳞癌（1）（见彩插）

病例 21（图 11-1-22）：患者，女性，65 岁，咳嗽、咳痰、咯血 1 周。右肺上叶主支气管内小结节影，大小约为 6 mm × 5 mm，远端支气管尚通畅，单纯 CT 不容易区分，但 PET/CT 见结节 ^{18}F-FDG 摄取显著增高，SUVmax 为 10.5，合并右肺上叶阻塞性炎症。纤支镜活检病理为鳞癌。

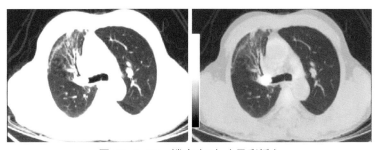

图 11-1-22　鳞癌（2）（见彩插）

3. PET/CT 全身显像有利于发现转移灶

部分肺结节存在代谢与形态的不匹配，即 ^{18}F-FDG 高摄取，但形态具有良性特征，如边缘光滑、密度均匀，或者 ^{18}F-FDG 低摄取，但在形态上具有恶性特征，如细短毛刺、胸膜凹陷等，往往难以定性。PET/CT 全身显像扫描范围大，有利于发现全身各个组织器官的病变，包括转移灶，从而间接证实恶性肺结节。

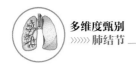

病例22（图11-1-23）：患者，男性，67岁，咳嗽、咳痰、咯血1周，无发热。右肺下叶实性小结节影，^{18}F-FDG摄取轻度增高，SUVmax为2.9，边缘清楚，良恶性较难判断，但PET/CT全身显像见右侧第8肋局部骨质破坏，^{18}F-FDG摄取增高，提示转移瘤，间接证实右肺下叶小结节为肺癌。同时左肺下叶结节无^{18}F-FDG摄取，考虑良性。结果为右肺下叶肺癌；左肺下叶良性结节。

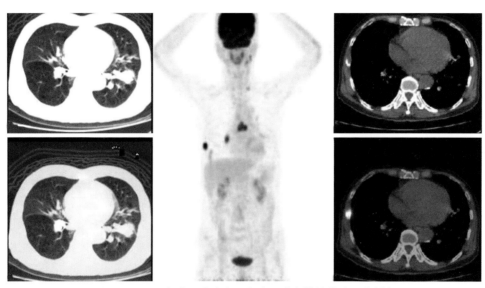

图11-1-23　右肺下叶肺癌；左肺下叶良性结节（见彩插）

4. PET/CT可以证实结节性质

对于难定性的肺结节，或者临床需要穿刺活检获得病理类型时，PET/CT全身显像可指导临床选择表浅易穿刺且具有肿瘤细胞活性的部位以取得可靠标本，从而做出正确诊断。

病例23（图11-1-24）：患者，男性，76岁，腰疼半个月。右肺上叶实性小结节影，^{18}F-FDG摄取增高，SUVmax为3.9，边缘光滑，形态具有良性特征，良恶性较难判断，但PET/CT全身显像见第2腰椎棘突骨质破坏，^{18}F-FDG摄取明显增高，提示转移瘤，间接证实右肺上叶小结节为肺癌，并为临床提供可靠的穿刺活检部位（棘突破坏区）。诊断结果为右肺上叶肺癌。

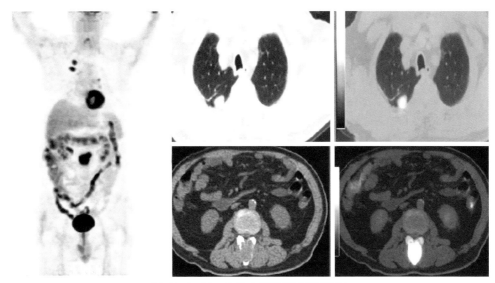

图 11-1-24　右肺上叶肺癌（见彩插）

病例 24（图 11-1-25）：患者，男性，55 岁，左侧胸痛 1 周。右肺上叶实性结节影，全身多处骨质破坏，临床怀疑肺癌并已出现骨转移，但 PET/CT 显像示肺结节 ^{18}F-FDG 无明显摄取增高，不完全符合肺癌表现，同时发现全身多处骨骼浓聚灶，但左侧一肋骨骨质破坏区表浅且有 ^{18}F-FDG 摄取，适合穿刺，临床上正是在此处穿刺活检后考虑多发性骨髓瘤，也间接证实非恶性肺结节所致。穿刺活检后病理为多发性骨髓瘤。

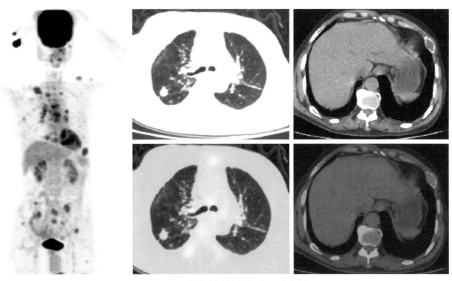

图 11-1-25　多发性骨髓瘤（见彩插）

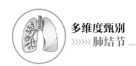

5. PET/CT 全身显像有时可以发现双源癌

在临床实践中，发现部分患者体内存在两种不同性质的恶性肿瘤，即双源癌，PET/CT 全身显像除明确肺结节的性质之外，还能发现可能合并的其他部位恶性肿瘤。

病例 25（图 11-1-26）：患者，男性，67 岁，食欲缺乏 1 周。左肺上叶结节影，^{18}F-FDG 摄取增高，SUVmax 为 7.5，考虑肺癌。同时 PET/CT 全身显像发现胃贲门区明显增厚，^{18}F-FDG 摄取增高，SUVmax 为 6.7，提示恶性。胃镜活检证实为胃腺癌。

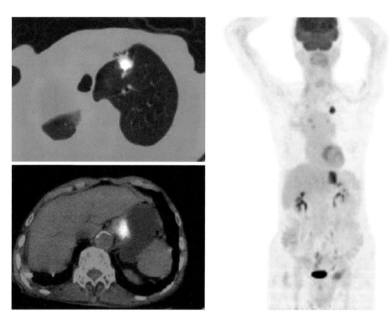

图 11-1-26　胃腺癌（见彩插）

6. PET/CT 帮助恶性结节准确分期

肺癌的转移灶和原发灶具有相似的生物学行为，代谢特点大致相同，即原发灶为^{18}F-FDG 高摄取，转移灶也多表现为 ^{18}F-FDG 高摄取。PET/CT 注射一次显像剂可以进行全身显像，能全面观察全身各个组织器官的代谢情况，非常有利于发现转移灶。

肺癌的分期通常采用 TNM 分期，T 分期主要是观察原发灶的大小及对周围组织结构包括胸壁、血管、支气管、纵隔等的侵犯情况，CT 尤其是 CT 增强可以反映病变的血供，清晰地显示病灶边界及与周围组织的关系，具有比较明显的优势，是 T 分期的主要检查手段。N 分期为淋巴结转移，CT、MRI 等传统影像学检查主要是根据淋巴结的大小判断转移，通常认为淋巴结短径＞ 10 mm 提示转移，但有不少短径＜ 10 mm 的淋巴结已转移，而部分短径＞ 10 mm 的淋巴结却未必是转移，单纯依靠淋巴结的大小来判断转移有较高的假阳性和假阴性，PET/CT 综合 ^{18}F-FDG 摄取高低和 SUVmax 大小可以更准确地判断淋巴结转移。有研究报道，PET/CT 检查对 N1、N2、N3 分期诊断的准确率分别为 90.00%、84.62%、90.91%，明显高于 CT 的诊断效能，但部分淋巴结炎性增生可因 ^{18}F-FDG 摄取导致假阳性。M 分期为远处转移，肺癌常见的远处转移部位有肝、肾上腺、脑、骨骼、肾及锁骨区或腹膜后淋巴结等。PET/CT 有利于发现全身隐匿性或微小的转移病灶。在肺癌 TNM 分期诊断方面，PET/CT 较传统的 CT 明显增加了诊断的准确性。王全师等对 46 例肺癌患者（其中 42 例经临床随访证实存在恶性肿瘤转移）进行 PET/CT 及 CT 检查，结果表明 PET/CT 对肺癌转移灶的检出率为 95.2%，CT 检查为 73.8%，PET/CT 明显优于 CT。

病例 26（图 11-1-27）：患者，男性，67 岁，咯血 3 次。右肺中叶实性结节，[18]F-FDG 摄取明显增高，SUVmax 为 8.9，考虑肺癌，全身其余部位未见浓聚灶，提示无转移。结果为肺癌。

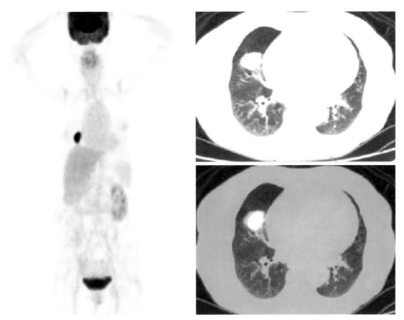

图 11-1-27　肺癌（见彩插）

病例 27（图 11-1-28）：患者，男性，64 岁，吸烟 50 年，咳嗽 3 个月。右肺下叶占位并淋巴结转移，其中右侧肺门及纵隔（4R、10R、7 区）多发淋巴结 ^{18}F-FDG 摄取明显增高，SUVmax 为 5.6，但直径均 < 10 mm。结果为右肺下叶肺癌并淋巴结转移。

病例 28（图 11-1-29）：患者，男性，45 岁，全身骨痛 1 个月。右侧肩胛骨、左侧肾上腺微小转移病灶，传统影像检查容易漏诊，PET/CT 呈 ^{18}F-FDG 高摄取而被发现。结果为右肺癌并多发转移。

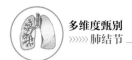

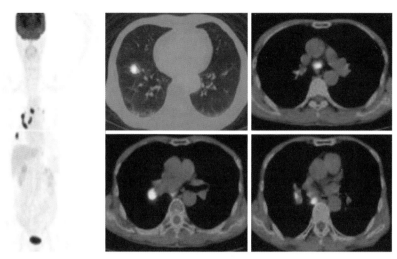

图 11-1-28　肺癌并淋巴结转移（见彩插）

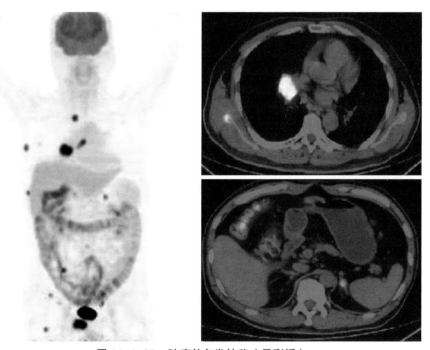

图 11-1-29　肺癌并多发转移（见彩插）

　　病例 29（图 11-1-30）：患者，男性，77 岁，右侧胸痛伴呼吸困难 1 周。右侧胸膜增厚，CT 难以判断是否转移，而 PET/CT 见 ^{18}F-FDG 摄取增高，转移明显。结果为右肺癌并胸膜多发转移。

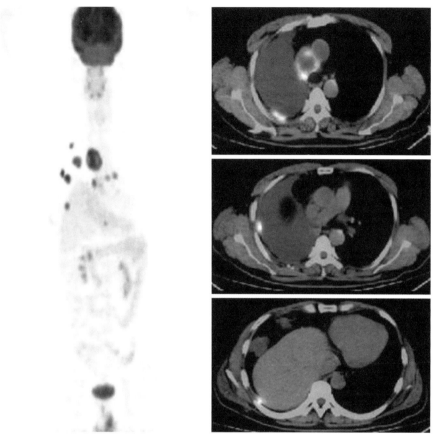

图 11-1-30　肺癌并胸膜多发转移（见彩插）

　　病例 30（图 11-1-31）：患者，男性，66 岁，右侧臀部胀痛 1 周。肝脏（粗箭头）、右侧髂骨（细箭头）[18]F-FDG 高摄取明显增高，容易诊断转移，但肝脏病变较小，右侧髂骨形态完整，未见明确骨质破坏，传统影像检查不易发现。结果为右上肺癌并多发转移。

　　病例 31（图 11-1-32）：患者，男性，71 岁，尿痛 2 个月。[18]F-FDG 摄取增高，SUVmax 为 8.4。右侧腹股沟区见一稍大淋巴结，直径约为 7 mm，[18]F-FDG 摄取增高，SUVmax 为 3.6。结果为左肺上叶前段肺癌；右侧腹股沟区穿刺活检病理显示转移。这种非常规的远处隐匿性转移非常容易被遗漏。

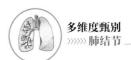
多维度甄别
>>>>>> 肺结节

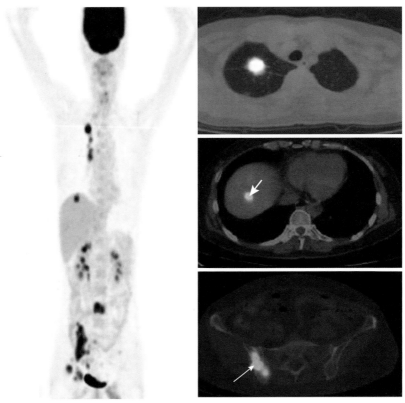

图 11-1-31　右上肺癌并多发转移（见彩插）

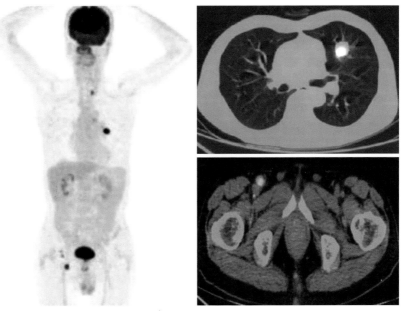

图 11-1-32　肺癌并转移（见彩插）

病例 32（图 11-1-33）：患者，女性，76 岁，右侧臀部疼痛 2 个月。左肺肺门旁占位，
^{18}F-FDG 摄取增高，SUVmax 为 10.4。右侧股骨上段髓腔密度稍增高，^{18}F-FDG 摄取增高，
SUVmax 为 3.2，提示早期骨转移。结果为左肺肺门旁肺癌；右侧股骨上段骨转移。

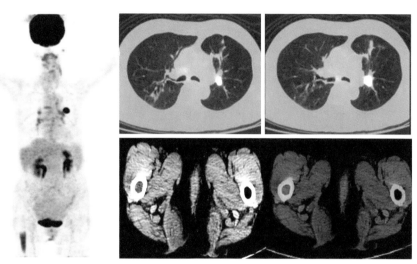

图 11-1-33　肺癌并骨转移（见彩插）

（廖凤翔、周会明、李宗梁）

第十二章　人工智能在肺结节筛查及诊断中的应用

第一节　人工智能在肺结节筛查、诊断中的价值

"中国医疗是社会痛点，医学影像更是痛中之痛"。在我国乃至全球，肺癌的发病率和死亡率都高居癌症之首。人工智能辅助软件可以帮助医师快速阅片，提升医师的诊疗效率。人工智能（AI）赋能让影像发挥最大的临床价值。

一、中国肺癌疾病现状

中国肺癌防治形势严峻。2020 年中国新发癌症病例 457 万例，其中男性 248 万例，女性 209 万例；2020 年中国癌症死亡病例 300 万例，其中男性 182 万例，女性 118 万例。一直以来，肺癌是中国发病率及死亡率均居首位的恶性肿瘤。据 WHO 发布的数据显示，2018 年全球约有 210 万新发肺癌病例和 180 万肺癌死亡病例，相当于每 3 分钟就有 10 人因为肺癌而死亡。近 30 年来，中国因肺癌死亡人数增加了 45.2 万，超过了全球因肺癌死亡人数的一半。该数据来自今年一份发表于《癌症》的研究项目，该研究中的结果显示，中国因肺癌死亡人数增加最多，由 1990 年的 24 万增加至 2017 年的 69.2 万，增加了 45.2 万，占全球总增加人数的 53%；中国男性和女性肺癌年龄标准化死亡率是全球最高，而且均呈上升趋势；危险因素也同全球有很大差别。

二、肺癌低剂量 CT 筛查与 AI

低剂量 CT（low-dose computed tomography，LDCT）筛查的临床价值：美国国家肺部筛查试验（national lung screening trial，NLST）结果表明，在高危人群中，胸部 LDCT 筛查可降低 20% 的肺癌死亡率，印证了 LDCT 在肺癌筛查方面的价值，优化了 CT 检查的辐射剂量，平息了很多争议，在很大程度上也决定了未来研究和发展的方向，LDCT 筛查目前已经成为包括我国在内的肺癌高危人群的首要肺癌筛查手段。

　　AI 在肺癌筛查中的价值：早期肺癌在医学影像学中一般表现为肺内结节征象，由于 CT 在胸部图像高密度分辨率、薄层图像无结构重叠遮挡等方面对肺结节检出有无可替代的优势，以及规范化的 LDCT 扫描技术逐渐被应用，因此 CT 筛查肺结节目前已成为肺癌早筛的主要手段。我国现有肺结节患者高达 1.3 亿人，而全国一级以上的医院人工阅片总体准确度平均为 70% ~ 85%，每一个病例需要医师平均花费 8 ~ 10 分钟甚至更长的时间进行分析。同时，国内肺结节发生率高，对比复查阅片更加耗时（用时 20 分钟以上）。在面对肺癌筛查高负荷工作的情况下，各大医院个体诊断的准确度参差不齐，给肺癌精准诊断带来了巨大挑战。和其他的医疗数据相比，影像数据处理难度更小，处理价值更高。医学影像数据本身很好地契合了 AI 表征模型算法。而应用 AI 辅助检测系统可有效帮助医师快速寻找肺结节，并进行标注、测量及类型、性质分析等任务，并可自动生成结构化报告。以此协助医师加快工作流程，使 AI 赋能肺癌早筛，提高检出率，提高诊断准确率，缓解医师工作压力，惠及医患双方。

三、胸部 CT 肺结节 AI 产品介绍

　　1. 病灶自动检出与定位

　　（1）系统支持自动识别影像中的实性结节、混杂密度结节、磨玻璃结节、肿块、钙化。

　　（2）自动定位病灶所在影像位置提供三维及二维矩形框标注。

　　（3）系统提供病灶索引导航，将病灶位置在导航栏中按层数位置标记，点击后即可快速定位至该病灶所在的影像层面。

　　2. 病灶自动量化分析

　　支持 AI 自动量化对检出病灶进行计算分析并以列表的形式呈现，提供医师诊断所需的关键信息，如体积、所在解剖位置、平均 CT 值、长短径等信息，并提供 Lung-RADS 分级及良恶性评估（图 12-1-1）。

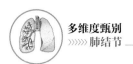
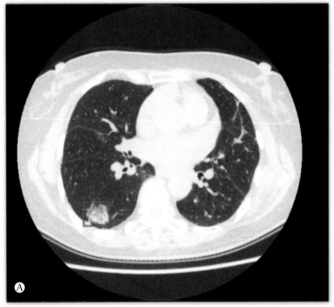

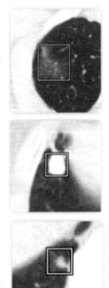

	序号	层面	长径	短径	病灶类型	良恶性
☑	1	IM32	28.8 mm	24.2 mm	纯磨玻璃	中
☑	2	IM55	4.8 mm	4 mm	纯磨玻璃	低
☑	3	IM88	8 mm	5.5 mm	纯磨玻璃	中
☑	4	IM89	8.4 mm	7.6 mm	混杂密度	中
☑	5	IM101	5.4 mm	4.6 mm	纯磨玻璃	低

☑ IM： 122　　　长径： 22.8 mm　　　短径： 19 mm

病灶类型：混杂密度　　良恶性：高　　　CT值： −344Hu

体积： 13 779.3 mm³　　所在肺段：右肺/下叶/背段

形状：类圆形 ⌄　　Lung-Rads：4B

测量	组学分析	相似病例

B

6

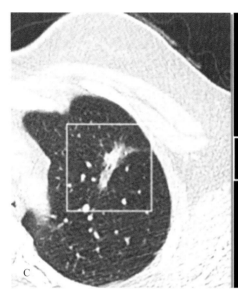

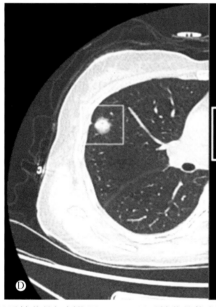

A. AI 显示结节的解剖位置；B. AI 显示结节的信息资料；C. AI 提供 Lung-RADS 分级及良恶性评估 -1；
D. AI 提供 Lung-RADS 分级及良恶性评估 -2。

图 12-1-1　AI 自动量化分析

3. 高级分析模块

影像组学分析功能可对病灶进行组学分析，提供密度分布、多维度组学信息。相似病例分析功能，系统自动匹配与当前病灶相似程度最高的 5 个病例并提供病理结果，帮助医师对病灶进行定性判断（图 12-1-2 ）。

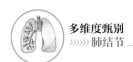

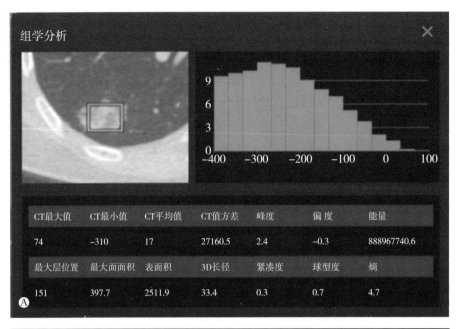

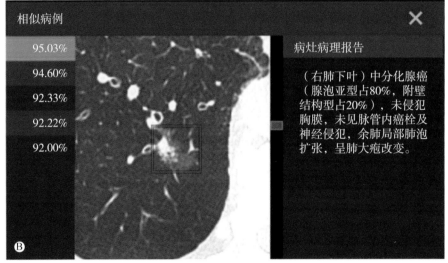

A. 分析模块；B. AI 提示病理结果。

图 12-1-2　高级分析模块

4. 智能三维重建

MPR-MIP 组合重建支持智能生成 MPR 与 MIP 组合重建图像，帮助医师从多维度更直观地观察病灶特征，对病灶进行定性诊断（图 12-1-3）。

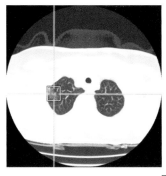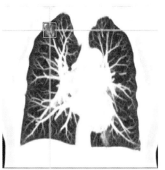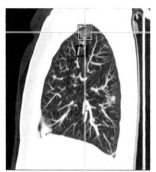

图 12-1-3　MPR-MIP 组合重建

病灶 VR 成像：支持自动计算重建生成病灶 VR 图像，与病灶列表联动，一键显示各处结节 VR 图像及与周边组织关系，帮助医师直观地观察结节三维形态，以及与周围血管、气管、胸膜的关系。

5. 无上限 AI 智能随访

AI 智能随访分析功能化繁为简可对同一患者的多次检查进行智能对比。

（1）业内唯一无上限随访模式。

（2）实现多次影像病灶的图片自动配准。

（3）呈现病灶动态多参数曲线：体积动态曲线、密度直方图、动态随访、倍增时间等。

（4）随访工作效率提升 5 倍以上。

6. 图文结构化报告

影像所见：病灶截图、病灶解剖位置、结节类型、最大横径、平均 CT 值、体积、Lung-RADS 分级等。

影像诊断：可基于各项指南分别给出影像意见，如肺结节随访意见，结合 PET/CT 检查、活检/手术切除等。

标准图文结构化报告见图 12-1-4。

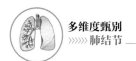
多维度甄别
》》》》肺结节

胸部CT检查报告
医准智能（AI）支持

| 姓名： | CTF-0123 | 性别： | 女 | 年龄： | 080Y |

| 影像编号： | 241029 | 检查日期： | 2015-09-11 | 检查部位： | |

影像所见

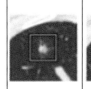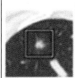

检查日期	体积	长径	密度	表征项
2015-09-11	226.6 mm³	8.19 mm	-39 Hu	无
2015-04-24	219.4 mm³	8.5 mm	-42 Hu	无

右肺上叶前段（Se4 Img119）实性结节，大小约8.19 mm×7 mm，CT值约-39Hu，体积：226.6 mm³，边缘光整，Lung-RADS 4A，与2015-04-24相比长径减少0.41 mm，体积增长3.2%

检查日期	体积	长径	密度	表征项
2015-09-11	7044.6 mm³	25.3 mm	-246 Hu	分叶毛刺
2015-04-24	6920.7 mm³	24.6 mm	-311 Hu	分叶毛刺

右肺下叶背段（Se4 Img151）纯磨玻璃结节，大小约25.3 mm×20.7 mm，CT值约-246Hu，体积：7044.6 mm³，边缘光整，Lung-RADS 4B，与2015-04-24相比长径增加0.7 mm，体积增长1.7%

　　两肺透亮度未见增高，气管、支气管未见狭窄或扩张，腔内未见明显病变，两肺未见明显小气道病变，未见明确肺不张，两侧肺门未见增大，纵隔未见肿大淋巴结。心影未见增大，心包未见明显积液。胸房无畸形，胸壁未见软组织肿块，扫描范围诸肋骨及胸骨未见明确异常

影像诊断

　　右肺上叶前段结节，若无明显恶性征象，建议3个月后复查；必要时行PET-CT扫描或活检。右肺下叶背段结节，建议正规抗炎治疗后复查，若无明显变化则需PET-CT扫描或活检/手术切除。

医生签字：

图 12-1-4　标准图文结构化报告

四、临床应用方案

在部署方面，产品采用本地化部署方式，影像数据不出院，保障信息安全。可将 AI 服务器放置在与影像科检查设备相同的局域网内或信息科的医院整体机房中。AI 服务器既可以从检查设备中获取影像数据信息（DICOM 格式），也可以通过与安装在医院的 PACS 系统对接，获取 PACS 系统中的影像数据信息。系统可自动识别新增影像数据，并自动以 18 秒/例的计算速度分析计算胸部 CT 的平扫数据，将计算结果保存至服务器以供医师进一步确认。

当医师查阅 AI 结果时，系统可根据识别医师当前在 PACS/RIS 中关注的病例，自动匹配推送 AI 计算结果，方便医师快速了解当前患者的病灶分布情况。同时支持查看患者的详细病灶信息，一键快捷进入 AI 界面。根据医师使用习惯还可设置为自动识别打开 AI 界面，无须手动点击便可进入 AI 系统，完美融入医师现有工作流程中。

五、AI 赋能肺癌早筛——治未病，惠众生

AI 核心功能是肺结节检出率的临床测评。肺结节检出率：医师 +AI > AI > 医师。AI 系统针对 3 mm 及 3 mm 以上的肺结节检出率高达 98.60%。

第二节　人工智能的优点及目前的不足

1. AI 辅助系统筛查与诊断肺结节的优点

（1）肺结节识别率高，结节检出敏感度最高可达 98.60%，可以迅速检测出 ≤ 2 mm 的微小结节并能准确定位（火眼金睛）；对钙化灶、磨玻璃结节、混合磨玻璃结节的检出较敏感。

（2）提高工作效率、减轻工作强度：医师原来至少用 5 分钟看完的一套 CT，目前在 AI 辅助下用 1 分多钟就完成读片和报告，效率提高了近 80%，以前胸部体检 CT 需 1 ~ 2 天的工作，现在 2 小时可完成。

（3）减少漏诊风险：尤其减少一些微小结节、磨玻璃结节的漏诊，人工容易视觉疲劳，且易受各种因素影响，但 AI 不会疲惫，对病灶检出重复性高。

（4）辅助医师诊断，提高准确率：完全嵌入医师的工作流程，结构化报告高效省力。

（5）AI 可以进行肺结节三维定位并测量肺小结节大小，AI 测量的直径往往比人工测量数值更大，但相对更接近肺结节的实际大小，因为 AI 带三维测量软件。

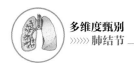

2. AI 筛查与诊断肺结节的不足

（1）现阶段 AI 有一定的假阳性和假阴性，偶尔也会漏诊，也容易将血管断面误诊为钙化结节或实性结节。

（2）AI 对肺门旁结节误诊非常大，容易把肺门血管影当成结节。

（3）AI 目前对肺结节的定性较差，特别是实性结节，经常误诊，但对磨玻璃结节（尤其是混合磨玻璃结节）的定性准确率较高。

（4）AI 对较大肿块视而不见。

（曾炳亮、张联合、周会明）

第十三章 肺癌 7 种自身抗体在肺癌早筛早诊中的应用

第一节 肺癌 7 种自身抗体临床应用与结果解读

一、LDCT+新型生物指标双向评估早期肺癌

王辰院士（中国工程院院士、中国医学科学院/北京协和医学院校长）2018 年 11 月指出，从胸部影像单一维度最终辨别肺结节的良恶性病变已经不能满足临床需求。如何将影像与目前最前沿的生物科学技术指标结合，科学甄别这些结节的性质是我们所有呼吸专科医师义不容辞的责任。

曾强教授（中华医学会健康管理学分会主任委员、中国人民解放军总医院中国工程院院士、中国医学科学院健康管理研究院院长）2018 年 11 月指出，低剂量螺旋 CT+肿瘤自身抗体双筛是未来肺癌筛查趋势；精准从体检人群发现高危人群；双向评估，推动早筛早诊。

支修益教授（中国胸外科肺癌联盟主席、首都医科大学宣武医院胸外科首席专家）2018 年 11 月指出，大力推进肺癌自身抗体联合应用、LDCT+肺癌自身抗体双向评估。

北京协和医院、中国人民解放军总医院、北京医院、首都医科大学附属北京朝阳医院、空军军医大学唐都医院、天津医科大学总医院、首都医科大学宣武医院等胸外科主任指出，肺癌 7 种自身抗体作为目前欧美唯一从科研走入临床的新型生物指标，应该大力推动临床应用。

2017 年美国胸科协会专家共识指出，分子层面血液检测可以大力推动肺癌筛查，血液分子检查可以选择哪些人需要 CT 肺癌筛查。同时可以对 CT 筛查出来的肺小结节良恶性分类管理。

2018 年中国肺癌低剂量螺旋 CT 筛查指南建议新型分子标志物+LDCT。

肺癌筛查：精准与双筛是未来的趋势。精准，分子标志物有助于鉴别因 LDCT 筛查获益的肺癌高危人群，从而降低筛查费用，减少筛查的危害。双筛，分子标志物与 LDCT 筛查的联合应用可以降低 LDCT 的假阳性。

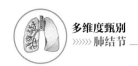

二、肿瘤自身抗体阳性的医学信息

肿瘤自身抗体阳性的意义：体内激发了肿瘤免疫应答。

肿瘤自身抗体阳性说明：①体内产生某一个靶点（如 $p53$、SOX2）的免疫球蛋白。②体内激发了肿瘤免疫应答，人体产生早期肿瘤细胞（人体），同时免疫系统清除与抵抗早期肿瘤细胞（免疫系统），并产生大量免疫球蛋白（IgG）。

研究表明通过筛查肺癌自身抗体谱，可以在症状出现之前对肺癌进行早期诊断。

三、临床解读要点

虽然一部分肿瘤自身抗体阳性的人群是早期肺癌人群，但这不是一个组织病理检测，肿瘤自身抗体阳性不能直接等于肺癌。抗体阳性在临床应用中有两个特点：①分子诊断的前瞻性；②肿瘤免疫应答的高特异性。

1. 分子诊断的前瞻性

众所周知在 CT 上能显示的肿瘤不是一天长成的，而是需要数年，分子病变在前，组织癌变在后，从量变到质变。

2014 年，美国研究者针对梅奥诊所 CT 肺癌筛查的队列研究发现，肺癌自身抗体能在诊断的前 5 年被发现。肺癌自身抗体有重要的肺癌预警价值。

肿瘤自身抗体阳性前瞻性临床意义：分子标志物有助于鉴别因 LDCT 筛查获益的肺癌高危人群，从而降低筛查费用，减少筛查的危害。

肿瘤自身抗体阳性＝独立肺癌高危因子，进一步排除肺部 CT 上是否有结节或阴影。

2002 年发表于《自然》的研究提示：肿瘤免疫应答有三个阶段，免疫清除、免疫平衡（零星肿瘤细胞）（CT 上没有显现恶性指征）、肿瘤细胞逃逸（肿瘤细胞团）（CT 上显示恶性指征）。肿瘤免疫应答比 CT 上组织病变有前瞻性，如果排除肺部结节，处于免疫清除或免疫平衡的概率大，仅有健康管理预警价值，没有临床干预价值。

2. 肿瘤免疫应答的高特异性

肿瘤免疫应答信号临床应用特点：如果同时肺部 CT 结节有肺癌高危因子，肿瘤自身抗体阳性，需要注意肿瘤免疫应答的高特异性，警惕肿瘤免疫应答的信息提示。

肺小结节良恶性检查已经进入美国肺小结节检测商业医保项目。2015 年，在美国胸科协会上公布的美国 296 例肺小结节的临床研究，从 2009 年到 2012 年 3 年跟踪随访。

研究结论：7 种自身抗体分子谱针对 4～20 mm 的低剂量螺旋 CT 筛查后的肺小结节，7 种自身抗体谱检测联合风险模型有 97% 的阳性准确率。

肺小结节人群抗体阳性解读：为免疫防御肿瘤细胞产生免疫球蛋白的指标，它的临床信息提示结节恶性可能大或容易恶变；肿瘤免疫应答处于"肿瘤免疫逃逸"可能性大。

四、7 项指标的意义及阳性判断

肺癌异质性需要 7 个指标检查亚型，很难通过一个指标查出所有肺癌亚型（表 13-1-1）。

表 13-1-1　7 项指标

抗原	分子量	肺癌发生机制
GAGE7	13 kDa	属于肿瘤-睾丸抗原，在肺癌中表达增高，鳞状细胞癌变增生检出表达率为 86%，国外有对于非小细胞肺癌的治疗靶点研究
GAGE	69 kDa	属于肿瘤-睾丸抗原，在肺癌中表达增高，在非小细胞癌中的表达率为13%~23%
MAGEA1	34 kDa	在非小细胞肺癌中有23%表达，在肺腺癌中的表达量与肿瘤坏死呈正相关
SOX2	34 kDa	通过调控RAS→MAPK→SURVIVIM信号通路来实现肺癌细胞中癌基因的表达，进而调控肺癌的发生。在肺癌发生与凋亡信号通路中起到重要作用，参与调控肺癌干细胞生产及调节的分子机制。在小细胞肺癌中有50%~60%表达
GBU4-5	45 kDa	属于肿瘤-睾丸抗原，ATP依赖的解旋酶，控制细胞分化过程中转座子的甲基化和基因表达抑制作用。在非小细胞肺癌中表达增高，有4%~9%表达
PGP9.5	25 kDa	泛素水解酶，调节细胞周期基因的表达。其表达增高与肺癌的进展相关。在鳞癌和非鳞癌中都有较高的表达。在原发性非小细胞肺癌中，54%的病例PGP9.5染色阳性
p53	53 kDa	抑癌基因，与肿瘤发生、调控及肿瘤细胞凋亡等关系十分密切；基因kDa突变是人类肿瘤最常见的基因改变，50%~60%的非小细胞肺癌和80%的小细胞肺癌有p53突变

目前在中国只要一个抗体超过阈值则为阳性，所有抗体低于阈值则为阴性。但在临床上可参考美国临床解读，即强阴性、阴性、阳性、强阳性（风险由低到高），强阳性为一个信号值大于 3 倍阈值；强阴性为所有信号值低于阈值的一半。

五、无法激发肿瘤免疫应答的人群

产生肿瘤免疫应答需要 3 个条件：①体内有肿瘤抗原；②肿瘤抗原不在休眠期，能激发免疫应答；③免疫系统有能力产生应答。

为什么部分肿瘤患者不产生肿瘤免疫应答？原因：①手术或治疗成功的肿瘤患者可能无法产生抗体；②部分肿瘤在休眠期，或处于休眠期的原位癌无法产生抗体；③在肿瘤微环境中局部存在复杂的免疫抑制或免疫逃逸，导致免疫反应不能有效的完成；④免疫系统比较薄弱或人体在一定时期，如药物治疗、化疗或手术后。

新型生物指标临床意义：监测与反映肿瘤生物学功能状态。产生或不产生肿瘤免疫应答信号能有效区分肿瘤惰性与侵袭性。如 GGN、AIS（惰性）、MIA（惰性）、IAC（侵袭性）。这也是生物指标重要临床意义，它能反映肿瘤的生物学特性。

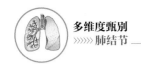

2018 年 NCCN 肺癌 CT 筛查指南指出，肿瘤侵袭与非侵袭，不能全凭影像学，不能完全以影像学特征来评估肺癌。即使是小肿瘤也可能已经转移。还有研究表明，转移可以发生在血管生成的时候，病变为 1 ~ 2 mm。

2018 年美国 CHEST 研究表明，CT 无法发现早期小细胞肺癌，也就是 CT 检查阴性并不意味着排除肺癌风险，需要影像与新型生物指标即双向筛查。

王辰院士 2018 年 11 月指出，新型生物指标 + 影像，双向评估、相互印证，是我们义不容辞的责任。

新技术与传统技术的最大不同有两点：一个是分子诊断的前瞻性；另一个是肿瘤免疫应答的高特异性。

参考文献

DUNN G P，BRUCE A T，IKEDA H，et al.Cancer Immunoediting：form immunosurveillance to tumor eccape. Nat Immunol，2002，3（11）：991-998.

第二节　肺癌自身抗体在肺癌早筛早诊中的应用

自身抗体产生机制：人体在各种致癌因素和促癌因素影响下，产生了肿瘤细胞，而人体的免疫系统识别这些肿瘤细胞，做出应答，并且针对这些肿瘤细胞上的特异性肿瘤抗原，产生相应的抗体，这些抗体被称为"自身抗体"。

自身抗体检测的特异性很高，因为只有肿瘤细胞才能激发肿瘤免疫应答，而正常细胞则不会，所以肿瘤自身抗体检测的特异性非常高，能达到 90% 以上。

早筛的关键在于早，肿瘤自身抗体在早期肺癌无血管的阶段就能检测到，其具有生物免疫信号放大的独特优势。美国梅奥诊所循证医学队列研究甚至证实肿瘤自身抗体能在影像学证实前 4 ~ 5 年预警肺癌，是肺癌独立的高危因子。

2010 年，以安德森癌症中心为代表在美国临床肿瘤学会（ASCO）年会上着重介绍了肿瘤自身抗体在肺癌早诊中的重要价值，尤其强调由于抗体的免疫放大效应，赋予自身抗体在肺癌早期的高敏感性，为早期筛查提供了可能。

2012 年，欧洲开展了具有全球肺癌筛查里程碑的项目，英国国民健康服务机构（NHS）在苏格兰地区开展基于 12 000 例血液的肺癌筛查研究，这是目前全球唯一政府层面开展的基于血液分子标志物的大规模前瞻性肺癌筛查。

这项研究是目前全球唯一基于血液分子层面开展的肺癌筛查，也被称为全球肺癌筛查的"里程碑"。在 2019 年世界肺癌大会上，该研究公布了随访 2 年的最终结果：接受肺癌自身抗体检测的患者，在随后 2 年中被诊断为晚期肺癌的风险降低 36%，同时，接受检测的患者在 2 年内由肺癌导致的死亡率也低于对照组。肺癌 7 种自身抗体检测是目前全球唯一经过随机对照研究证明肺癌血液筛查大样本获益的检测技术。

2015 年，美国胸科协会公布了一组重要的数据：针对肺上存在 4 ~ 20 mm 可疑小结节，且自身抗体检测为阳性的患者，研究跟踪随访 3 年发现，在 296 例患者中，290 例被确诊为肺癌，其阳性预测值达到 97%。

CT 联合肺癌 7 种自身抗体检测，大大提高了临床对肺小结节判断的准确性，能够帮助临床医师抓住最佳的治疗时期。肺癌 7 种自身抗体是美国唯一临床应用的肺结节血液检测技术，且已经进入了美国商业保险肺结节人群，故肺癌 7 种自身抗体检测还是很有必要的。

回看中国，由上海市肺科医院的周彩存教授牵头，通过纳入 6 家多中心的 2008 例临床样本研究，首次确认血清肺癌 7 种自身抗体谱在肺癌早期诊断中的重要临床应用价值，并且对所有入组患者，不论吸烟与否、何种性别、肺癌分期与亚型如何，都有较高的敏感性与特异性。

2015 年，经国家食品药品监督管理总局批准，由杭州凯保罗自主研发生产的肺癌 7 种自身抗体已上市，目前在全国有 200 多家医院开展了该项目。

某研究显示，自身抗体阳性的 583 例患者中有 523 例为 CT 阳性；这些患者全部做手术，其中 497 例被证实是肺癌；联合使用 CT 与肺癌自身抗体比单独使用 CT 评估，其阳性预测值能提高到 95%。肺癌血清抗体联合胸部 CT 能有效辅助肺结节肺癌的早期诊断。

目前，肺癌自身抗体检测是食品药品监督管理总局首个批准的肺结节血液检测技术。

对 CT 阳性定义分为以下 4 种，CT 阳性结节（满足 ≥ 1 项条件）：①实性/部分实性结节平均直径 ≥ 5 mm；②非实性结节平均直径 ≥ 8 mm；③支气管腔内结节可疑肺癌；④低剂量 CT 提示肺癌可能或不除外肺癌。

（1）王琪教授入组 397 例肺结节肺癌患者，研究发现 7 种自身抗体对于肺结节有接近 90% 的特异性，能有效地对结节进行危险分层管理（表 13-2-1、图 13-2-1）。

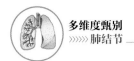

表 13-2-1　不同病理亚型 / 分期 / 病变大小的自身抗体阳性

	数量（例）	阳性（例）	阳性率（%）	$p53$	PGP9.5	SOX2	GAGE7	GBU4-5	MAGEA1	CAGE
组织学										
AD	243	133	54.73	18.93	6.17	14.40	18.52	14.40	10.70	18.52
SCC	62	39	62.90	30.65	20.97	14.52	12.90	33.87	20.97	17.74
SCLC	47	27	57.44	31.91	2.13	12.77	10.64	23.40	4.26	23.40
NSCLC*										
I 期	133	75	56.39	12.78	8.27	9.02	12.03	9.02	8.27	15.04
II 期	42	24	57.14	21.43	14.29	4.76	11.90	21.43	16.67	14.29
III 期	43	24	55.81	27.91	18.60	20.93	20.93	30.23	23.26	18.60
IV 期	87	49	56.32	32.18	4.60	25.29	27.59	25.29	13.79	26.44
SCLS**										
局限	22	9	40.91	13.63	0	13.63	9.09	27.27	4.55	4.55
广泛	25	18	72.00	48.00	4.00	12.00	12.00	20.00	4.00	44.00
病变大小（mm）≤ 8	30	17	56.67	10.00	6.67	10.00	13.33	0	0	13.33
8 ~ 20	78	43	55.13	15.38	5.13	11.54	14.10	12.82	8.97	19.23
20 ~ 30	61	32	52.46	16.39	9.84	13.11	9.83	18.03	11.48	8.20
≥ 30	152	88	57.89	28.29	9.21	13.82	19.74	22.37	15.13	21.05
其他 #	31	19	61.29	41.94	9.68	32.36	32.26	45.16	16.13	32.26

　　不同病理亚型：$x^2 =1.360$，$p = 0.507$；不同分期：*$x^2 =0.016$，$p=0.999$；**$x^2 =4.627$，$p=0.031$；不同病变大小：$x^2 =0.875$，$p=0.928$；#：一个以上病变；

　　简称：AD, 腺癌；SCC, 鳞癌；SCLS, 小细胞肺癌；NSCLC，非小细胞肺癌。

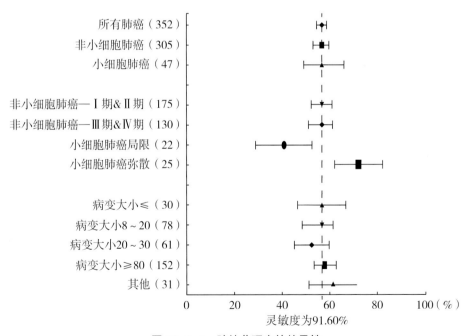

图 13-2-1　肺结节研究的特异性

（2）东南大学附属中大医院初步研究结果示 7 种自身抗体对肺小结节的阳性预测值为 88%（图 13-2-2）。

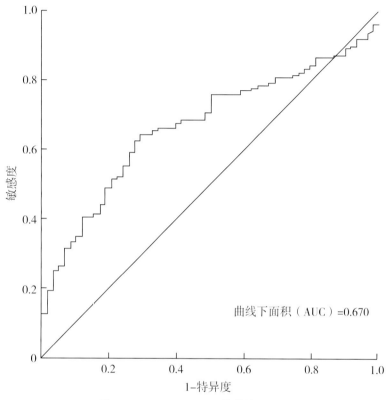

图 13-2-2　7-AABs 组的曲线下面积

入组 214 例肺结节患者中肺癌 156 例（原位癌 64 例、Ⅰ A 期 70 例、Ⅰ B 期 16 例、Ⅲ B 期 6 例）。良性肺疾病 58 例。总体敏感性为 56%，特异性为 88%。0 期敏感性为 53%，Ⅰ A 期敏感性为 57%。

（3）美国胸科协会 2017 年对分子检测在肺癌筛查中的应用形成共识。分子层面血液检测可以大力推动肺癌筛查：血液分子检查可以选择哪些人需要 CT 肺癌筛查，同时可以对 CT 筛查出来的肺小结节进行危险分层管理。

由于早期肺癌异质性强且无特异性症状，多维度评估能有效避免漏诊。目前，美国顶尖呼吸专科医院采用 CT 与自身抗体一起双向评估肺结节，以提高临床诊断的准确性，减少漏诊与误诊。

支修益教授表示，光靠 CT 无法满足肺健康筛查的需要，血清抗体的时代已经来临，CT+ 血清抗体是未来肺健康发展趋势。

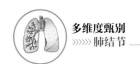

小结：自身抗体谱检测联合 CT 的结果解读（表 13-2-2）。

表 13-2-2　自身抗体谱检测联合 CT 的结果解读

影像学CT 检测结果	血清学检测结果（肺癌自身抗体）	解释
+	+	生物学上一个或一个以上靶点激发肿瘤免疫应答；结节有侵袭性较强的生物学特性；需要警惕结节恶性可能和恶变趋势
+	−	生物学检测显示没有激发肿瘤免疫应答；结节相对惰性或体内没有肿瘤抗原的生物学特性
+	+	生物学上一个或一个以上靶点激发肿瘤免疫应答，排除CT隐匿性肺癌与其他器官有组织病变的前提下，检测者属于肺癌高危人群，但处于预防医学范畴，需要定期随访管理
−		生物学检测显示没有激发肿瘤免疫应答，影像学显示没有相关异常，肺癌风险相对较低

第三节　肺结节多维度评估病例

以下 5 个病例由浙江大学医学院附属第二医院呼吸与危重症医学科兰芬教授提供，在此表示非常感谢！

病例 1（图 13-3-1）：患者，女性，45 岁，体检发现肺部结节 1 年余。

患者 1 年前在当地医院体检时，胸部 CT 示：左肺上叶、右肺下叶均见磨玻璃结节（大者约 6.5 mm），当时患者无咳嗽、咳痰，无胸闷、气急，无畏寒、发热，无胸痛、咯血，未诊治，建议随访。1 个月前复查胸部 CT 示双肺两枚磨玻璃小结节，考虑 AAH 或炎性增生灶。既往哮喘病史，否认吸烟史、肿瘤史及肿瘤家族史。

2017 年 9 月 CT 示：左肺上叶、右肺下叶结节（较大者约 6.5 mm）。

2018 年 7 月 CT 示：左肺上叶、右肺下叶结节（较大者 6.5 mm × 7.5 mm）。

2018 年 8 月 6 日 CT 示：左肺舌叶和右肺下叶背段结节影（图 13-1-1A）。分别于 2018 年 7 月 16 日和 2018 年 8 月 13 日进行肺 7 种自身抗体检测（图 13-3-1B 至图 13-3-1C）。

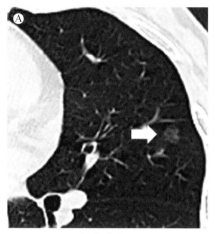 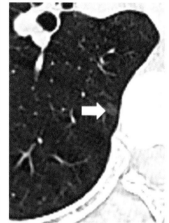

左肺舌叶pGGN   右肺下叶背段pGGN

B 肺7种自身抗体检测	结果	正常参考值	单位
自身抗体p53	36.4	<13.1	U/mL
自身抗体PGP9.5	0.1	<11.1	U/mL
自身抗体SOX2	4.2	<10.3	U/mL
自身抗体GAGE7	2.8	<14.4	U/mL
自身抗体GBU4-5	1.6	<7.0	U/mL
自身抗体MAGE A1	1.0	<11.9	U/mL
自身抗体CAGE	0.1	<7.2	U/mL

C 肺7种自身抗体检测	结果	正常参考值	单位
自身抗体p53	33.9	<13.1	U/mL
自身抗体PGP9.5	0.1	<11.1	U/mL
自身抗体SOX2	3.6	<10.3	U/mL
自身抗体GAGE7	1.2	<14.4	U/mL
自身抗体GBU4-5	1.5	<7.0	U/mL
自身抗体MAGE A1	0.4	<11.9	U/mL
自身抗体CAGE	0.1	<7.2	U/mL

A. 2018 年 8 月 6 日 CT；B. 2018 年 7 月 16 日肺 7 种自身抗体检测结果；
C. 2018 年 8 月 13 日肺 7 种自身抗体检测结果。

图 13-3-1 肺癌

术后病理：（左肺上叶）浸润性腺癌 T1aN0M0（ⅠA1 期），腺泡型，周围型。肿瘤大小 6 mm × 6 mm，胸膜侵犯阴性、脉管侵犯阴性、神经侵犯阴性、支气管切缘阴性。

淋巴结：（第 4 组～第 7 组淋巴结，第 9 组淋巴结，第 11 组～第 14 组淋巴结）淋巴结 0/1 阳性，（第 8 组淋巴结）纤维组织，未见淋巴结，（第 10 组淋巴结）淋巴结 0/3 阳性。

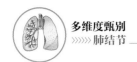
病例 2（图 13-3-2）：患者，女性，55 岁，体检发现肺部结节 2 年余（图 13-3-2A）。既往否认肿瘤史和肿瘤家族史。血液标志物检测结果见图 13-3-2B、图 13-3-2C。术后病理为微浸润性肺腺癌：T1aN0M0（ⅠA1 期）。病理类型为附壁型，并见腺泡型（直径约 3 mm）。肿瘤大小：7 mm × 5 mm。脉管侵犯、神经侵犯、胸膜侵犯、气道播散均阴性。断端切缘阴性。淋巴结：（第 2 组淋巴结）未见淋巴结。

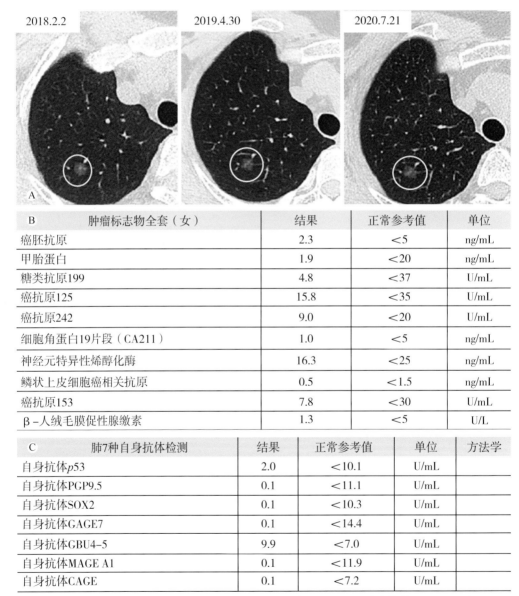

B 肿瘤标志物全套（女）	结果	正常参考值	单位
癌胚抗原	2.3	<5	ng/mL
甲胎蛋白	1.9	<20	ng/mL
糖类抗原199	4.8	<37	U/mL
癌抗原125	15.8	<35	U/mL
癌抗原242	9.0	<20	U/mL
细胞角蛋白19片段（CA211）	1.0	<5	ng/mL
神经元特异性烯醇化酶	16.3	<25	ng/mL
鳞状上皮细胞癌相关抗原	0.5	<1.5	ng/mL
癌抗原153	7.8	<30	U/mL
β-人绒毛膜促性腺激素	1.3	<5	U/L

C 肺7种自身抗体检测	结果	正常参考值	单位	方法学
自身抗体p53	2.0	<10.1	U/mL	
自身抗体PGP9.5	0.1	<11.1	U/mL	
自身抗体SOX2	0.1	<10.3	U/mL	
自身抗体GAGE7	0.1	<14.4	U/mL	
自身抗体GBU4-5	9.9	<7.0	U/mL	
自身抗体MAGE A1	0.1	<11.9	U/mL	
自身抗体CAGE	0.1	<7.2	U/mL	

A.肺部结节 CT 对比；B.肿瘤标志物全套检测结果全部为阴性；C.自身抗体 GBU4-5 阳性。

图 13-3-2　肺结节

病例 3（图 13-3-3）：患者，男性，48 岁，体检发现肺结节 1 个月。左肺上叶下舌段，见实性结节 1 枚，2D 测量大小为 10.8 mm × 8.5 mm，体积 443 mm³，平均密度 –161 Hu，紧贴胸膜。恶性风险为 84%，Lung-RADS 4 类。血液检测：肿瘤标志物阴性；7 种肺癌自身抗体阴性。术后病理为左上肺楔形切除（8 mm），未行淋巴结清扫。病变区镜下部分见纤维囊壁组织，未见明显内衬上皮，为良性囊肿性病变。

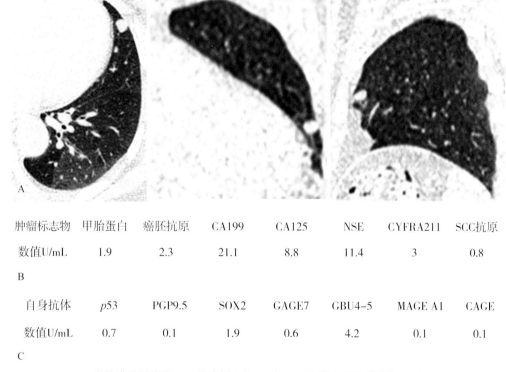

肿瘤标志物	甲胎蛋白	癌胚抗原	CA199	CA125	NSE	CYFRA211	SCC抗原
数值U/mL	1.9	2.3	21.1	8.8	11.4	3	0.8

B

自身抗体	p53	PGP9.5	SOX2	GAGE7	GBU4-5	MAGE A1	CAGE
数值U/mL	0.7	0.1	1.9	0.6	4.2	0.1	0.1

C

A. 良性囊肿性病变；B. 肿瘤标志物（–）；C. 肺癌七项自身抗体（–）。

图 13-3-3　肺结节

病例 4（图 13-3-4）：患者，女性，55 岁，不吸烟，体检发现左下肺实性结节 12 mm 及左下肺斑片影。在当地行抗炎治疗后未吸收。结果为肺部隐球菌感染。

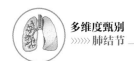
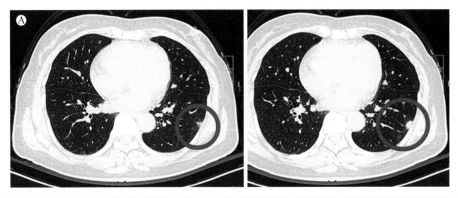

项目	测值	参考值	单位
*p*53	0.100	0~13.1	U/mL
PGP9.5	0.300	0~11.1	U/mL
SOX2	0.900	0~10.3	U/mL
GAGE7	0.200	0~14.4	U/mL
GBU4-5	1.200	0~7	U/mL
MAGE A1	0.100	0~11.9	U/mL
CAGE	0.100	0~7.2	U/mL

图 13-3-4　肺部隐球菌感染

血管纠结和弯曲往往是恶性结节的特点。然而这个结节除了血管弯曲，其他征象却都是良性征象。本例说明血管弯曲同样可以在炎性病变中出现。任何一个 CT 表现，单独用于肺结节良恶性鉴别都有一定程度的误差。肺癌相关自身抗体检测阴性，虽不能完全排除肺癌可能，但是从其他方面提供信息。此外，即便是肺癌，若自身抗体检测阴性，说明该病灶生长不活跃，相对稳定的可能性大，同样有助于对不确定性结节的诊断。肺癌抗体阴性，不能排除肺癌，而隐球菌感染抗体阳性［结核 T-SPOT（-）隐球菌感染抗原阳性 1∶5］，结合本例感染性病变的 CT 特点，可以临床诊断为肺部隐球菌感染。

病例 5（图 13-3-5）：患者，男性，49 岁，主诉：咳嗽 1 年，发现颈部肿物 10 余年。

病理诊断：（右侧颈部肿块针吸涂片）镜检见团状小圆形细胞，考虑小圆细胞恶性肿瘤（小细胞肺癌）。

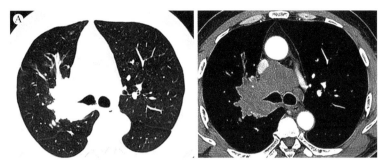

序号	项目代号	项目名称	结果		参考范围
1	*p*53	*p*53自身抗体	45.6	↑	0~13.1 U/mL
2	PGP9.5	PGP9.5自身抗体	0.3		0~11.1 U/mL
3	SOX2	SOX2自身抗体	0.2		0~10.3 U/mL
4	GAGE7	GAGE7自身抗体	0.9		0~14.4 U/mL
5	GBU4-5	GBU4-5自身抗体	6.9		0~7 U/mL
6	MAGE A1	MAGE A1自身抗体	0.1		0~11.9 U/mL
7	CAGE	CAGE自身抗体	0.1		0~7.2 U/mL

A. 小细胞肺癌 CT 影像；B. 7 项自身抗体。

图 13-3-5　小细胞肺癌

小结：多维度评估即两个维度特性相互印证、相互补充。

影像学特性为一个维度，影像学形态良性或影像学形态恶性（图 13-3-6）。

2014年7月　　　　　　　　　2016年5月　　　　　　　　　2016年11月

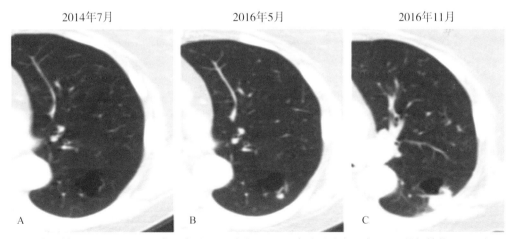

A. 初次胸部轴位 CT 显示左下叶薄壁囊肿；B. 随访 CT 显示囊肿后壁有一个 7 mm 的新结节；C. 6 个月后胸部 CT 显示结节明显增大。仔细评估肺壁结节和增厚程度是避免漏诊早期肺癌的关键。

图 13-3-6　多维度评估（影像学特性）

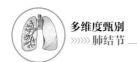

生物学特性为另一个纬度，即生物学特性良性或生物学特性恶性（图 13-3-7）。

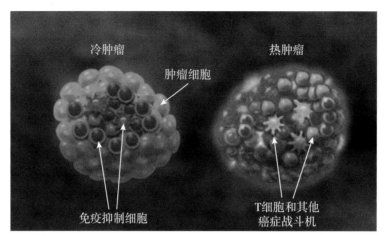

图 13-3-7　生物学特性良性或生物学特性恶性（见彩插）

抗体阳性：生物活性强，结节更易侵袭、倍增、增大，生物呈恶性趋势。
抗体阴性：生物活性弱，结节相对稳定，生物呈惰性趋势。

（曾炳亮、张联合）

第十四章 肺结节的专家共识

第一节 肺结节诊治专家共识

一、国际肺结节专家共识

Fleischner学会2017年发布了肺实性结节的处理指南见表14-1-1至表14-1-3。

表 14-1-1 2017 版 Fleischner 学会成人偶然发现的肺实性结节处理指南

结节类型	结节大小			评论
	< 6 mm	6 ~ 8 mm	> 8 mm	
	< 100 mm^2	100 ~ 250 mm^2	> 250 mm^2	
单个				
低危	无须常规随访	6 ~ 12 个月查 CT，18 ~ 24 个月后考虑再次复查 CT	考虑 3 个月进行 CT、PET/CT 或组织活检	结节 < 6 mm 的低危患者无须常规随访（推荐 1A）
高危	12 个月复查 CT	6 ~ 12 个月查 CT，18 ~ 24 个月后再次复查 CT	考虑 3 个月进行 CT、PET/CT 或组织活检	对于结节形态可疑和（或）结节位于上叶的高危患者，应保证 12 个月内随访（推荐 2A）
多发				
低危	无须常规随访	3 ~ 6 个月查 CT，18 ~ 24 个月后考虑再次复查 CT	3 ~ 6 个月查 CT，18 ~ 24 个月后考虑再次复查 CT	根据最可疑结节指导处理。随访间隔应根据结节大小和风险调整（推荐 2A）
高危	12 个月复查 CT	3 ~ 6 个月查 CT，18 ~ 24 个月后再次复查 CT	3 ~ 6 个月查 CT，18 ~ 24 个月后再次复查 CT	根据最可疑结节指导处理。随访间隔应根据结节大小和风险调整（推荐 2A）

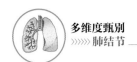

表 14-1-2　2017 版 Fleischner 学会成人偶然发现的肺亚实性结节处理指南

结节类型	结节大小		评论
	< 6 mm	≥ 6 mm，≤ 8 mm	
	< 100 mm²	100 ~ 250 mm²	
单个			
磨玻璃	无须常规随访	6 ~ 12 个月查 CT，如持续存在。5 年内每 2 年复查 CT	对于某些 < 6 mm 的可疑结节，考虑 2 年和 4 年随访，如果实性成分增加或结节增长，考虑切除（推荐 3A 和 4A）
部分实性	无须常规随访	3 ~ 6 个月查 CT，如持续存在或实性成分仍 < 6 mm，5 年内每年复查 CT	在实践中，部分实性结节定义应满足 ≥ 6 mm。且 < 6 mm 的结节通常无须随访，持续存在的实性成分 ≥ 6 mm 的结节应高度怀疑（推荐 4A ~ 4C）
多发			
低危	3 ~ 6 个月查 CT，如稳定，2 年和 4 年考虑复查 CT	3 ~ 6 个月查 CT，随后根据最可疑结节进行处理	多发 < 6 mm 的纯磨玻璃密度结节通常为良性，但是高危患者应考虑 2 年和 4 年随访（推荐 5A）

表 14-1-3　亚实性肺结节的临床管理流程

结节类型	处理推荐方案	注意事项
≤ 5 mm	6 个月影像随访，随后行胸部 CT 年度随访	1 mm 连续薄层扫描确认为纯磨玻璃结节
> 5 mm	3 个月影像随访，如果无变化，则年度常规随访	如直径 > 10 mm，需考虑非手术活检和（或）手术切除
≤ 8 mm	3 个月、6 个月、12 个月和 24 个月影像随访，无变化者随后转为常规年度检查	随访期间结节增大或实性成分增多，通常提示为恶性，需考虑手术切除
> 8 mm	3 个月影像随访，若结节持续存在，随后建议使用 PET，非手术活检和（或）手术切除进一步评估	实性成分 ≤ 8 mm 的混杂性病灶不推荐 PET-CT 评估

二、中国肺结节专家共识

肺结节诊治中国共识解读（2019）内容如下。

（1）直径 8 ~ 30 mm 的实性肺结节处理原则可以参考图 14-1-1。

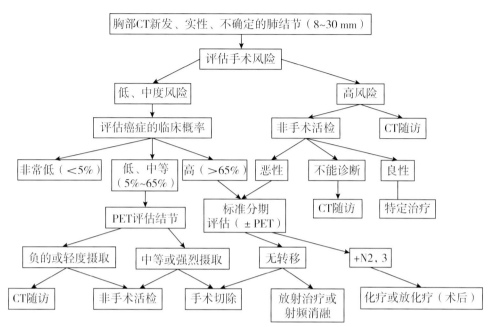

注：流程中手术活检步骤为手术并发症风险高的人群，推荐 CT 扫描随访（当临床恶性肿瘤的概率是低到中等时）或非手术活检（当临床恶性肿瘤的概率是中到高度时）。

图 14-1-1　直径 8 ~ 30 mm 实性肺结节的临床管理流程

（2）直径 ≤ 8 mm 的实性肺结节处理流程见图 14-1-2。

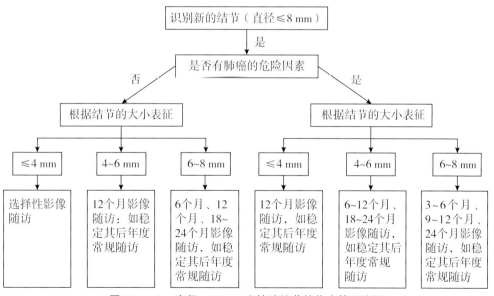

图 14-1-2　直径 ≤ 8 mm 实性肺结节的临床管理流程

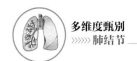

（3）亚实性肺结节若是磨玻璃的混杂性的肺结节处理见图14-1-3。

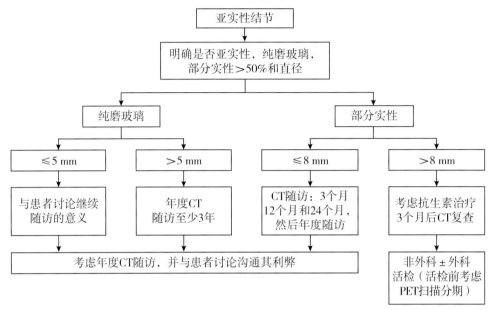

图 14-1-3　亚实性结节的处理

第二节　LUNG-RADS 肺结节分级报告系统

低剂量 CT 被公认为肺癌早发现、早诊断最有效的手段。

（1）筛查发现更多结节带来的问题：肺结节多见（24% 以上）；筛查发现的结节大多数不是肺癌（10% 是肺癌）；并非所有的肺结节都需要同样的后续检查和处理；患者恐慌，在大多数人的认知中，肺结节即肺癌；过度关注带来医疗资源浪费，过度检查、过度治疗；医师纠结于报告和给患者建议。

（2）肺结节正确分类、描述和处理，是肺癌筛查成功实施的关键，可避免不必要的转诊、重复检查及不恰当的干预，最大限度地减少患者焦虑和医师纠结。

（3）加拿大肺结节 CT 报告分级系统（2014）见表 14-2-1。

表 14-2-1　LUNG-RADS 肺结节分类

LUNG-RADS 肺结节分类

1 类		未发现结节
2 类		良性结节
3 类		未定性结节
4 类		可疑恶性结节
	4A	恶性风险低
	4B	原位癌或微小浸润癌可能性大
	4C	恶性可能性大
5 类		筛查 CT 强烈提示恶性的结节
6 类		组织学证实恶性的结节

　　如果一个患者包含多个结节病灶，则推荐以恶性程度最高的为参考，对结节进行处理。LUNG-RADS 分级系统小结见表 14-2-2。

表 14-2-2　LUNG-RADS 分级系统小结

分级		内容	处理及说明
1 类	无结节		常规筛查，注意假阴性、未识别和间隔期结节
2 类	良性	＜5 mm，钙化；叶间裂结节，穿刺良性；实性结节 2 年稳定；亚实性结节 5 年稳定；圆形肺不张	年度复查，下次复查前转变为恶性的概率很低，提早复查并无获益
3 类	未定性结节	3S：新发或稳定的小结节（5～9 mm），实性结节随访＜2 年，亚实性结节随访＜5 年	根据 Fleischner 或筛查指南时间节点随访，新发结节的随访比基线结节随访更重要
		3L：新发或筛查时发现≥10 mm 的结节，有炎性特征（发展快、多病灶、卫星灶、支气管征、磨玻璃密度边缘）	6～12 周随访以排除炎症，无吸收重新归类到 4 类

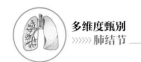

续表

	分级	内容	处理及说明
4类	怀疑结节	4A：恶性度低，≥10 mm 结节有良性征象但 CT 又不足以归类到 2 类	复习前片考虑各种可能，需要了解病情，最少 3 个月后复查，必要时进行穿刺或 PET
		4B：可能 AIS 或 MIA（未吸收的 ≥10 mm 亚实性结节，实性成分 ≤5 mm）	微浸润或浸润前病变的可能很高，如果稳定可以年度随访，可考虑外科楔形切除或活检，PET 及穿刺活检不作为常规推荐
		4C：可能恶性：① mGGN（实性 ≥5 mm）持续存在；②实性结节或 mGGN 恶性生长；③有分叶毛刺的 ≥10 mm 结节，无炎症征象及磨玻璃边缘	恶性可能非常高：确诊、分期、治疗。PET 有利于分期而不是诊断，需要多学科讨论
5类	CT 诊断恶性	胸壁或纵隔受累	同 4C
6类	组织学恶性	细针穿刺活检、支气管镜或外科活检获组织学证据	分期、治疗。活检假阴性很少，假如患者治疗后没有常规 CT 监测，继续推荐筛查

（周会明、李宗梁、徐青霞）

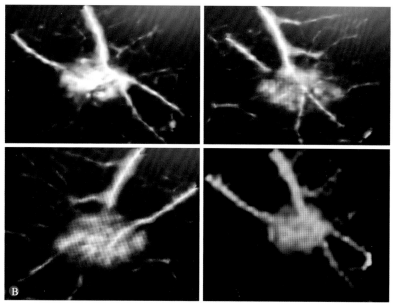

彩插 图 2-4-1 肺结节 CT 三维重建图像

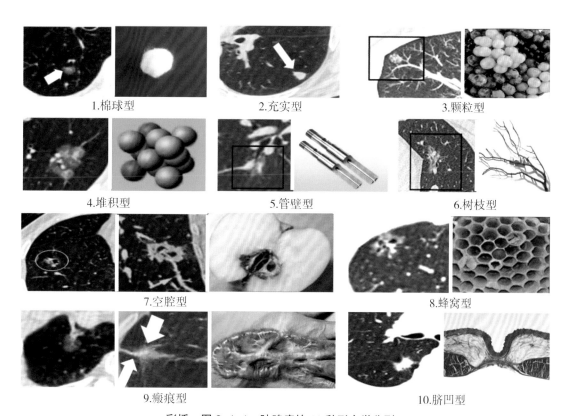

1.棉球型   2.充实型   3.颗粒型

4.堆积型   5.管壁型   6.树枝型

7.空腔型   8.蜂窝型

9.瘢痕型   10.脐凹型

彩插 图 3-1-1 肺腺癌的 10 种形态学分型

乏血管期：肿瘤体积小，无直接血供。

外源性血管生成期：癌细胞释放血管生成因子刺激肿瘤周围的血管长出毛细血管芽。

内源性血管生成期：毛细血管芽长大后移动进入肿瘤并在肿瘤内再与内部的宿主血管形成丰富的血管网。肿瘤细胞穿透血管渗入血液形成远处转移。

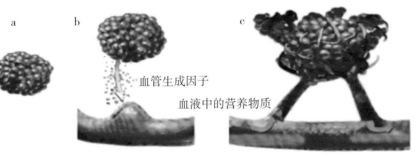

a b c

血管生成因子

血液中的营养物质

转移

小肿瘤   毛细血管芽   肿瘤生长

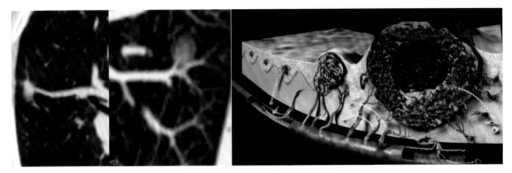

彩插　图 4-4-1　肿瘤血管

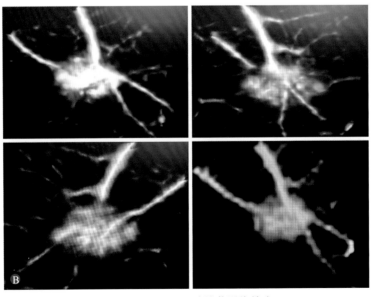

彩插　图 5-1-7　肺结节影像检查

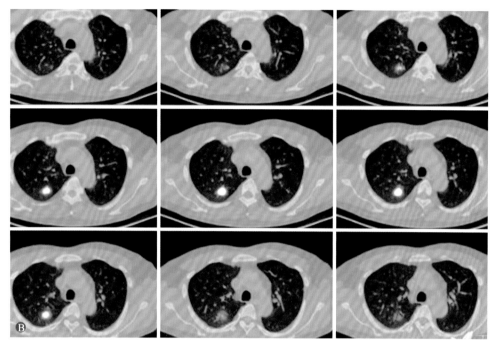

彩插　图 7-1-19　肺部炎症

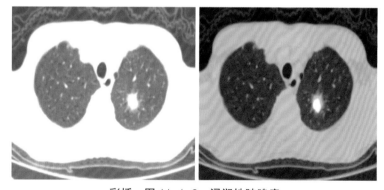

彩插　图 11-1-2　浸润性肺腺癌

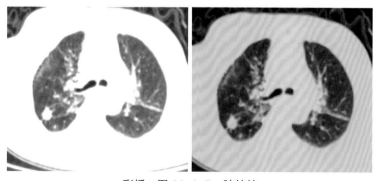

彩插　图 11-1-3　肺结核

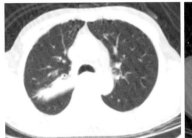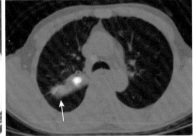

彩插　图 11-1-4　肺鳞癌

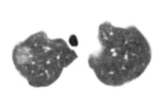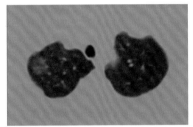

彩插　图 11-1-5　AIS

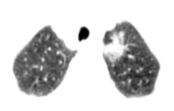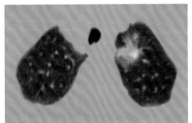

彩插　图 11-1-6　MIA

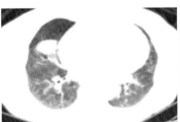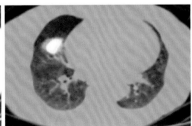

彩插　图 11-1-7　IAC

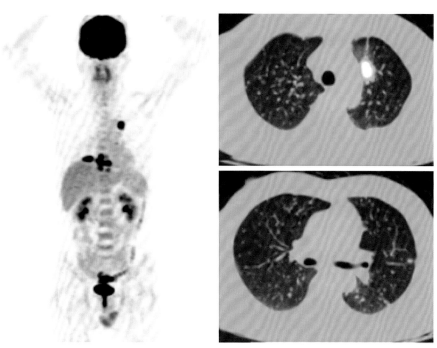

彩插　图 11-1-8　左肺癌

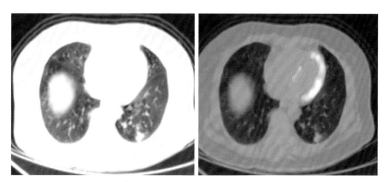

彩插　图 11-1-9　肺腺癌（1）

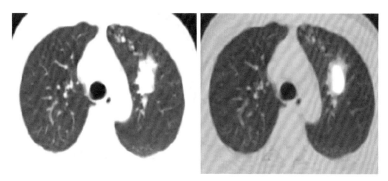

彩插　图 11-1-10　结核性肉芽肿

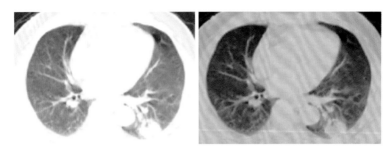

彩插　图 11-1-11　球形肺炎

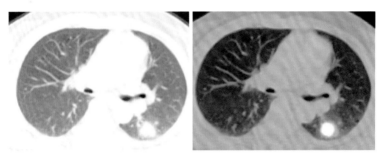

彩插　图 11-1-12　隐球菌感染

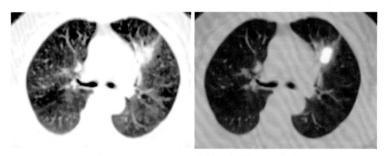

彩插　图 11-1-13　炎性肌纤维母细胞瘤

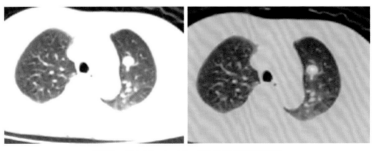

彩插　图 11-1-14　硬化性肺细胞瘤

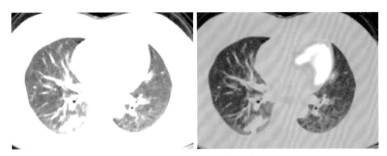

彩插 图 11-1-15 黏液腺癌（1）

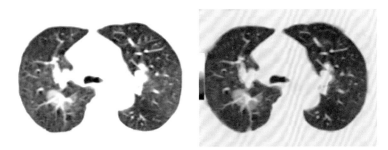

彩插 图 11-1-16 黏液腺癌（2）

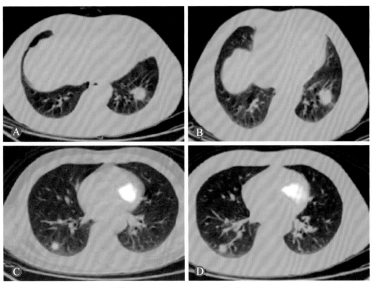

彩插 图 11-1-17 术后病理

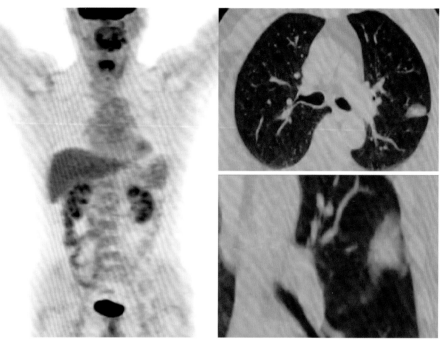

彩插 图 11-1-18 肺浸润性肺腺癌

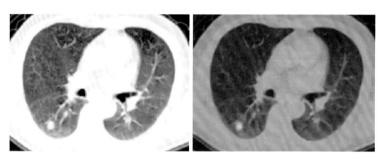

彩插 图 11-1-19 肺腺癌（2）

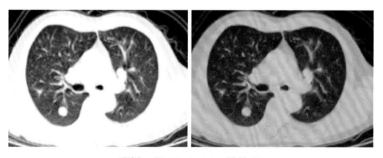

彩插 图 11-1-20 错构瘤

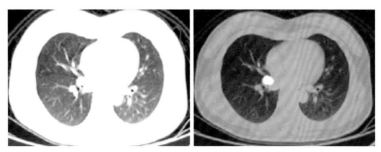

彩插　图 11-1-21　鳞癌（1）

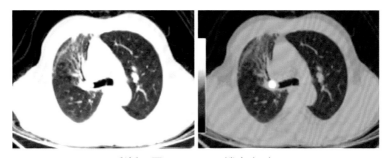

彩插　图 11-1-22　鳞癌（2）

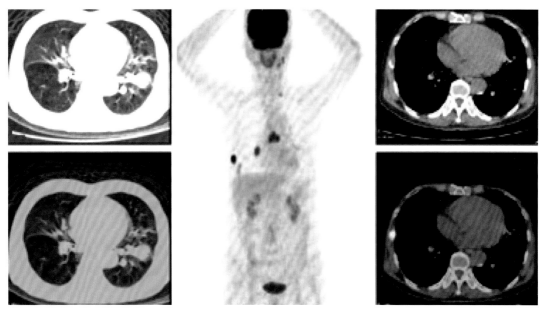

彩插　图 11-1-23　右肺下叶肺癌；左肺下叶良性结节

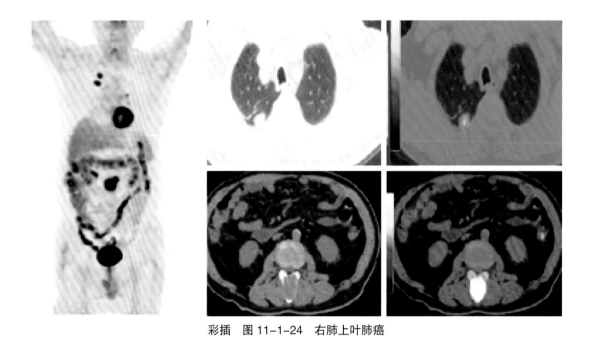

彩插　图 11-1-24　右肺上叶肺癌

彩插　图 11-1-25　多发性骨髓瘤

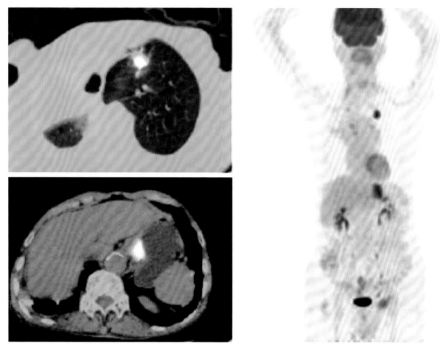

彩插　图 11-1-26　胃腺癌

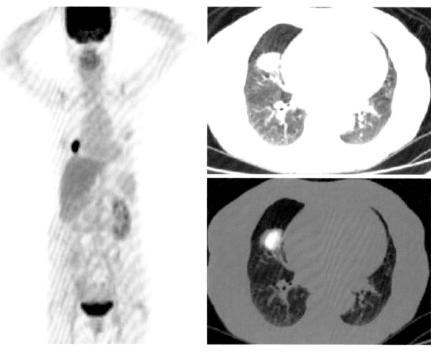

彩插　图 11-1-27　肺癌

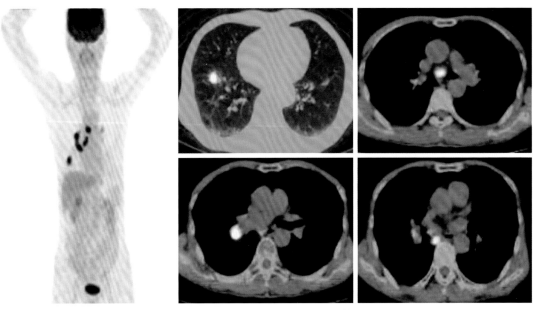

彩插　图 11-1-28　肺癌并淋巴结转移

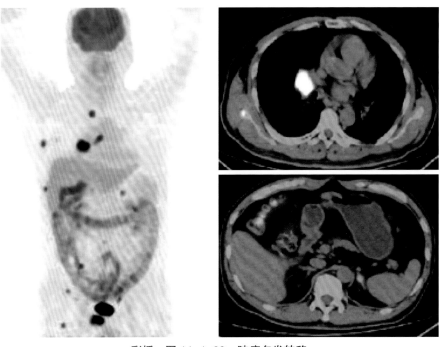

彩插　图 11-1-29　肺癌多发转移

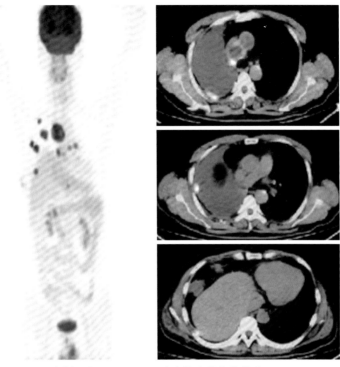

彩插 图 11-1-30 肺癌并胸膜多发转移

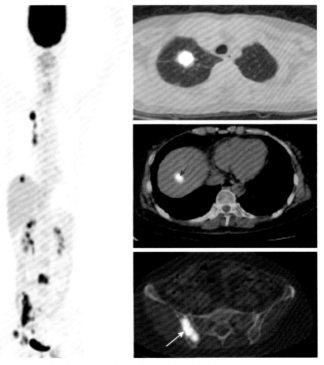

彩插 图 11-1-31 右上肺癌并多发转移

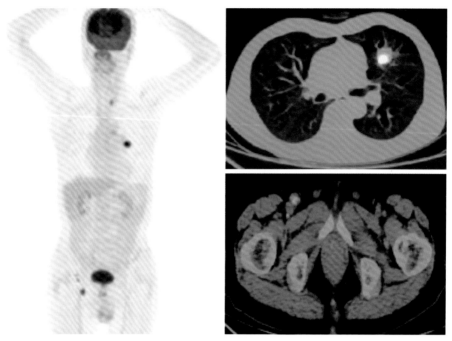

彩插　图 11-1-32　肺癌并转移

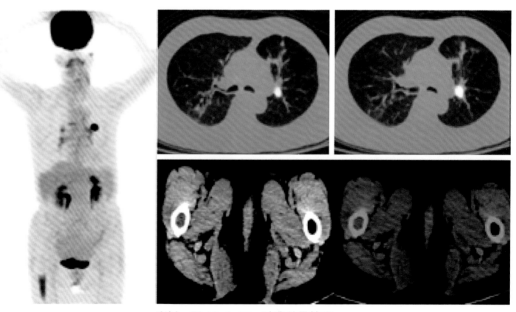

彩插　图 11-1-33　肺癌并骨转移

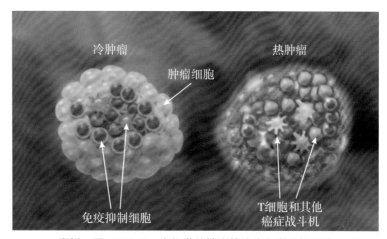

彩插　图 13-3-7　生物学特性良性或生物学特性恶性